医技科室管理规范与操作常规系列丛书

超声科管理规范
与操作常规

主　编　侯秀昆
副主编　林　萍　吴佳玲
编　者（按姓氏笔画排序）：

于　冲	于　涛	王晓燕	王晓蕾
石　键	付那仁图雅		朱长富
刘　艳	刘艳君	齐丽娜	闫玉梅
孙石春	孙丽娜	李　东	李　瑞
李雪娇	杨　方	吴佳玲	何　颖
张黎黎	林　萍	林铭新	周　杨
侯秀昆	陶　冶	黄艳历	董　慧

U0218881

中国协和医科大学出版社

图书在版编目（CIP）数据

超声科管理规范与操作常规／侯秀昆主编. —北京：中国协和医科大学出版社，
2018.1

（医技科室管理规范与操作常规系列丛书）

ISBN 978-7-5679-0820-8

I. ①超…　II. ①侯…　III. ①超声波诊断-医院-管理-规范　IV. ①R445.1-65
②R197.32-65

中国版本图书馆 CIP 数据核字（2017）第 152712 号

医技科室管理规范与操作常规系列丛书

超声科管理规范与操作常规

主　　编：侯秀昆
责任编辑：吴桂梅

出版发行：**中国协和医科大学出版社**
　　　　　（北京东单三条九号　邮编 100730　电话 65260431）
网　　址：www. pumcp. com
经　　销：新华书店总店北京发行所
印　　刷：北京新华印刷有限公司

开　　本：710×1000　　1/16 开
印　　张：21.75
字　　数：360 千字
版　　次：2018 年 1 月第 1 版
印　　次：2018 年 1 月第 1 次印刷
定　　价：54.00 元

ISBN 978-7-5679-0820-8

前　言

随着超声医学影像技术的飞速发展与日臻完善，超声科与临床各科关系越来越紧密，超声医学在疾病的诊断和治疗中发挥着越来越大的作用，在医疗服务体系中占有越来越重要的地位。为了促进超声医学应用的标准化、科学化、规范化，全面提高超声医学临床应用的整体水平，并使超声科从业人员在工作中有章可循，我们编写了本书。

医疗质量是医院永恒的主题，医技科室工作人员严格执行管理规范和操作常规是医疗质量的根本保证。本书主要介绍超声科管理规范，浅表器官，心脏及大血管，胸壁、胸膜、肺与纵隔，肝脏，胆道系统，胰腺，脾脏，泌尿系统，胃肠道，肾上腺，腹膜后间隙及大血管，妇科，产科，肌肉骨骼系统，外周血管以及介入超声的适应证、禁忌证、检查方法、检查内容和注意事项等内容。本书内容科学实用，可操作性强，针对性强，是一本有参考价值的规范的从业指导用书。

本书可供超声诊断及影像诊断专业人员及临床各科医师、医学生、研究生、进修生等阅读参考。

由于编者水平有限，书中难免疏漏或未尽之处，恳请广大读者批评指正，以便再版时修订。

编者
2017 年 8 月

目　　录

第一章

超声科管理规范

第一节　超声科的设置原则和要求

　　超声诊断是医学影像学科的重要组成部分，它已成为现代临床医学中不可缺少的一种诊断手段。超声科规模大小应根据医院床位数、门诊人次数、临床教学及科研任务等情况而定。超声科组织建设的原则是以医疗为中心，有利于提高诊断水平和服务质量，有利于教学、科研工作的开展和本学科的发展，有利于科室的科学管理。超声科室的设置要从实际情况出发，科室组成、设备、人员要合理配套。

一、科室环境设置特点

　　500 张床位以上规模的医院具备下列条件者，应设置超声科，条件尚不成熟的医院，可先成立超声室。

科室环境设置特点
- 建筑的特点和原则要求设计布局合理，有利于现代化管理和医疗操作，有利于提高工作效率，提高诊断质量和服务质量
- 超声诊断技术发展迅速，仪器更新较快，建筑使用面积应留有发展余地，检查室结构应适合仪器要求
- 超声科工作环境应满足临床诊疗工作的需求，一般应设置预约登记室、资料室、检查室、介入超声室、暗室、更衣室、办公室、库房等
- 超声介入诊断及治疗室必须具有符合介入操作要求的独立空间及相应配置，提供患者留观休息区域，同时配备抢救药品及抢救设备

续流程

```
                    ┌─ 承担教学任务的医院应设置示教室
                    │
                    ├─ 检查室要符合保护患者隐私的要求，患者受检宜采用二次候诊方式
                    │
        科室环境    ├─ 设在病区的超声室，位置要合理，以靠近内、外科或妇产科为佳
        设置特点    │
                    ├─ 门诊超声室有条件者应与其他影像科室相邻，楼层宜选二楼以上，
                    │  一端为盲端结构，环境安静，便于管理
                    │
                    └─ 检查室宜南北向，室内光线充足，墙壁光洁，有利于防尘、防潮，
                       地面宜铺木质地板。水、电、气、暖设施应符合医疗仪器的要求
```

二、仪器设备的配置要求

```
                    ┌─ 超声设备是开展工作的必备条件，必须根据各级医院的实际情况，
                    │  配备与超声诊断工作相适应的仪器设备
                    │
        仪器设备的  ├─ 条件较好的医院，为开展新技术和科研工作的需要，仪器设备可
        配置要求    │  适当增加
                    │
                    ├─ 每台超声仪应配有完整的图像记录系统和图文管理系统，供图像
                    │  分析和资料管理
                    │
                    └─ 开展产前诊断及产前筛查医院的超声科，应配备彩色多普勒超声
                       诊断仪
```

三、超声科的执业条件

（一）人员编制和组成

```
                    ┌─ 超声科人员（包括医生、护士及协助日常工作相关辅助人员）的
                    │  配备和岗位设置应与医疗机构门诊量、住院人数及教学任务等相
        人员编制    │  适应
        和组成      │
                    └─ 超声科可根据需要在编制中配备 1 名护士，承担相当于门诊护士
                       的工作，如管理窗口、预约登记、安排就诊次序、资料整理登记
                       和分类归档以及消毒隔离等工作
```

续流程

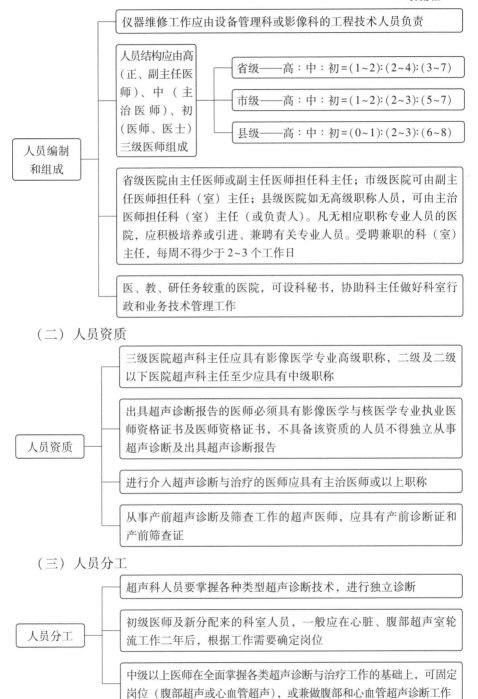

（二）人员资质

（三）人员分工

第二节　超声科的工作任务

一、超声科的业务范围

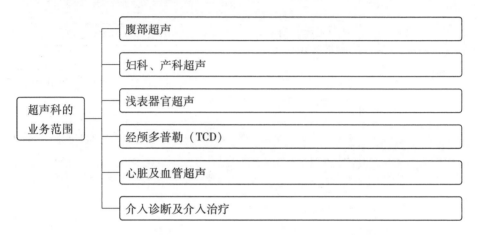

超声科的业务范围

- 腹部超声
- 妇科、产科超声
- 浅表器官超声
- 经颅多普勒（TCD）
- 心脏及血管超声
- 介入诊断及介入治疗

二、超声科的基本要求

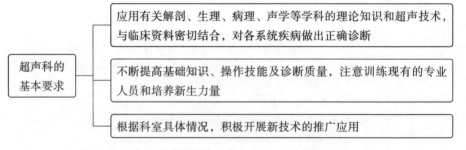

超声科的基本要求

- 应用有关解剖、生理、病理、声学等学科的理论知识和超声技术，与临床资料密切结合，对各系统疾病做出正确诊断
- 不断提高基础知识、操作技能及诊断质量，注意训练现有的专业人员和培养新生力量
- 根据科室具体情况，积极开展新技术的推广应用

三、超声科的工作任务

（一）省级医院超声科的工作任务

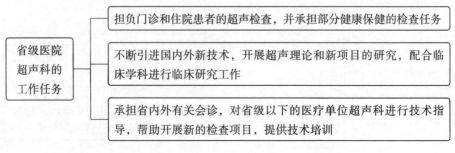

省级医院超声科的工作任务

- 担负门诊和住院患者的超声检查，并承担部分健康保健的检查任务
- 不断引进国内外新技术，开展超声理论和新项目的研究，配合临床学科进行临床研究工作
- 承担省内外有关会诊，对省级以下的医疗单位超声科进行技术指导，帮助开展新的检查项目，提供技术培训

续流程

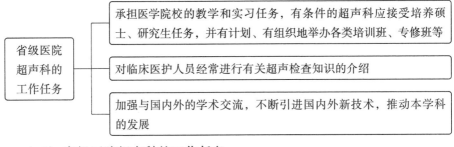

（二）市级医院超声科的工作任务

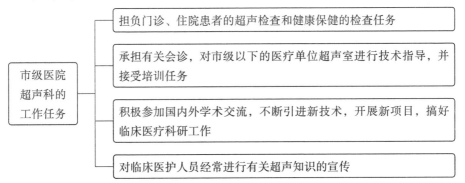

（三）县级医院超声科的工作任务

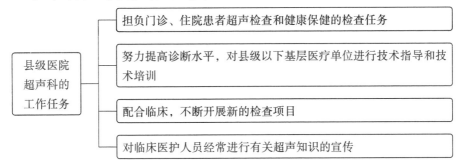

四、急诊超声检查范围

超声急诊检查要求从速进行，且应认真、细致，报告及时。

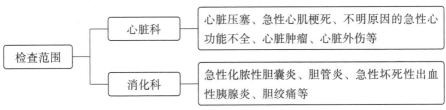

续流程

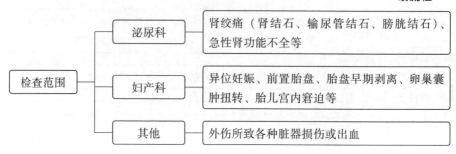

检查范围
- 泌尿科：肾绞痛（肾结石、输尿管结石、膀胱结石）、急性肾功能不全等
- 妇产科：异位妊娠、前置胎盘、胎盘早期剥离、卵巢囊肿扭转、胎儿宫内窘迫等
- 其他：外伤所致各种脏器损伤或出血

五、工作定额

确定超声工作定额，有利于保证诊疗质量。由于超声检查的对象不同，病种不同，病情复杂程度不同，有的检查费时较多，故很难精确地计算出合理的定额。根据目前实际情况，在保证质量的基础上，暂采用"计件定额"作为参考，今后将加以充实、调整与修订。

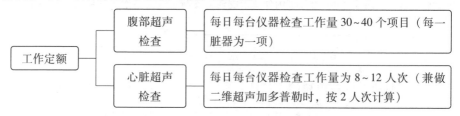

工作定额
- 腹部超声检查：每日每台仪器检查工作量 30~40 个项目（每一脏器为一项）
- 心脏超声检查：每日每台仪器检查工作量为 8~12 人次（兼做二维超声加多普勒时，按 2 人次计算）

第三节　超声科人员职责

一、科主任职责

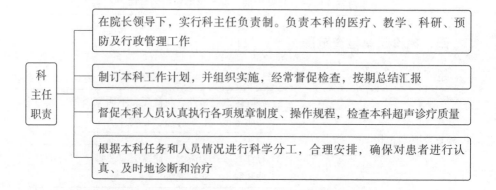

科主任职责
- 在院长领导下，实行科主任负责制。负责本科的医疗、教学、科研、预防及行政管理工作
- 制订本科工作计划，并组织实施，经常督促检查，按期总结汇报
- 督促本科人员认真执行各项规章制度、操作规程，检查本科超声诊疗质量
- 根据本科任务和人员情况进行科学分工，合理安排，确保对患者进行认真、及时地诊断和治疗

续流程

> 审批新开展的诊断和治疗方案，参加临床会诊和疑难病例的诊疗处理，确保医疗安全，严防并及时处理差错事故

> 负责本科人员的业务训练、技术考核。负责教学和进修、实习医师的培训工作

> 组织全科人员学习、使用国内外先进医疗技术，制订和实施科研规划，并指导和审批本科人员的科研课题

> 确定科室人员轮换、值班、会诊和外出医疗；组织领导有关本科对挂钩医疗机构的技术指导工作，帮助基层医务人员提高医疗技术水平

科主任职责

> 审签药品、器材、家具、被服等物品的请领与报损；经常检查机器使用与保养情况

> 督促全科人员执行岗位责任制，提出升、调、奖、惩意见；经常与临床各科室联系，征求意见，改进工作

> 除精通超声影像诊疗技术外，也应熟悉其他影像（放射、核医学）诊断知识和技术

> 副主任协助主任负责相应的工作

二、主任医师职责

主任医师职责

> 在科主任领导下，指导全科超声诊疗、教学、科研、技术培训与理论提高工作

> 检查超声诊断质量，担任特殊超声诊疗，解决本科业务上复杂疑难问题，参加院内外会诊

> 指导各级人员做好超声技术工作，有计划地开展基本功训练

> 担任教学和进修、实习医师的培训；负责科人员业务学习和技术考核，提高其业务技术水平

> 运用国内外先进技术，吸收最新科研成果，开展新的超声检查项目，提高超声诊断质量

续流程

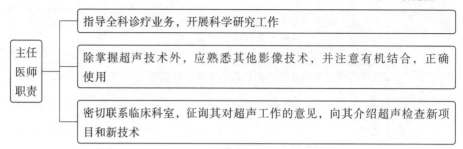

主任
医师
职责

- 指导全科诊疗业务，开展科学研究工作
- 除掌握超声技术外，应熟悉其他影像技术，并注意有机结合，正确使用
- 密切联系临床科室，征询其对超声工作的意见，向其介绍超声检查新项目和新技术

三、主治医师职责

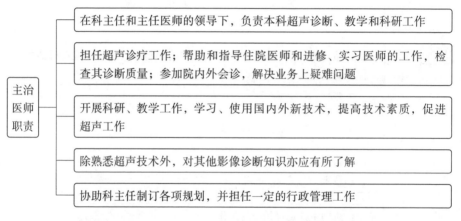

主治
医师
职责

- 在科主任和主任医师的领导下，负责本科超声诊断、教学和科研工作
- 担任超声诊疗工作；帮助和指导住院医师和进修、实习医师的工作，检查其诊断质量；参加院内外会诊，解决业务上疑难问题
- 开展科研、教学工作，学习、使用国内外新技术，提高技术素质，促进超声工作
- 除熟悉超声技术外，对其他影像诊断知识亦应有所了解
- 协助科主任制订各项规划，并担任一定的行政管理工作

四、住院医师职责

住院医师
职责

- 在科主任和上级医师指导下进行工作
- 担任日常超声检查，认真书写诊断报告，按时完成本职工作。遇有疑难问题及时请示上级医师
- 协助上级医师进行科研和技术革新，在上级医师指导下开展新项目，不断提高诊疗质量
- 担任进修人员培训和实习医师的见习教学工作
- 在掌握本专业知识的基础上，努力学习其他影像诊断知识
- 协助资料整理，负责病例随访，担任科内一定的事务工作
- 严格遵守技术操作和安全规程，及时对所用仪器进行保养和维护

五、护师（士）职责

护师（士）职责
- 在护理部门和科主任领导下进行工作
- 负责窗口管理、预约登记、安排就诊、维持秩序
- 配合介入性超声检查，做好术前准备、医疗器械消毒以及术后护理和整理
- 负责领取和保管药品、器械和其他物品
- 认真执行各项规章制度和技术操作常规，严格执行查对制度，严防发生差错事故
- 负责科室的消毒隔离，维持诊疗秩序，做好卫生宣传
- 负责资料整理、保管，并担负一定的行政事务工作
- 负责指导、督促、检查工勤人员做好清洁卫生和勤杂事务

第四节　超声科规章制度

一、工作制度

工作制度
- 实行院长领导下的科主任负责制度，健全科室管理，加强医德医风教育，提高超声质量和服务质量，积极学习外地经验，配合临床科研。开展新项目、新技术，满足临床与患者的要求，及时和临床沟通，通过临床验证来不断提高自己的业务水平
- 做检查的患者，必须由临床医生详细填写申请单，包括病史、症状、体征及有关检查资料，并说明检查目的及要求，标明检查部位，经预约登记及办妥缴费或记账手续后方可检查。急诊及危重病号开通绿色通道。需预约患者提前登记，预约检查日期，预约时应向患者详细说明检查前应注意的事项
- 急诊病例，临床医师在申请单上注明"急"字后随到检查，以免延误病情。重危或做特殊造影的患者，必要时应由医师携带急救药品陪同检查

续流程

超声工作人员应按申请单、收费凭证接诊，杜绝私收费、漏收费、乱收费；查对患者姓名、性别、年龄，明确检查目的、检查部位。报告单发出前再次核查患者信息，核查报告单描述及诊断确认无误

超声人员工作期间本着认真负责、严谨的工作态度，禁止工作期间聊天、抽烟、会客、打电话，严禁训斥患者。遇到处理不了的病例应及时向上级医师汇报，必要时及时和临床医师共同研讨或做随访复查

诊断报告应及时发出，按规定的时限，由执业医师按规范书写检查报告，要密切结合临床。门诊患者应在检查结束后立即发送报告，住院患者 8 小时内发出报告，疑难复杂报告 24 小时内发出

书写报告要求用专业术语，超声所见描述详细，重要阳性声像图应附照片和体位标志。明确奖惩制度，对于书写规范、准确率高的报告工作人员给予适当奖励，对于错发、漏诊、误诊病例的工作人员批评或惩罚

工作制度

进修、实习医师书写报告应由上级医技人员审核签字

对超声检查的病例进行必要的随访登记。对漏诊、误诊病例要进行分析讨论，以便吸取教训，不断提高诊断符合率

注意保护患者隐私，尊重患者

工作室内保持清洁、整齐、安静的工作环境，每日清扫一次，每日更换床单一次，如遇特殊情况立即更换；工作人员工作期间应穿戴整洁的工作服，换鞋入室

严格遵守操作规程和交接班制度，各种检查记录应妥善管理，建立档案及借阅簿

离开本室前检查门窗、水电，切断仪器电源

严格上下班制度，值班人员应提前 15 分钟到岗，工作期间不得私自外出，严格遵守医院的各项工作制度

续流程

工作制度	禁止非医学需要的胎儿性别鉴定
	各级工作人员应严格执行岗位责任制，积极完成医疗、教学、科研等各项任务
	科内有专人负责各类物品的请领、保管及报损工作

二、值、交接班制度

值、交接班制度	每天（在办公时间之外及节假日期间均设有值班人员）由科室的工作人员进行交接班
	由值班人员对前一天的工作进行交接班，内容包括仪器的使用情况、患者的检查情况、科室的各诊室的设备和科内的物品
	当天值班人员和各诊室的工作人员对值班使用的设备进行交接，并记录
	工作人员对值班使用的设备进行交接，并记录
	在值班期间发现的设备出现的问题，在交接班时应做详细的说明，并向科主任汇报
	科主任对值班人员在值班时发现的疑难病例和复杂病例，组织全科的医师进行复查、确认，以保障患者的医疗安全

三、查对制度

| 查对制度 | 接收超声申请单时，应检查申请单填写是否规范，检查目的、要求、部位是否明确，收费是否合理。并向患者或家属交代检查前的注意事项 |
| | 医师在签发报告单时，要查对患者姓名、性别、年龄、住院号/门诊号、超声号、病区、床号与申请单是否相符，检查项目是否齐全，超声描述与诊断是否一致，切忌漏检误报 |

续流程

| 查对制度 | 进修、实习医师书写的报告应由上级医师审核 |
| | 特殊内容的超声检查及行介入性超声检查需要用药时，应查对药名、剂量、浓度、用法是否相符；药品有无变质、失效，药瓶口有无松动或裂缝；患者有无药物过敏史及药物配伍禁忌等 |

四、预约登记制度

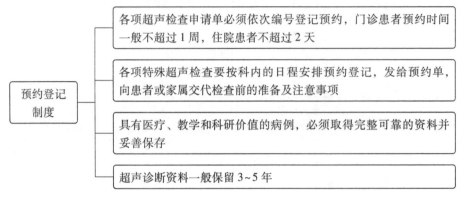

预约登记制度	各项超声检查申请单必须依次编号登记预约，门诊患者预约时间一般不超过 1 周，住院患者不超过 2 天
	各项特殊超声检查要按科内的日程安排预约登记，发给预约单，向患者或家属交代检查前的准备及注意事项
	具有医疗、教学和科研价值的病例，必须取得完整可靠的资料并妥善保存
	超声诊断资料一般保留 3~5 年

五、会诊制度

凡遇疑难病例或患者有其他情况时，应及时申请会诊。应邀会诊医师，一般由主治医师职称以上的医师担任。

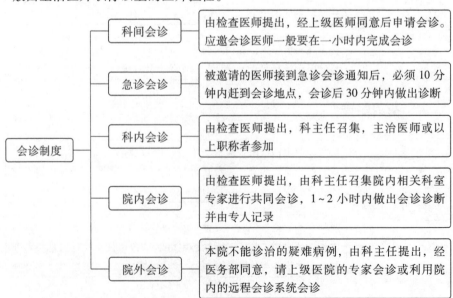

会诊制度	科间会诊	由检查医师提出，经上级医师同意后申请会诊。应邀会诊医师一般要在一小时内完成会诊
	急诊会诊	被邀请的医师接到急诊会诊通知后，必须 10 分钟内赶到会诊地点，会诊后 30 分钟内做出诊断
	科内会诊	由检查医师提出，科主任召集，主治医师或以上职称者参加
	院内会诊	由检查医师提出，由科主任召集院内相关科室专家进行共同会诊，1~2 小时内做出会诊诊断并由专人记录
	院外会诊	本院不能诊治的疑难病例，由科主任提出，经医务部同意，请上级医院的专家会诊或利用院内的远程会诊系统会诊

六、首诊负责制度

首诊负责制度 —
- 第一次接诊的医师、科室为首诊医师、首诊科室，首诊医师对患者的检查、诊断、抢救等工作负责
- 导诊在接待患者、登记与询问时要热情、认真，不得带有情绪
- 检查医师在接待及检查患者过程中要耐心询问、精心检查
- 对接待的平诊患者检查结束 5～10 分钟内发出报告，急诊患者提前安排检查，检查结束 5～10 分钟内发出报告，做到及时检查、及时诊断
- 遇有危重症患者，要全力配合抢救，迅速检查，不得延误，更不能借故推托

七、会议制度

会议制度 —
- 科周会每周一次，传达上级指示，小结上周工作，研究和安排本周工作
- 科务会每月一次，小结上月工作，研究和安排本月工作，表扬好人好事，开展批评与自我批评，并做好记录

八、超声仪器管理制度

超声仪器管理制度 —
- 超声仪器属精密贵重器材，应特别重视仪器的使用及维护，避免发生故障。每台仪器应设立档案，记录其使用情况及故障维修经过。每台仪器应分别有专人负责日常维护，包括表面清洁、换能器的清洁与消毒
- 仪器使用前应检查是否完好、功能是否正常，操作中若发现异常或故障应立即向科主任汇报，不能擅自处理
- 每台仪器均应订立《操作规程》。使用时应严格遵守操作规程，一旦发现异常，应立即关机，切断电源，并做详细记录，以备检修时参考。每班工作结束后，应先停机，后关闭稳压器，最后切断电源，待仪器冷却后再盖好防尘罩

续流程

超声仪管理制度	仪器说明书、线路图及操作手册等应有专人负责保管，不得遗失
	超声诊断室内应保持干燥和良好通风，夏天应配备空调器，冬天应有取暖设备（禁用煤炉）。诊断室内严禁放置任何易燃、易爆物品
	非本科室人员不准使用超声仪器。除与患者病情有关的医务人员外，其他未经许可者不得进入检查室
	操作医师必须具有高度责任心和事业心，掌握有关仪器的性能，严格遵守仪器的操作规程，熟练地进行操作
	进修、实习人员不允许单独使用仪器，必须在带教老师严格指导、监督下进行操作
	做好超声诊断室的安全、清洁工作，严禁在仪器室内吸烟、进食或接待客人。外来参观人员须经医院或科主任同意方可接待
	每周五下午下班前由星期天值班人员负责将诊断仪进行全面清洁并负责清洗防尘网，进行登记。科室质控小组进行不定期检查，违反者按质控规定扣分
	选购仪器由超声科主任会同分管领导，经多方考察了解后，按正常渠道进货，并建立仪器档案，检查、登记、入账。仪器报损也应按医院规定手续办理
	所有设备一般禁止外借。特殊情况下，报医院批准后方可外借，借还前后要检查仪器使用情况，登记清楚，分清责任
	不准随意挪动机器。通电运行过程中，操作人员不得擅自离开。发现异常后，切断电源并报科主任和维修科室，严禁设备带故障超负荷运行

九、安全保障制度

安全保障制度	超声室应有专人负责，并定期检查落实安全预防措施，杜绝一切不安全因素，做到防患于未然
	全科的工作人员必须按照操作规程进行操作。机器必须预热，机器运行正常时，方可进行检查

续流程

科室成立安全小组，由科主任、安全员、消防员组成。安全员、消防员每月对各室的电源、电路和仪器进行例行检查，发现隐患及时向全科人员通报，并报请消防办及保卫科、器械科尽早解决

下班前各室的工作人员应仔细检查仪器是否关机，水源、电源是否切断，门窗是否关好

安全保障制度

科内电源线路等有关设备的安全性能均需符合使用要求，严禁乱接电源

科室内不准使用电炉、电饭锅等易燃易爆物品

全科人员必须学会使用灭火器，了解灭火的应急措施

为减少超声仪器的射线对操作人员的影响，操作人员应配备防射线眼镜，享受保健补助，适当缩短工作时间，定期做保健体检，在完成工作任务的前提下，安排一定保健假，以保证其健康

十、临床病例随访制度

随访制度

每月对疑难病例进行随访，由科主任主持

随访前要认真准备病例，随访后要求记录全面，记录内容包括影像学诊断、诊疗情况、最后诊断等内容

对于随访结果与超声诊断不符的病例，应认真分析造成误诊及漏诊的原因，以便及时纠正

十一、疑难病例讨论制度

疑难病例讨论制度

对疑难病例应及时组织讨论，由科主任或副主任及副主任医师以上职称的医师主持，有关人员参加，必要时请医务科派人参加

疑难病例讨论每月不得少于一次

住院患者一周未能明确诊断，应组织科内讨论，尽早明确诊断，提出治疗方案，并做好记录

续流程

疑难病例讨论制度	经科内讨论，仍不能明确诊断，而且治疗效果不佳者，应组织全院讨论。由主治医师提出，科主任同意，报医务科批准，并组织有关科室专家参与讨论
	凡参加全院性会诊的医师必须是科主任或副主任医师以上人员。主管医师应详细记录会诊意见，并将会诊结果及下一步处理意见向患者或家属交代，并取得患者及家属同意
	患者住院两周以上，已组织科内及全院性讨论，仍不能明确诊断者，可以请上级医院教授会诊或转上级医院治疗，但必须报医务科备案，并经分管院长批准

十二、上级医师审核制度

上级医师审核制度	科室成立审核小组，由主治医师或主治医师以上的医师组成，负责全科所有工作人员的审核工作
	审核小组根据审核医师的专业特长，对本专业的下级医师的工作进行审核
	审核医师对下级医师的审核工作应认真严格。所有的报告应仔细审阅，双签字方可发出
	对疑难罕见病例，可以请科主任或上级医师协助诊断，经会诊医师签字后发出报告
	所有的报告单，进行双签字，即诊断医师和审核医师均签字

十三、超声报告单复核、报告签发制度

| 超声报告单复核、报告签发制度 | 复核医师应由主治医师或主治医师职称以上者担任，负责核对申请单中的要求、诊断过程中的问题及对正式报告单的审核 |
| | 复核医师应对超声检查申请单上的项目及要求与报告单上已检脏器及内容逐项核对。发现申请单上内容或要求与超声诊断范围不符时，应与开单医师联系商榷；发现报告单受检内容与申请单不符或漏检时，应通知患者复查 |

续流程

超声报告单复核、报告签发制度
- 复核医师应对报告单的上项（包括患者姓名、性别、年龄、超声号等）、中项（声像图描述）、下项（检查日期、检查医师、书写报告医师等）——核对，不留缺项
- 复核医师应在审核报告中修正不规范或错误术语及描述用词，确保描述内容与诊断的一致性。发现问题后应提出对患者进行复查或进行有关检验或其他医学影像学检查等建议
- 申请单要求以外的超声检查阳性发现，复核医师亦须在报告单上写出
- 复核医师应在报告单上签名

十四、医疗差错事故登记报告制度

医疗差错事故登记报告制度
- 科室建立差错事故登记本，由本人及时登记差错事故的发生原因、经过、后果，科主任及时组织讨论总结
- 发生差错应及时报告科主任，并由科主任报告医务科，及时采取补救措施，以减少或消除由于差错事故造成的不良后果
- 发生严重差错或事故后，由专人对各种有关记录做妥善保管，不得擅自篡改、销毁
- 差错事故发生后，按其性质与情节，组织全科人员进行讨论，必要时提交事故鉴定小组进行讨论，以吸取教训，改进工作，并将有关情况答复患者及其家属
- 发生差错事故的个人，如不按规定报告，有意隐瞒，事后经领导或他人发现时，须按情节轻重给予处分
- 为了弄清事实真相，应注意听取当事人的意见，讨论时可邀请当事人到会
- 科主任定期组织医务人员，分析差错事故发生的原因，并提出防范措施

十五、质量控制评价制度

质量控制
评价制度

- 科室成立质量管理小组，科主任任组长，核心小组成员任组员
- 科室质量管理小组，对全科的医疗质量、科研教学、诊断正确率、新技术新项目的开展进行全面管理
- 每月科室质量管理小组对全科工作人员的各项工作质量进行质量控制评价，并记录在案
- 每月科室质量控制评价向全科公布，评价结果作为年终考核的主要参考指标
- 考核小组进行质量控制评价时应一视同仁，要求公正、公开，并接受全科工作人员的监督
- 质控评价内容包括科教、出勤率、工作质量、有无投诉、劳动纪律、服务质量、报告单书写及仪器保养情况

十六、质量控制管理制度

质量控制
管理制度

- 工作人员须使用文明礼貌用语接待需要进行超声检查者
- 检查前认真阅读超声检查申请单，核对患者相关信息；进行必要的病史询问
- 向候诊者介绍将要进行的超声诊疗过程及注意事项，耐心回答候诊者的提问
- 留存阳性及必要的阴性声像图作为诊断依据
- 按照规范要求进行检查及书写诊断报告
- 对急、危、重患者要及时进行检查，记录接诊时间，密切观察患者生命体征的变化
- 遇有突发事件时，应及时与相关临床医师联系并进行紧急救治
- 认真核对超声检查报告单的内容，确认无误后签字，在规定时间内发出报告单

十七、感染控制制度

感染控制制度

- 限制人员进出，保持室内环境整洁，定期进行室内通风换气
- 各诊室每日用空气紫外线灯进行空气消毒一次，每次≥30分钟，地面每日用消毒液消毒一次，并进行登记
- 探头用臭氧消毒箱消毒，每天消毒一次
- 定期对空气、探头等做细菌培养检测
- 必须严格遵守无菌操作规程，防止交叉感染。消毒液要定期更换，防止失效
- 检查床单每日更换一次，特殊情况随时更换，并进行登记
- 传染病患者相对固定诊断室，并使用一次性床单，检查完后及时更换
- 医务人员严格按标准防护原则，凡接触患者血液唾液、精液等体液或排泄物时，采取必要的防护措施如戴手套、口罩、帽子等
- 严格按照感染控制要求实行医用和生活废弃物分装，封闭运送；感染性垃圾装入黄色专业塑料袋内，进行专门处置并登记
- 发现有医院感染危险因素或环境有严重病源污染时要及时上报医院感染管理办公室。如发现院内感染暴发流行的情况，应立即向院感科报告，以便采取紧急措施
- 引导介入诊断及治疗的器具应严格执行无菌操作规程，使用2%戊二醛消毒浸泡60分钟后方能使用。使用的耦合剂应保持密闭，开启后使用时间不得超过24小时

十八、应急管理制度

应急管理制度

- 科室成立应急管理小组，由组长及副组长领导，各室设专人负责
- 组织人员进行抢救知识培训，并进行演练

续流程

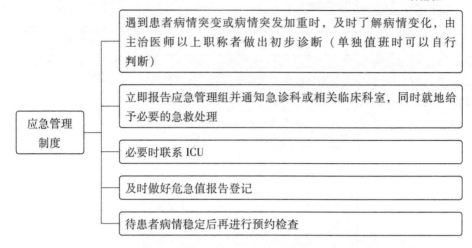

应急管理制度	遇到患者病情突变或病情突发加重时，及时了解病情变化，由主治医师以上职称者做出初步诊断（单独值班时可以自行判断）
	立即报告应急管理组并通知急诊科或相关临床科室，同时就地给予必要的急救处理
	必要时联系 ICU
	及时做好危急值报告登记
	待患者病情稳定后再进行预约检查

十九、进修人员培训制度

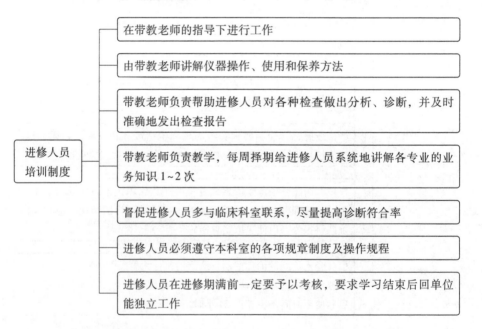

进修人员培训制度	在带教老师的指导下进行工作
	由带教老师讲解仪器操作、使用和保养方法
	带教老师负责帮助进修人员对各种检查做出分析、诊断，并及时准确地发出检查报告
	带教老师负责教学，每周择期给进修人员系统地讲解各专业的业务知识 1~2 次
	督促进修人员多与临床科室联系，尽量提高诊断符合率
	进修人员必须遵守本科室的各项规章制度及操作规程
	进修人员在进修期满前一定要予以考核，要求学习结束后回单位能独立工作

二十、业务学习制度

为顺应医学发展，提高科室人员整体素质，落实继续教育制度，营造良好的学习氛围，特制订以下学习制度。

业务学习制度

- 每年年初制订学习计划，包括课程设置、人员安排等，相关内容记录并存档，由专人负责落实
- 每月定期或不定期组织业务学习 1 次
- 全体科室人员参加，无故不得请假
- 全体听课人员，认真做好笔记，定期抽查笔记
- 每季度考核 1 次，考核内容为本季度学习课程
- 科室三基培训采用以自学为主、科室培训为辅的方式，要求科室人员利用一切时间学习基础医学知识和本专业技术及理论知识，每季度考核 1 次

二十一、实习生管理制度

实习生管理制度

- 实习生必须严格遵守《实习生守则》，做到医德良好，救死扶伤，医风严谨，工作勤奋，虚心好学，遵纪守法，服从医院管理及安排
- 实习生进入科室，必须仪表端庄，衣帽整洁，不穿响底鞋，不戴首饰，不化浓妆
- 树立全心全意为人民服务的医学职业道德，以患者为中心，对患者有爱心、耐心、责任心，工作细心
- 正确处理好与患者及医务人员的关系，严禁收受患者财物，违反职业道德规定或有违纪行为的，按医院规定处理，并停止实习
- 严格遵守操作规程和查对制度，在带教老师的指导下操作，工作时严肃认真，注意力集中，杜绝差错事故发生
- 加强组织纪律性，请假必须以书面形式请假，请病假必须持有医院疾病证明书，经校方及科主任同意方可休假，擅自不上班者，按旷工处理
- 实习期间不准喝酒闹事，严禁打架、斗殴，严禁赌博、吸毒，注意个人安全，防止意外事故发生
- 实习结束，由各科带教老师对其进行出科考试，由带教老师对实习表现写出鉴定

二十二、与临床科室联系管理制度

与临床科室联系管理制度

- 科室指定一人负责医、技联系工作
- 每月 25~30 日下科室收集临床意见
- 对收集到的意见与建议分类予以整理，上报科主任
- 对临床提出的问题，确属本科的问题应及时整改。因条件限制无法整改的应及时上报分管院长，争取领导支持
- 对所有临床提出的意见，应在下月中旬前向相关科室反馈。对不能落实的应说明理由
- 每季度对收集到的意见与其落实、反馈情况做一次总结。对不能按时落实的问题应说明理由及下一步打算

第五节　科室管理

一、行政管理

（一）医德教育

医德教育

- 定期组织全科人员学习职业道德规范，履行救死扶伤的义务，发扬人道主义的医德风尚
- 伦理道德作为社会公德必须强化，并贯彻到医疗工作中去。要廉洁行医，树立全心全意为人民服务的思想
- 加强个性修养，做到举止大方、仪表端庄、礼貌待人，态度和蔼，语言文明，创建文明科室
- 努力学习专业知识，不断提高业务水平，精益求精，高质量地为患者服务
- 遵章守纪，坚守岗位，工作严肃认真，一丝不苟，杜绝差错事故的发生

续流程

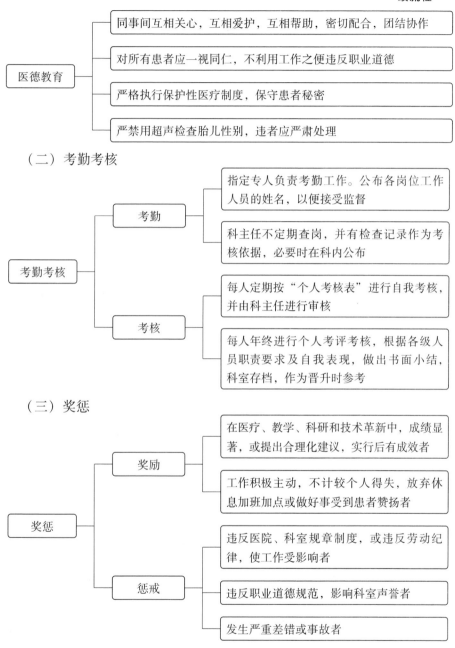

（二）考勤考核

（三）奖惩

（四）工作统计

工作统计数量按人次或项目计算（每个脏器为一项），三项每日累计逐月上报。

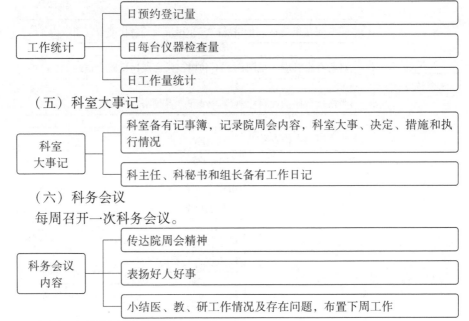

（五）科室大事记

（六）科务会议

每周召开一次科务会议。

（七）人员调配及任务安排

科主任根据各级人员职责安排工作，可随时统一调配。

（八）院内外协作

加强超声科与有关科室联系，遇到疑难病例应及时会诊，以提高诊断水平，并加强与院外业务联系和科技协作。

（九）培训、教学、科研工作的审订、上报和实施

教学、培训及科研工作计划由科内拟订并上报院有关部门，经审批后应积极组织施行。

二、技术管理

（一）超声检查的注意事项

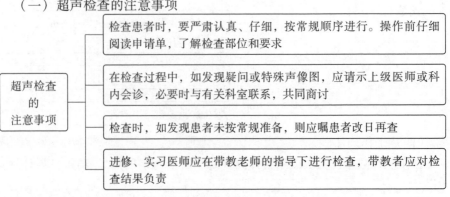

（二）超声检查报告单的书写及发放要求

通常，超声检查时就诊患者较多，无法追询病史并进行体检，故要求临床填写超声检查申请单时应逐项认真填写，要把简要病情、体检发现、其他医学影像报告与有关检验结果填写完整，并写清楚检查目的、要求和部位。超声复查患者，必须填写原超声号。

超声检查报告单（以下简称"报告单"）为一次检查的结论。临床上作为诊断的客观依据，也是将实际情况用文字（或图像）告诉受检者的凭据。

报告单上分上项、中项及下项。

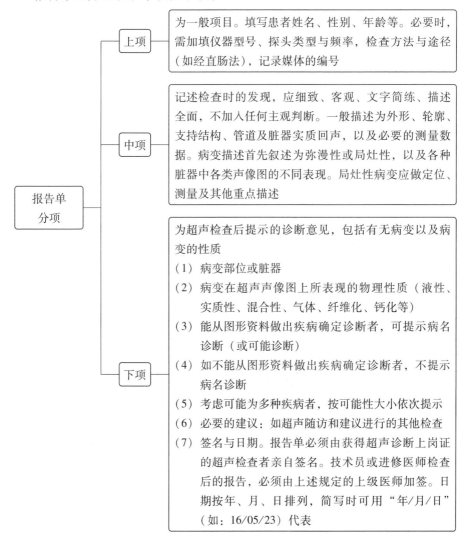

报告单分项

上项：为一般项目。填写患者姓名、性别、年龄等。必要时，需加填仪器型号、探头类型与频率，检查方法与途径（如经直肠法），记录媒体的编号

中项：记述检查时的发现，应细致、客观、文字简练、描述全面，不加入任何主观判断。一般描述为外形、轮廓、支持结构、管道及脏器实质回声，以及必要的测量数据。病变描述首先叙述为弥漫性或局灶性，以及各种脏器中各类声像图的不同表现。局灶性病变应做定位、测量及其他重点描述

下项：为超声检查后提示的诊断意见，包括有无病变以及病变的性质
（1）病变部位或脏器
（2）病变在超声声像图上所表现的物理性质（液性、实质性、混合性、气体、纤维化、钙化等）
（3）能从图形资料做出疾病确定诊断者，可提示病名诊断（或可能诊断）
（4）如不能从图形资料做出疾病确定诊断者，不提示病名诊断
（5）考虑可能为多种疾病者，按可能性大小依次提示
（6）必要的建议：如超声随访和建议进行的其他检查
（7）签名与日期。报告单必须由获得超声诊断上岗证的超声检查者亲自签名。技术员或进修医师检查后的报告，必须由上述规定的上级医师加签。日期按年、月、日排列，简写时可用"年/月/日"（如：16/05/23）代表

　　填写超声检查报告时应注意字迹工整、清晰，易于识认，不应潦草、涂改，避免错别字。条件允许者，最好用计算机打印方式生成。在任何情况下不得出具假报告。

　　报告单发出前，必须认真审阅，防止遗漏。报告单一式两份，一份发给患者，一份登记存档。住院患者的报告单应送交病区，要有签收制度。

（三）超声仪器管理要求

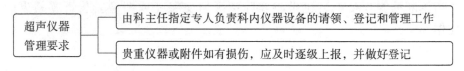

（四）差错事故评定、防范及处理

1. 差错事故的评定

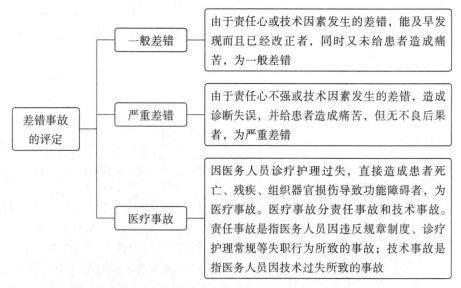

2. 差错事故的防范

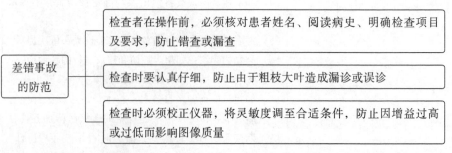

3. 差错事故的处理

差错事故
的处理

- 建立差错事故登记制度，对已发生的差错事故应定期讨论，从中吸取教训
- 发生严重差错或医疗事故后，除记录发生经过外，应保留残存物品及有关资料，并采取挽救措施，及时上报
- 对已发生的医疗事故，按有关医疗事故处理规定处理

三、质量管理

（一）超声质量控制原则

超声质量
控制原则

- 超声质量控制的内容必须对多数医院具可操作性；而且必须考虑到超声检查的患者数量与占用时间。应删繁就简，又不遗漏要点
- 质量控制应经权威部门授权组织检查，普查与抽查互相结合。普查由各医院超声诊断部门自查填单，获得面上数据；抽查则可获得多种实际情况，并核实上报内容及数据的真实性。抽查不应事先通知。
- 超声质量检查的具体内容主要包括：操作手法、记录报告与随访制度等方面
- 在检查过程中，应同时核查该单位对超声临床操作规范的学习计划和学习记录；并对其不规范术语进行纠正，使术语科学化、标准化，并与国际术语接轨

（二）超声质量控制的具体内容

1. 人员专业素质

人员专业
素质

- 接受医学教育情况、临床专业工作期限
- 具有超声物理基础、超声解剖基础，熟悉超声设备并经过正规培训
- 对超声诊断专业的继续教育积分记录或考试分数

2. 仪器设备性能及应用中具体调节

（1）主机要掌握调节深度增益补偿（DGC）、放大器动态范围、前处理、

后处理、总增益、帧平均或机内已设置的不同脏器专用软件，使图像的细微分辨力、对比分辨力与图像均匀度达到最佳状态。在启用超声彩色血流成像之前，应预选彩标量程、彩色灵敏度、滤波等参数。在使用频谱多普勒流速曲线显示时，应适当调节流速量程及滤波器。在检查眼球或胚胎时，应注意声功率的输出（mw/cm^{2}或 TI、MI 数）不超过规定范围。只会使用电源开关、总增益等几个简单调节钮者，不符合专业人员的标准。

（2）超声探头

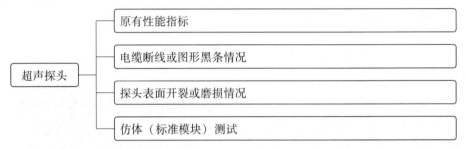

凡性能降至原指标参数 75% 以下者；或者框图中后三条中具 1 条明显不合格者，定为不合格探头，由计量监测部门开具鉴定不合格证，即行报废，不得做诊断使用。

（3）图形打印、记录设备

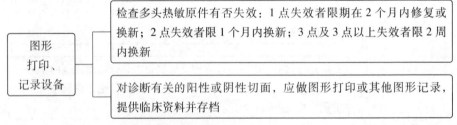

3. 操作手法、图像记录与观察分析

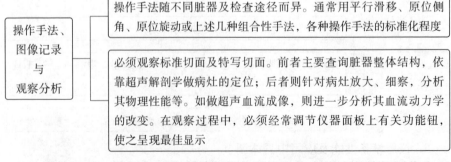

4. 图像记录　对疾病有关的声像图表现或对临床拟诊不符的图像表现，

检查者应给予记录。记录媒体可采用热敏打印、计算机打印、CD 盘存储、工作站存储、光盘刻录等。描图、录像、光学胶卷等虽亦可用，但较陈旧，且易失真（特别对彩色失真）。

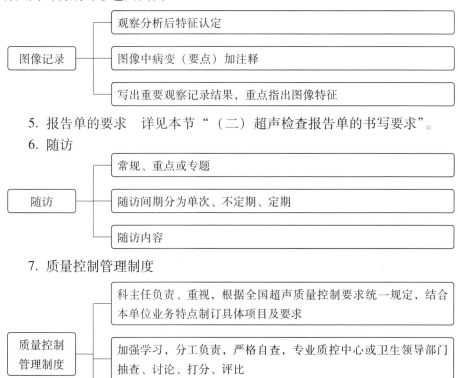

图像记录
- 观察分析后特征认定
- 图像中病变（要点）加注释
- 写出重要观察记录结果，重点指出图像特征

5. 报告单的要求　详见本节"（二）超声检查报告单的书写要求"。

6. 随访

随访
- 常规、重点或专题
- 随访间期分为单次、不定期、定期
- 随访内容

7. 质量控制管理制度

质量控制管理制度
- 科主任负责、重视，根据全国超声质量控制要求统一规定，结合本单位业务特点制订具体项目及要求
- 加强学习，分工负责，严格自查，专业质控中心或卫生领导部门抽查、讨论、打分、评比
- 定期进行总结，吸取经验教训，不断提高诊断水平

（三）普查问题

超声普查常可发现无症状早期病变（包括早期癌肿）。但如滥用超声做高速度象征性普查，可使漏检率增加，而贻误患者就诊。因此，超声普查需分类（常规普查与专科普查），规定早期超声常规普查的范围，明确受检脏器必须进行的几组观察切面，以及对每一脏器应给予的最短观察时间，作为普查质量控制中的基本要点。

1. 常规普查的范围

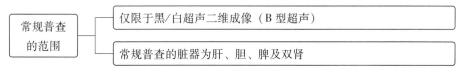

常规普查的范围
- 仅限于黑/白超声二维成像（B 型超声）
- 常规普查的脏器为肝、胆、脾及双肾

2. 常规普查准备及要求

常规普查准备及要求	遮光检查室工作区面积（每台设备）在 10m² 以上，室内保温 23~27℃。备好检查床、桌、凳等用具
	禁烟、保持空气流通
	保证电源供应，使用稳压器，仪器接好地线
	备洗手池
	超声诊断仪性能稳定。探头工作频率 3.0~3.5MHz（或 2.5~5.0MHz）。显示屏最好在 22cm（9 英寸）以上
	探头首选凸阵（R=40），线阵亦可用
	每台普查仪应配工作人员两名，其中一名操作，另一名记录，两小时后轮换。操作者应为正式专业超声诊断医师，从事超声诊断工作 3 年以上。或为正式专业超声诊断技师，从事超声诊断工作 6 年以上。普查中绝不允许检查胎儿性别
	凡医师、技师技术水平不符合要求、不遵守脏器普查时间规定而进行高速超声普查者，一经查出，应取消其普查上岗资格
	普查中应预防交叉感染

3. 常规普查中的质量控制问题　在超声普查中，常使用便携式黑/白超声诊断仪，其性能偏低、显示屏小（20cm 以下），分辨力差，不易获得清晰声像图显示。操作人员长期注视荧光屏，易致视力疲劳而漏检病变。在常规超声普查中，各医院可根据具体条件和情况，对受检脏器必须扫查的切面及观察的时间做出规定，以免因疏忽而遗漏病变，影响早期诊断。

（四）提高超声诊断质量的一些措施和注意事项

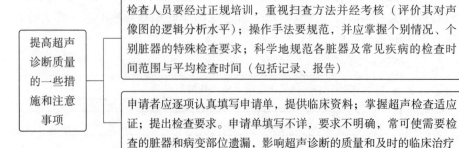

提高超声诊断质量的一些措施和注意事项	检查人员要经过正规培训，重视扫查方法并经考核（评价其对声像图的逻辑分析水平）；操作手法要规范，并应掌握个别情况、个别脏器的特殊检查要求；科学地规范各脏器及常见疾病的检查时间范围与平均检查时间（包括记录、报告）
	申请者应逐项认真填写申请单，提供临床资料；掌握超声检查适应证；提出检查要求。申请单填写不详，要求不明确，常可使需要检查的脏器和病变部位遗漏，影响超声诊断的质量和及时的临床治疗

续流程

超声彩色血流成像法属于高一档次的检查，且必须同时做常规二维法与频谱多普勒法检查，在病情需要时可采用。腔内超声探头有其特殊构造，具专用性，针对某一腔道、某几个脏器，检查时应注意选择。该探头与人体体液或黏膜直接接触，故必须严格防止交叉感染；使用者也应为受过严格训练的专科医师。介入超声是利用二维超声所显示的体内结构声像图，了解病变所在，在此种图像的引导与监视下进行穿刺或插入导管，做进一步诊断或引入直接治疗的手段。穿刺等同于一次小手术，操作人员应经过专业训练，严格遵守无菌原则，做好必要的急救准备

需要进行腔内超声（如经食管超声心动图、血管内超声检查、胃十二指肠超声检查等）与介入超声检查和监护时，检查者应向患者说明检查的必要性，解释检查的过程，说明可能出现的不适和反应以及并发症，取得患者和家属的同意与合作，并请患者和家属在谈话记录书上签署意见

提高超声诊断质量的一些措施和注意事项

超声工作者应热情接待患者，认真负责，细心检查。检查床边放置屏风，尊重患者的人格和隐私。检查手法应轻柔，尽量减少患者的痛苦。发现异常时，要仔细观察，并注意有无相关的表现和并发症。检查结束后可向患者说明检查结果（包括病情和诊断）。必要时，可提出进一步检查的建议

确立随访制度，规范随访标准，并可举行读图会与疑难病例讨论会，及时总结经验，不断提高超声医师的诊断技能

积极开展与国内外的学术交流，探讨超声诊断质量控制问题，进一步提高我国超声工作者的技术水平

脏器常规超声检查时切面观的正确选择是提高超声诊断质量的一个重要方面

第六节　教学与科研

各级医院超声科（室）要以医疗为中心，不断提高教学质量与科研水平。综合性医院教学工作的重点应放在院内在职技术人员的培训提高上；医学院

附属医院、教学医院及承担有关进修、实习医师（包括研究生）教学任务的医院，应按照教学大纲和培训要求，认真完成教学任务。

一、教学

各级医院超声科（室）要坚持不懈地抓好基本理论、基本知识和基本技能的训练。超声诊断必须紧密结合临床，超声诊断医师必须努力学习有关临床知识，提高自身的业务水平。

教学

- 对新从事超声专业的医务人员要拟订培养计划，要求他们参加有关超声专业培训及进修班的系统学习；同时要使他们养成认真的、一丝不苟的工作作风、实事求是的工作态度和严密而科学的思维方法

- 对中、青年专业人员的培训在于进一步提高专业技术水平。科室应积极创造条件，让他们通过在职学习、进修、脱产学习或外出参观学习等多种形式，学习理论、技术，不断更新知识，提高诊断水平

- 高年资的业务骨干要充分发挥业务技术专长，多做工作，多出成果。特别要在指导和培养中、青年专业人员方面，要发挥好传、帮、带的作用。同时要支持他们从事科学研究、著书立说、外出考察、参观学习，必要时应配备助手

- 各级超声诊断医师要努力学习外语，阅读国外文献，吸收国外先进技术，以提高自己的业务水平

- 省、市级医院有培训基层专业人员的义务，要制订切实可行的培训计划，要理论联系实际，以常见病、多发病为重点，为基层培训合格的超声诊断医师

- 各级医院要鼓励超声诊断医师努力进取，在实践中不断总结经验，撰写医学论文，积极参加国内外学术交流

二、科研

科研工作的状况反映其技术和学术水平的高低。要重视和积极开展科研工作，以促进医疗和教学水平的不断提高。

各级医院的超声科（室）必须在面向临床、为临床服务的同时，结合实际，掌握国内外超声医学研究新动向，提出任务，制订计划，落实措施，在超声基础理论及超声应用（如介入超声、多普勒超声）等广阔的研究领域内，

发挥各自的优势，为促进超声医学的发展多做贡献。

第七节　考核与评价

考核与评价是超声科管理的重要内容之一，是调动工作人员积极性，促进超声科发展的一项有效措施。考核与评价应包括超声科工作考核和超声科人员考评两个方面。

一、超声科工作考核

考核超声科工作既要查看科室的设置和科学管理水平，更要查看超声诊断的工作质量。考核定分为 100 分。考核内容分四个方面：组织建制（20分），科室管理（30 分），工作质量（35 分），教学科研（15 分）。具体考评内容及评分标准参考表 1-1。

表 1-1　超声科工作考核表

考核项目及内容	标准分	评分依据
组织建制度（20 分）		
1. 实行科主任负责制，有明确分工，有年度计划（会议记录、工作计划、总结）	4	无，不得分；一项不符合要求扣 1 分
2. 科室设置及布局符合要求	4	一项不符合要求扣 1 分
3. 仪器设备符合要求	4	主要仪器缺 1 件扣 1 分；配件缺 3 件扣 1 分
4. 人才培养及配备符合要求	4	一项不符要求扣 1 分
5. 房屋布局合理，面积符合要求	4	布局不合理扣 1 分；总面积不达标扣 1 分
科室管理（20 分）		
1. 各项规章制度健全，符合相关要求	6	缺一项扣 2 分；一项部落实扣 1 分
2. 工作人员职责明确，考核制度健全，并有考评资料	6	无书面资料扣 2 分，询问 2~3 人，有 1 人不知扣 2 分
3. 努力学习专业知识，吸收国内外先进技术，开展新项目	6	一项不符合要求扣 1 分；执行不好扣 1 分

续　表

考核项目及内容	标准分	评分依据
4. 做好差错事故的防范工作，杜绝差错事故发生	6	差错一起扣 1 分，发生严重差错或事故不得分
5. 保持环境整齐清洁、秩序优良，工作人员衣帽整洁	6	一项不符要求扣 1 分
工作质量（35 分）		
1. 工作定额合理	4	低于规定要求扣 1 分；高于规定要求 10%加 1 分（限在 30%以内）
2. 登记、统计资料完整，抽查报告能在 3 分钟内取出备查	6	无登记不得分；不完整扣 1 分；3 分钟内抽不出报告扣 1 分
3. 书面报告符合要求	6	抽 20 份报告，有 1 份不合格扣 1 分；2 份不合格扣 3 分；3 份以上不合格者不得分
4. 随机抽查已确诊病例 20 份报告，诊断符合率在 90%以上	10	符合率 89%~80%扣 1 分；79%~70%扣 3 分；69%~60%扣 5 分；60%以下不得分；95%以上加 2 分
5. 图像记录（相片、录像等）符合要求，图像清楚，保存完好	5	不符合要求扣 1 分；图像不清扣 1 分；图片保存不好扣 2 分
6. 消毒隔离制度健全，措施落实	4	无制度不得分；执行不好扣 2 分
教学与科研（15 分）		
1. 对各类人员有切实可行的培养计划	4	无计划不得分；有计划不落实扣 2 分
2. 认真做好进修、见习、实习带教工作，有计划并有考核记录	6	无，不得分；一项执行不好扣 2 分
3. 全年论文及会议交流文章（省以上）数不少于本科中级职称以上人员数的 20%	5	每增减 2%增减 0.2 分

二、超声科个人工作考核

对科室个人工作考核，采取自评、互评和领导评定相结合。总分 100 分，考评内容及评分标准参考表 1-2。

表 1-2　超声科个人工作考核表

考核项目及内容	单项得分
政治思想（25 分）	
1. 认真参加政治学习，遵守学习纪律	
2. 廉洁行医，礼貌待人	
3. 工作认真负责，不推诿患者	
4. 工作中团结协作，相互支持	
5. 爱护公物，勤俭节约	得分
劳动纪律（25 分）	
1. 遵守各项规章制度和操作规程	
2. 上班不干私活	
3. 不迟到、不早退、不脱岗	
4. 工作积极主动，服从分配，勇于承担额外任务	
5. 工作时注意力集中，不聊天	得分
工作质量（25 分）	
1. 完成工作定额，诊断符合率达标	
2. 积极做好随访工作和医疗设备的维护保养工作	
3. 书写报告符合规定要求，医学资料保留好	
4. 工作认真细致，无差错事故	
5. 处理好高峰期的工作	得分
教学与科研（25 分）	
1. 业务学习认真刻苦，积极钻研	
2. 努力学习新技术、新疗法，开展新项目	
3. 教学认真负责，效果良好	
4. 重视科研工作，撰写论文	
5. 积极参加院内外学术交流	得分
	总分

注：①由各医院结合实际，制订具体评分标准。

②总分在 86 分以上为优秀；71~85 分良好；60~70 分为一般；60 分以下为差。

第二章

浅表器官超声检查操作常规

第一节　眼　　部

眼为人体的视觉器官，分为眼球、视路和眼附属器 3 部分。近年来彩色多普勒超声技术及各种眼科专用超声仪器不断开发应用，超声显像质量明显提高。超声可以明确诊断眼内多种病变，对某些病变甚至可以做出组织学判断。为了适应人工晶体植入术及角膜切开术的不断发展，超声眼球结构生物学测量技术的作用也日益明显。

一、适应证

适应证

- 任何可能导致眼屈光间质浑浊而无法窥清眼底的情况均可选择超声检查，如玻璃体积血、玻璃体后脱离、视网膜脱离、早产儿视网膜病变、脉络膜脱离、外层渗出性视网膜病变等

- 眼内占位性病变可通过其声学特征进行诊断和鉴别诊断，如视网膜母细胞瘤、脉络膜血管瘤、脉络膜黑色素瘤、脉络膜转移癌等

- 因眶内占位病变、炎症、血管畸形等所致的单侧或双侧眼球突出，如眶蜂窝织炎、球筋膜炎、炎性假瘤、颈动脉海绵窦瘘等均可选择超声检查进行诊断和鉴别诊断

- 外伤所致的眼部损伤，如眼内异物、巩膜裂伤等都可通过超声检查了解损伤情况

- 全身性疾病眼部是否受累，如糖尿病视网膜病变、甲状腺相关眼眶病，可通过超声检查判断

- 白内障手术前评估，应用超声检查确定所选择的眼内人工晶状体的屈光度以及眼内情况

- 眼部病变治疗后的超声随访

二、检查方法

【患者准备】

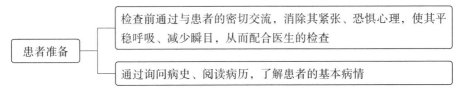

患者准备 — 检查前通过与患者的密切交流，消除其紧张、恐惧心理，使其平稳呼吸、减少瞬目，从而配合医生的检查

— 通过询问病史、阅读病历，了解患者的基本病情

【体位】

一般为仰卧位检查，特殊情况下可以采用坐位检查。

【仪器条件】

以配有高频探头的彩色多功能超声诊断仪为机型标准，探头标准至少应为5MHz以上，实际应选用7.5~15MHz高频线阵探头为宜。

【扫查方法】

1. 常规扫查方法　首先将仪器的增益调整至最高，玻璃体后方深度补偿适当调整，以免将细小的病变遗漏，通常参照以下顺序进行扫查。

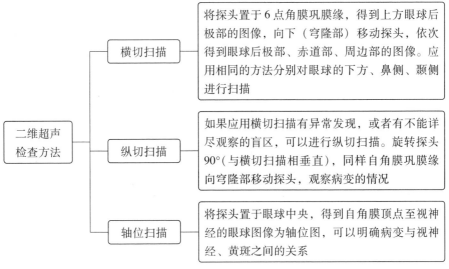

二维超声检查方法

— 横切扫描 — 将探头置于6点角膜巩膜缘，得到上方眼球后极部的图像，向下（穹隆部）移动探头，依次得到眼球后极部、赤道部、周边部的图像。应用相同的方法分别对眼球的下方、鼻侧、颞侧进行扫描

— 纵切扫描 — 如果应用横切扫描有异常发现，或者有不能详尽观察的盲区，可以进行纵切扫描。旋转探头90°（与横切扫描相垂直），同样自角膜巩膜缘向穹隆部移动探头，观察病变的情况

— 轴位扫描 — 将探头置于眼球中央，得到自角膜顶点至视神经的眼球图像为轴位图，可以明确病变与视神经、黄斑之间的关系

2. 特殊探测法

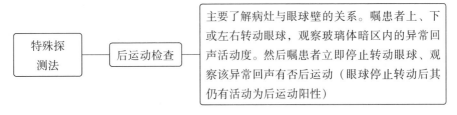

特殊探测法 — 后运动检查 — 主要了解病灶与眼球壁的关系。嘱患者上、下或左右转动眼球，观察玻璃体暗区内的异常回声活动度。然后嘱患者立即停止转动眼球、观察该异常回声有否后运动（眼球停止转动后其仍有活动为后运动阳性）

续流程

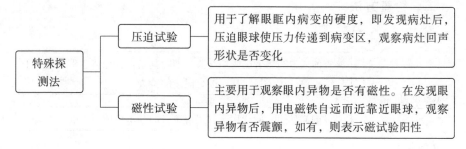

三、检查内容

常规眼部超声检查的重点在眼内容和眼附属器上，检查时应注意以下几点。

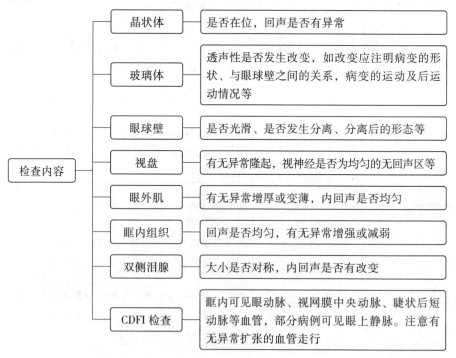

四、注意事项

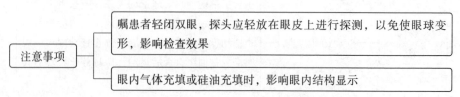

续流程

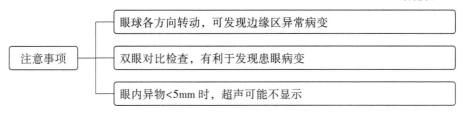

第二节　涎　　腺

涎腺属于外分泌腺，主要包括腮腺、下颌下腺及舌下腺3对大腺体，这些腺体左右对称，均有导管与口腔相连，它们所分泌的唾液，经导管排入口腔。超声显像在涎腺疾病诊断中的作用日渐引起临床的重视，成为临床诊断的有力工具。

一、适应证

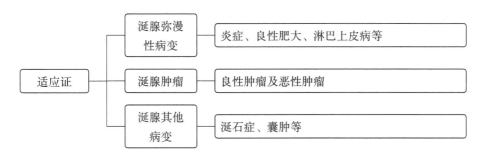

二、检查方法

【患者准备】

患者检查前无需特殊准备，探查部位如毛发较多者需剃去，以便探头与皮肤能充分耦合。

【体位】

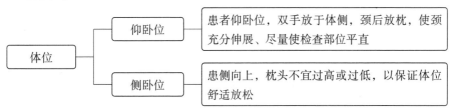

【仪器条件】

由于腮腺及下颌下腺位置表浅，超声检查时一般使用高频线阵探头，直接接触皮肤进行检查。探头频率 7.5～15MHz，10MHz 以上频率有助于显示涎腺导管、腺体内神经等细微结构，腮腺腺体较厚时，可适当降低检查频率，更好地显示深部腺体结构。

【扫查方法】

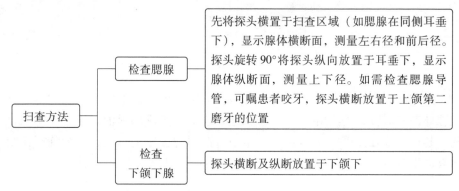

三、检查内容

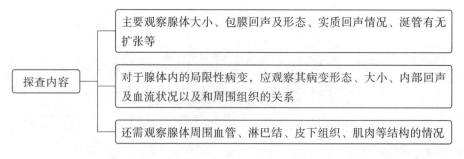

四、注意事项

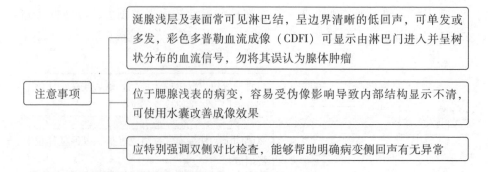

第三节　甲　状　腺

甲状腺是成年人体内最大的内分泌腺，由左右两侧叶和连接两侧叶的峡部组成，呈"H"形横跨于气管上段。超声在甲状腺疾病的诊断中有重要实用价值。易于鉴别病变是囊性或是实性，单发或多发，对良恶性病变的判断有重要价值。可测量甲状腺大小和体积，使用高频探头易发现微小病变。

一、适应证

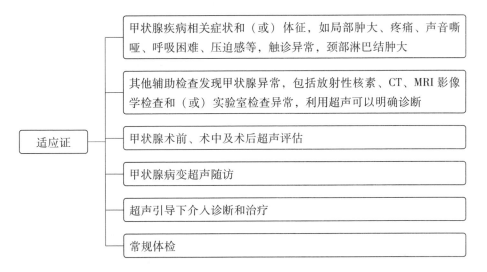

适应证
甲状腺疾病相关症状和（或）体征，如局部肿大、疼痛、声音嘶哑、呼吸困难、压迫感等，触诊异常，颈部淋巴结肿大
其他辅助检查发现甲状腺异常，包括放射性核素、CT、MRI 影像学检查和（或）实验室检查异常，利用超声可以明确诊断
甲状腺术前、术中及术后超声评估
甲状腺病变超声随访
超声引导下介入诊断和治疗
常规体检

二、检查方法

【患者准备】
检查前患者无特殊准备。

【体位】

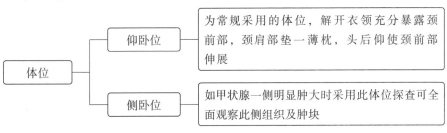

体位	仰卧位	为常规采用的体位，解开衣领充分暴露颈前部，颈肩部垫一薄枕，头后仰使颈前部伸展
	侧卧位	如甲状腺一侧明显肿大时采用此体位探查可全面观察此侧组织及肿块

【仪器条件】

选用7~12MHz的高频线阵探头的彩色多普勒超声仪对甲状腺进行探测。肥胖、短颈或甲状腺位于胸骨后、锁骨后患者，可采用5MHz低频扇形探头进行观察。

【扫查方法】

通常先横向探查并上下移动探头观察甲状腺全貌，然后分别纵向扫查左右叶及周围情况。

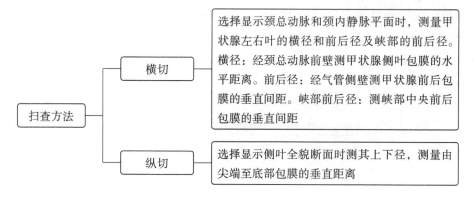

扫查方法
- 横切：选择显示颈总动脉和颈内静脉平面时，测量甲状腺左右叶的横径和前后径及峡部的前后径。横径：经颈总动脉前壁测甲状腺侧叶包膜的水平距离。前后径：经气管侧壁测甲状腺前后包膜的垂直间距。峡部前后径：测峡部中央前后包膜的垂直间距
- 纵切：选择显示侧叶全貌断面时测其上下径，测量由尖端至底部包膜的垂直距离

三、检查内容

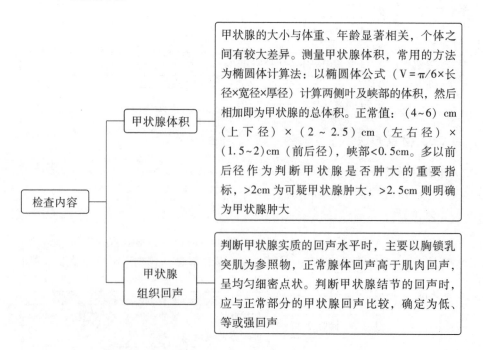

检查内容
- 甲状腺体积：甲状腺的大小与体重、年龄显著相关，个体之间有较大差异。测量甲状腺体积，常用的方法为椭圆体计算法：以椭圆体公式（$V = \pi/6 \times$长径×宽径×厚径）计算两侧叶及峡部的体积，然后相加即为甲状腺的总体积。正常值：（4~6）cm（上下径）×（2~2.5）cm（左右径）×（1.5~2）cm（前后径），峡部<0.5cm。多以前后径作为判断甲状腺是否肿大的重要指标，>2cm为可疑甲状腺肿大，>2.5cm则明确为甲状腺肿大
- 甲状腺组织回声：判断甲状腺实质的回声水平时，主要以胸锁乳突肌为参照物，正常腺体回声高于肌肉回声，呈均匀细密点状。判断甲状腺结节的回声时，应与正常部分的甲状腺回声比较，确定为低、等或强回声

续流程

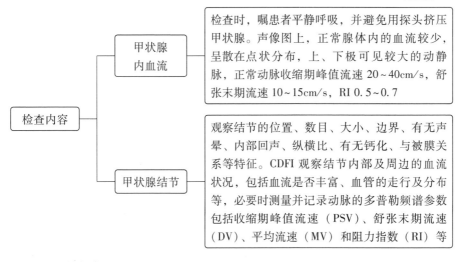

| 检查内容 | 甲状腺内血流 | 检查时，嘱患者平静呼吸，并避免用探头挤压甲状腺。声像图上，正常腺体内的血流较少，呈散在点状分布，上、下极可见较大的动静脉，正常动脉收缩期峰值流速 20~40cm/s，舒张末期流速 10~15cm/s，RI 0.5~0.7 |
| | 甲状腺结节 | 观察结节的位置、数目、大小、边界、有无声晕、内部回声、纵横比、有无钙化、与被膜关系等特征。CDFI 观察结节内部及周边的血流状况，包括血流是否丰富、血管的走行及分布等，必要时测量并记录动脉的多普勒频谱参数包括收缩期峰值流速（PSV）、舒张末期流速（DV）、平均流速（MV）和阻力指数（RI）等 |

四、注意事项

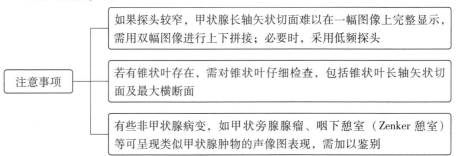

注意事项	如果探头较窄，甲状腺长轴矢状切面难以在一幅图像上完整显示，需用双幅图像进行上下拼接；必要时，采用低频探头
	若有锥状叶存在，需对锥状叶仔细检查，包括锥状叶长轴矢状切面及最大横断面
	有些非甲状腺病变，如甲状旁腺腺瘤、咽下憩室（Zenker 憩室）等可呈现类似甲状腺肿物的声像图表现，需加以鉴别

第四节　甲状旁腺

甲状旁腺位于甲状腺两侧叶的背面，通常有 4 个，分上下两对，为黄褐色圆形小体，有薄层结缔组织被膜，其位置变化很大。

一、适应证

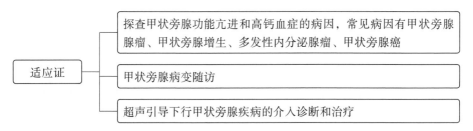

适应证	探查甲状旁腺功能亢进和高钙血症的病因，常见病因有甲状旁腺腺瘤、甲状旁腺增生、多发性内分泌腺瘤、甲状旁腺癌
	甲状旁腺病变随访
	超声引导下行甲状旁腺疾病的介入诊断和治疗

二、检查方法

【患者准备】

检查前患者无特殊准备。

【体位】

患者取仰卧位，颈后垫一小枕使头略向后仰，充分暴露颈部。

【仪器条件】

通常选用频率为 7.5~10.0MHz 的线阵探头，为提高图像分辨率也可用更高频率的探头。当正常位置未能发现甲状旁腺时，对肥胖、颈粗或患有结节性甲状腺肿者可适当降低探头，选用 3.5MHz 的扇形探头对患者锁骨后及胸骨后进行扫查，寻找有无异位甲状旁腺。

【扫查方法】

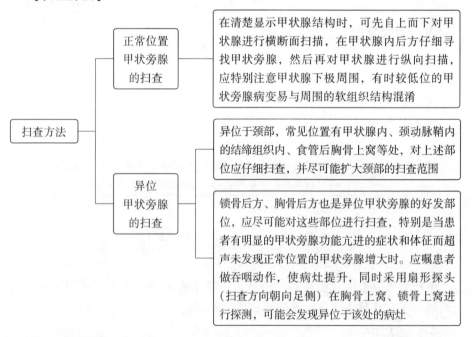

扫查方法	正常位置甲状旁腺的扫查	在清楚显示甲状腺结构时，可先自上而下对甲状腺进行横断面扫描，在甲状腺内后方仔细寻找甲状旁腺，然后再对甲状腺进行纵向扫描，应特别注意甲状腺下极周围，有时较低位的甲状旁腺病变易与周围的软组织结构混淆
	异位甲状旁腺的扫查	异位于颈部，常见位置有甲状腺内、颈动脉鞘内的结缔组织内、食管后胸骨上窝等处，对上述部位应仔细扫查，并尽可能扩大颈部的扫查范围
		锁骨后方、胸骨后方也是异位甲状旁腺的好发部位，应尽可能对这些部位进行扫查，特别是当患者有明显的甲状旁腺功能亢进的症状和体征而超声未发现正常位置的甲状旁腺增大时。应嘱患者做吞咽动作，使病灶提升，同时采用扇形探头（扫查方向朝向足侧）在胸骨上窝、锁骨上窝进行探测，可能会发现异位于该处的病灶

三、检查内容

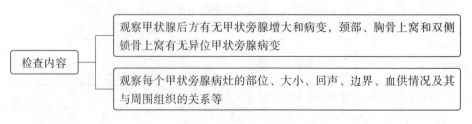

检查内容	观察甲状腺后方有无甲状旁腺增大和病变，颈部、胸骨上窝和双侧锁骨上窝有无异位甲状旁腺病变
	观察每个甲状旁腺病灶的部位、大小、回声、边界、血供情况及其与周围组织的关系等

四、注意事项

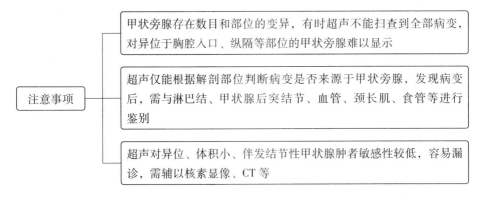

注意事项 —
- 甲状旁腺存在数目和部位的变异，有时超声不能扫查到全部病变，对异位于胸腔入口、纵隔等部位的甲状旁腺难以显示
- 超声仅能根据解剖部位判断病变是否来源于甲状旁腺，发现病变后，需与淋巴结、甲状腺后突结节、血管、颈长肌、食管等进行鉴别
- 超声对异位、体积小、伴发结节性甲状腺肿者敏感性较低，容易漏诊，需辅以核素显像、CT 等

第五节　乳　　腺

目前乳腺超声检查已作为临床上重要常规辅助检查方法之一，是鉴别乳腺良、恶性肿瘤及普查筛选诊断乳腺癌的首选方法。

一、适应证

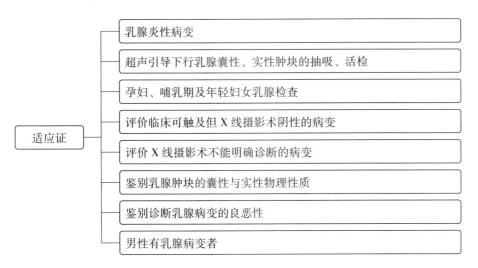

适应证 —
- 乳腺炎性病变
- 超声引导下行乳腺囊性、实性肿块的抽吸、活检
- 孕妇、哺乳期及年轻妇女乳腺检查
- 评价临床可触及但 X 线摄影术阴性的病变
- 评价 X 线摄影术不能明确诊断的病变
- 鉴别乳腺肿块的囊性与实性物理性质
- 鉴别诊断乳腺病变的良恶性
- 男性有乳腺病变者

二、检查方法

【患者准备】

检查前患者无特殊准备。

【体位】

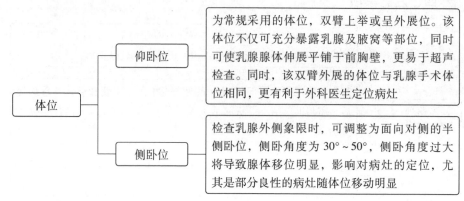

体位
- 仰卧位：为常规采用的体位，双臂上举或呈外展位。该体位不仅可充分暴露乳腺及腋窝等部位，同时可使乳腺腺体伸展平铺于前胸壁，更易于超声检查。同时，该双臂外展的体位与乳腺手术体位相同，更有利于外科医生定位病灶
- 侧卧位：检查乳腺外侧象限时，可调整为面向对侧的半侧卧位，侧卧角度为 30°~50°，侧卧角度过大将导致腺体移位明显，影响对病灶的定位，尤其是部分良性的病灶随体位移动明显

【仪器条件】

多选用 7.5~12MHz 的高频线阵探头，直接探查。目前临床已有更高频率的超声探头（如 15MHz）。一般来说，在满足一定深度超声穿透力的前提下，应尽可能采用最高的频率检查，以提高图像的分辨率。若肿块位置很表浅，需提高探头频率或使用水囊衬垫；而 5MHz 的探头对于深部较大的占位、硅胶充填物等显示较好。

【扫查方法】

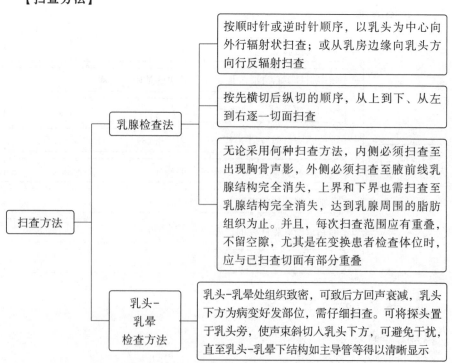

扫查方法
- 乳腺检查法
  - 按顺时针或逆时针顺序，以乳头为中心向外行辐射状扫查；或从乳房边缘向乳头方向行反辐射扫查
  - 按先横切后纵切的顺序，从上到下、从左到右逐一切面扫查
  - 无论采用何种扫查方法，内侧必须扫查至出现胸骨声影，外侧必须扫查至腋前线乳腺结构完全消失，上界和下界也需扫查至乳腺结构完全消失，达到乳腺周围的脂肪组织为止。并且，每次扫查范围应有重叠，不留空隙，尤其是在变换患者检查体位时，应与已扫查切面有部分重叠
- 乳头-乳晕检查方法：乳头-乳晕处组织致密，可致后方回声衰减，乳头下方为病变好发部位，需仔细扫查。可将探头置于乳头旁，使声束斜切入乳头下方，可避免干扰，直至乳头-乳晕下结构如主导管等得以清晰显示

续流程

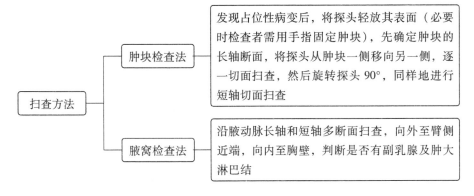

| | | 发现占位性病变后，将探头轻放其表面（必要时检查者需用手指固定肿块），先确定肿块的长轴断面，将探头从肿块一侧移向另一侧，逐一切面扫查，然后旋转探头 90°，同样地进行短轴切面扫查 |

扫查方法 ┬ 肿块检查法

腋窝检查法 —— 沿腋动脉长轴和短轴多断面扫查，向外至臂侧近端，向内至胸壁，判断是否有副乳腺及肿大淋巴结

三、检查内容

检查内容

- 双侧乳腺腺体最大厚度及回声，导管、小叶形态结构，导管是否扩张

- 乳腺腺体内是否有病变，如果是占位性病变，是单发还是多发，对于触诊或乳腺 X 线摄影发现有肿块的部位更应仔细扫查

- 如果在触诊或乳腺 X 线摄影发现有异常的部位超声检查没有发现占位性病变，需仔细检查此处腺体是否增厚，回声是否异常，组织弹性是否改变；必要时和对侧乳腺的相应部位对比，正常时双侧乳腺的对应部位腺体形态结构，包括彩色多普勒血流显像所显示的血流状况应相近。如有差异，应仔细甄别原因

- 每一占位性病变的二维声像图，如位置、大小、形状（圆形、椭圆形、不规则）、边界（清晰、模糊、小分叶、成角、毛刺）、纵横比、内部回声、后方回声（增强、不变、衰减）、是否有微小钙化灶等

- 每一占位性病变的动态参数，即肿块在探头不同压力下的弹性、可变性、移动性及与邻近组织的关系

- 每一占位性病变的血流情况即病灶周边及内部血管走行与分布，供血动脉的 PSV、PI、RI 等

- 乳腺病变周围组织改变，如皮肤是否增厚，乳房悬韧带走行、结构是否有改变，乳腺淋巴引流区域是否有肿大淋巴结等

四、注意事项

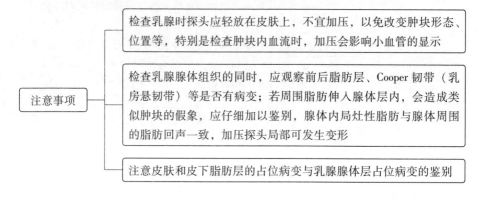

注意事项 ──
- 检查乳腺时探头应轻放在皮肤上，不宜加压，以免改变肿块形态、位置等，特别是检查肿块内血流时，加压会影响小血管的显示
- 检查乳腺腺体组织的同时，应观察前后脂肪层、Cooper 韧带（乳房悬韧带）等是否有病变；若周围脂肪伸入腺体层内，会造成类似肿块的假象，应仔细加以鉴别，腺体内局灶性脂肪与腺体周围的脂肪回声一致，加压探头局部可发生变形
- 注意皮肤和皮下脂肪层的占位病变与乳腺腺体层占位病变的鉴别

第六节　浅表淋巴结

正常人浅表淋巴结主要分布在头颈、腋窝和腹股沟，数目有 300~400 个。

一、适应证

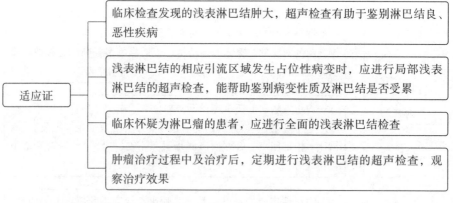

适应证 ──
- 临床检查发现的浅表淋巴结肿大，超声检查有助于鉴别淋巴结良、恶性疾病
- 浅表淋巴结的相应引流区域发生占位性病变时，应进行局部浅表淋巴结的超声检查，能帮助鉴别病变性质及淋巴结是否受累
- 临床怀疑为淋巴瘤的患者，应进行全面的浅表淋巴结检查
- 肿瘤治疗过程中及治疗后，定期进行浅表淋巴结的超声检查，观察治疗效果

二、检查方法

【患者准备】

检查前患者无需特殊准备。

【体位】

患者一般取仰卧位，颈后衬软垫，头后伸，充分暴露颈部。行腋窝淋巴结检查时，宜暴露腋窝，取双手上举抱头姿势。行腹股沟淋巴结检查时，宜充分暴露腹股沟及大腿内侧区域。

【仪器条件】

应选择 7.5MHz 以上高频率探头，选择仪器内预设的小器官条件。彩色多普勒超声检查时应适当降低标定的最大血流速度范围，提高增益，降低壁滤波。

【扫查方法】

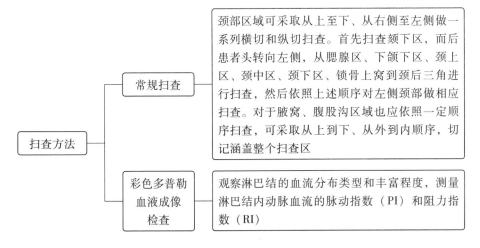

扫查方法

- 常规扫查：颈部区域可采取从上至下、从右侧至左侧做一系列横切和纵切扫查。首先扫查颏下区，而后患者头转向左侧，从腮腺区、下颌下区、颈上区、颈中区、颈下区、锁骨上窝到颈后三角进行扫查，然后依照上述顺序对左侧颈部做相应扫查。对于腋窝、腹股沟区域也应依照一定顺序扫查，可采取从上到下、从外到内顺序，切记涵盖整个扫查区

- 彩色多普勒血液成像检查：观察淋巴结的血流分布类型和丰富程度，测量淋巴结内动脉血流的脉动指数（PI）和阻力指数（RI）

三、检查内容

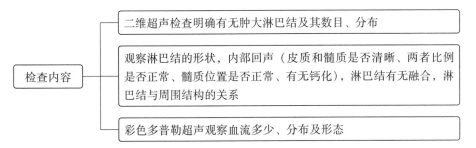

检查内容

- 二维超声检查明确有无肿大淋巴结及其数目、分布

- 观察淋巴结的形状，内部回声（皮质和髓质是否清晰、两者比例是否正常、髓质位置是否正常、有无钙化），淋巴结有无融合，淋巴结与周围结构的关系

- 彩色多普勒超声观察血流多少、分布及形态

四、注意事项

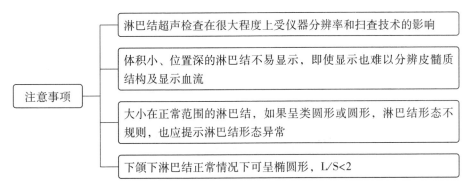

注意事项

- 淋巴结超声检查在很大程度上受仪器分辨率和扫查技术的影响

- 体积小、位置深的淋巴结不易显示，即使显示也难以分辨皮髓质结构及显示血流

- 大小在正常范围的淋巴结，如果呈类圆形或圆形，淋巴结形态不规则，也应提示淋巴结形态异常

- 下颌下淋巴结正常情况下可呈椭圆形，L/S<2

第七节　阴　囊

　　阴囊由中隔分为对称的左右两侧，分别容纳睾丸、附睾和末段精索。高频彩色多普勒超声能精确地显示阴囊、睾丸解剖结构及血流动力学改变，弥补了其他影像方法的不足，是阴囊睾丸疾病最有价值的诊断方法。依据彩色多普勒血流及频谱特征性改变能迅速确定睾丸缺血性疾病，对睾丸炎性改变、精索静脉曲张、睾丸囊肿、隐睾及睾丸肿瘤能做出准确诊断。

一、适应证

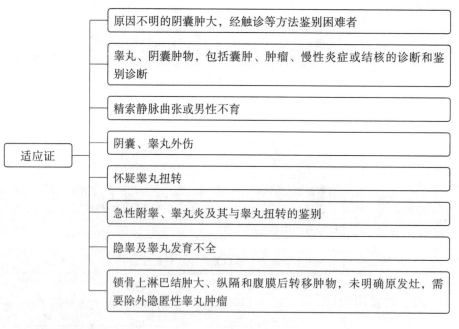

适应证

- 原因不明的阴囊肿大，经触诊等方法鉴别困难者
- 睾丸、阴囊肿物，包括囊肿、肿瘤、慢性炎症或结核的诊断和鉴别诊断
- 精索静脉曲张或男性不育
- 阴囊、睾丸外伤
- 怀疑睾丸扭转
- 急性附睾、睾丸炎及其与睾丸扭转的鉴别
- 隐睾及睾丸发育不全
- 锁骨上淋巴结肿大、纵隔和腹膜后转移肿物，未明确原发灶，需要除外隐匿性睾丸肿瘤

二、检查方法

【患者准备】

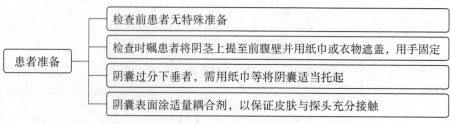

患者准备

- 检查前患者无特殊准备
- 检查时嘱患者将阴茎上提至前腹壁并用纸巾或衣物遮盖，用手固定
- 阴囊过分下垂者，需用纸巾等将阴囊适当托起
- 阴囊表面涂适量耦合剂，以保证皮肤与探头充分接触

【体位】

患者通常采用仰卧位，充分暴露下腹部和外阴部。检查精索静脉曲张时，宜补充采用直立体位。

【仪器条件】

采用高分辨力、高灵敏度的彩色多普勒超声诊断仪。一般采用大于或等于7MHz线阵探头或5~13MHz超宽频探头、变频探头。

【扫查方法】

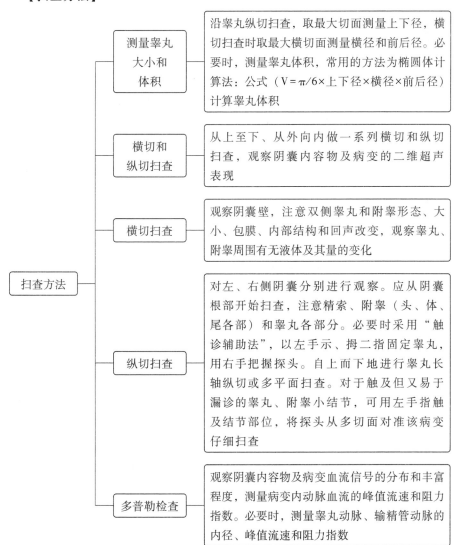

扫查方法	测量睾丸大小和体积	沿睾丸纵切扫查，取最大切面测量上下径，横切扫查时取最大横切面测量横径和前后径。必要时，测量睾丸体积，常用的方法为椭圆体计算法：公式（V＝π/6×上下径×横径×前后径）计算睾丸体积
	横切和纵切扫查	从上至下、从外向内做一系列横切和纵切扫查，观察阴囊内容物及病变的二维超声表现
	横切扫查	观察阴囊壁，注意双侧睾丸和附睾形态、大小、包膜、内部结构和回声改变，观察睾丸、附睾周围有无液体及其量的变化
	纵切扫查	对左、右侧阴囊分别进行观察。应从阴囊根部开始扫查，注意精索、附睾（头、体、尾各部）和睾丸各部分。必要时采用"触诊辅助法"，以左手示、拇二指固定睾丸，用右手把握探头。自上而下地进行睾丸长轴纵切或多平面扫查。对于触及但又易于漏诊的睾丸、附睾小结节，可用左手指触及结节部位，将探头从多切面对准该病变仔细扫查
	多普勒检查	观察阴囊内容物及病变血流信号的分布和丰富程度，测量病变内动脉血流的峰值流速和阻力指数。必要时，测量睾丸动脉、输精管动脉的内径、峰值流速和阻力指数

三、检查内容

```
         ┌─ 常规测量睾丸、附睾大小，必要时计算睾丸体积
         │
         ├─ 观察阴囊内容物组织结构的关系，从而对病变位置做出准确判断
         │
         │  观察睾丸、附睾回声水平和均匀性；观察病变的位置、数目、大
         │  小、形态、边界、内部回声、有无晕环、纵横比、钙化、与被膜
  检查内容─┤  关系等特征。异常回声水平分为无回声、极低回声、低回声、等
         │  回声（与睾丸实质回声相当）和高回声
         │
         │  观察睾丸、附睾血流信号的分布和丰富程度；观察病灶周边和内
         ├─ 部血流信号的分布特点；必要时，测量动脉收缩期血液速度
         │  （PSV）和阻力指数（RI）
         │
         └─ 必要时检查腹股沟淋巴结
```

四、注意事项

```
         ┌─ 检查时应为患者准备清洁的床单
         │
         │  注意保护患者隐私，检查时应关门拉帘、为患者留有足够的穿衣
         ├─ 时间；解释病情时耐心细致
  注意事项─┤
         ├─ 对于睾丸急症患者检查时提前告知患者检查有可能会有不适感
         │
         └─ 意识到有可能是睾丸扭转应尽快检查以明确诊断
```

第 三 章

心脏及大血管超声检查操作常规

心脏及大血管检查的基本部位有：①心前区：是指由内侧胸骨左缘（胸骨右缘——右位心）至外侧心脏左缘（右缘——右位心），上自左（右——右位心）锁骨下缘第2肋间，下至第5肋间心尖部。②心尖部：是指左侧（右侧）心尖搏动处。③剑下（肋下）区：从剑突下区由下向上观察心脏及大血管的各结构及相互关系。④胸骨上凹或锁骨上凹区：由上向下观察大血管、心房等心底部结构及相互关系。

第一节　心脏超声检查

随着超声技术的迅速发展，心脏及大血管超声检查在临床的应用显著增多，其在临床诊疗中的作用越来越重要。目前临床用于心脏及大血管检查的超声检查技术主要有常规经胸超声心动图、负荷超声心动图、经食管超声心动图、心腔内超声心动图、胎儿超声心动图、心脏声学造影和冠脉内超声等。

一、适应证

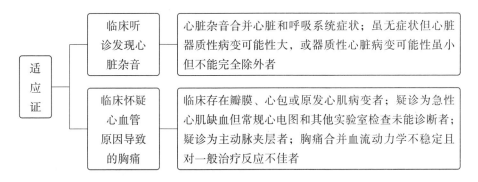

续流程

	心脏瓣膜病	评价心脏瓣膜形态结构和功能［狭窄和（或）关闭不全］改变程度以及相应血流动力学改变；瓣膜病介入治疗和外科手术的术前、术中和术后评估；瓣膜病的定期随访
	先天性心脏病	临床疑诊为先天性心脏病（简称先心病）；存在心脏杂音、发绀、缺氧等症状和体征，心电图或 X 线检查异常；先心病肺动脉高压的随访；先心病介入治疗的引导和疗效评估；先心病的术中超声监测；先心病术后定期随访
	缺血性心脏病	心肌缺血和（或）梗死部位和范围的评估；心肌梗死并发症（如室壁瘤、附壁血栓、室壁穿孔等）的诊断；心肌存活性评价；缺血性心脏病的治疗效果评价和预后评估；心功能评价和定期随访
适应证	心肌病变和心力衰竭	疑诊为心肌病或临床诊断为心衰的患者的左心室大小和功能状态评估；呼吸困难合并心脏病临床表现者；水肿伴中心静脉压增高并疑诊心脏病变为其基本原因，或水肿但中心静脉压不明又高度疑诊为心脏病变者；难以解释原因的，特别是发生在重症监护病房的低血压者；临床资料疑诊为肥厚型心肌病者；药物性心肌损害的心功能监测
	心包疾病	疑诊为心包疾病者（如心包积液、缩窄性心包炎、心包肿瘤等）；心包穿刺术的超声引导和监测
	心脏占位性病变	心脏肿瘤的定位以及血流动力学评估
	大血管疾病	主动脉夹层的诊断以及夹层修补术后随访；主动脉瘤、主动脉壁内血肿、主动脉破裂、马方（Marfan）综合征等导致的主动脉根部扩张的诊断
	肺及肺血管疾病	肺栓塞，疑诊为肺动脉高压，心源性或非心源性呼吸困难的鉴别诊断；肺动脉高压的随访和疗效评估；可疑肺源性心脏病（肺心病）的诊断

续流程

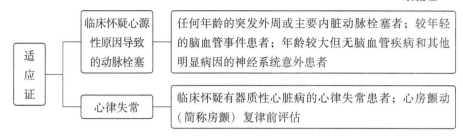

| 适应证 | 临床怀疑心源性原因导致的动脉栓塞 | 任何年龄的突发外周或主要内脏动脉栓塞者；较年轻的脑血管事件患者；年龄较大但无脑血管疾病和其他明显病因的神经系统意外患者 |
| 心律失常 | 临床怀疑有器质性心脏病的心律失常患者；心房颤动（简称房颤）复律前评估 |

二、检查方法

【患者准备】

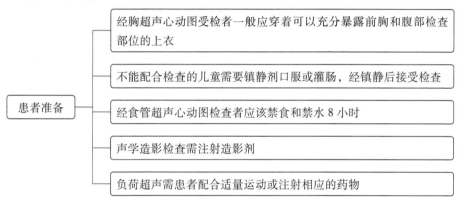

患者准备

- 经胸超声心动图受检者一般应穿着可以充分暴露前胸和腹部检查部位的上衣
- 不能配合检查的儿童需要镇静剂口服或灌肠，经镇静后接受检查
- 经食管超声心动图检查者应该禁食和禁水 8 小时
- 声学造影检查需注射造影剂
- 负荷超声需患者配合适量运动或注射相应的药物

【体位】

行超声心动图检查时，可依据探头放置部位的不同选择不同的检查体位，以增大透声窗，获得清晰图像。①探头置于胸骨旁、心尖区检查时，受检者通常取左侧卧位或仰卧位。②探头置于胸骨上窝检查时，受检者需取肩部垫高的仰卧位。③探头置于剑突下检查时，受检者膝关节蜷曲、并拢，使腹部放松。

【仪器条件】

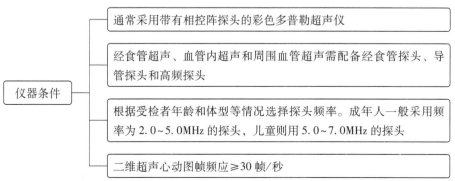

仪器条件

- 通常采用带有相控阵探头的彩色多普勒超声仪
- 经食管超声、血管内超声和周围血管超声需配备经食管探头、导管探头和高频探头
- 根据受检者年龄和体型等情况选择探头频率。成年人一般采用频率为 2.0~5.0MHz 的探头，儿童则用 5.0~7.0MHz 的探头
- 二维超声心动图帧频应≥30 帧/秒

续流程

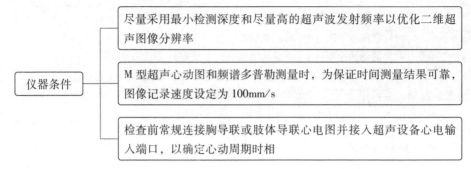

仪器条件
- 尽量采用最小检测深度和尽量高的超声波发射频率以优化二维超声图像分辨率
- M型超声心动图和频谱多普勒测量时，为保证时间测量结果可靠，图像记录速度设定为 100mm/s
- 检查前常规连接胸导联或肢体导联心电图并接入超声设备心电输入端口，以确定心动周期时相

【扫查方法】

1. 检测声窗　常规将探头置于 4 个主要部位显示心脏和大血管的基本切面：胸骨旁心前区（第 2 到第 4 肋间的胸骨左缘）、心尖区、剑下区及胸骨上窝。特殊情况探头应置于胸骨右缘检查，如右位心等。

2. 经胸超声操作常规步骤　无论先天性或后天性心脏病均应首选经胸超声检查，经胸超声基本方法的常规步骤如下。

用 M 型超声从心尖到心底水平完成心尖波群、心室波群、二尖瓣波群及心底波群的基本检查

↓

用二维超声在胸骨旁心前区显示左心室长轴、大动脉短轴、左心室短轴（在二尖瓣口水平、腱索水平、乳头肌和心尖水平）切面、右心室流入和流出道切面在心尖区显示心尖四腔心、心尖五腔心、左心两腔心，在剑突下区显示四腔心、五腔心，右室流出道长轴，上、下腔静脉长轴等切面，在胸骨上窝显示主动脉弓长轴和短轴切面

彩色血流显像显示心内和大血管血流，脉冲或连续多普勒测量各瓣口流速和压差，判定心血管分流和瓣膜反流，半定量分流和瓣膜反流的程度。视血流速度选用脉冲和连续多普勒测定瓣口、分流口、流出道异常血流的流速和压差，以及在适当条件下估测肺动脉压力

3. 特殊切面的检查

特殊切面的检查
- 右位心在胸骨右缘显示相应切面
- 升主动脉夹层动脉瘤还应在胸骨右缘显示升主动脉长轴切面

续流程

特殊切面
的检查

负荷超声需采用左心室长轴、左心室短轴、左心两腔心和心尖四腔心切面对照分析

血管内超声和周围血管超声除显示病变血管段外，还需显示病变远端参考段及近端参考段血管切面

对拟行介入性封堵治疗的间隔缺损除准确测量缺损的大小外，还应测量缺损与毗邻结构关系

三、检查内容

检查内容

确定心脏的位置以及心脏和内脏的位置关系

检测心脏和大血管形态结构和连续关系是否存在异常，主要观察内容：①心脏各房室腔大小、形态。②心室壁厚度、运动方向和运动幅度。③各瓣膜形态、结构、启闭情况。④心脏各结构相互连续关系以及空间毗邻位置关系。⑤大血管（主动脉、肺动脉、肺静脉和腔静脉等）和心脏的连续关系以及空间毗邻位置、大血管内径

检出异常回声，如心腔、大血管和心包内以及心脏周围是否存在异常回声

评价心脏和大血管存在的血流动力学异常。检测心腔和大血管内的血流方向、时相和速度；定量或半定量评价瓣膜狭窄或关闭不全程度；评价心内存在的异常分流和分流压差等

评价心脏收缩及舒张功能

四、注意事项

注意事项

严格遵守操作程序进行检查

认真查看申请单，了解病情，密切结合临床

适当调整患者的体位

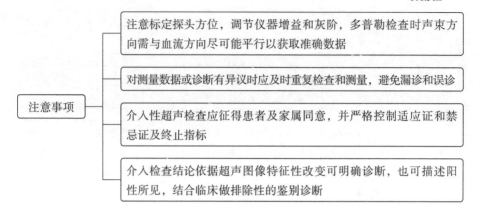

续流程

注意事项

注意标定探头方位，调节仪器增益和灰阶，多普勒检查时声束方向需与血流方向尽可能平行以获取准确数据

对测量数据或诊断有异议时应及时重复检查和测量，避免漏诊和误诊

介入性超声检查应征得患者及家属同意，并严格控制适应证和禁忌证及终止指标

介入检查结论依据超声图像特征性改变可明确诊断，也可描述阳性所见，结合临床做排除性的鉴别诊断

第二节　心脏功能测定

心脏的主要功能是在舒张期接受足够的静脉回流，并在收缩期将这些血液排入动脉系统以满足机体代谢的需要。因此，心脏功能测定应包括左、右心室收缩和舒张功能的测定。超声心动图可实时显示心脏的解剖结构、室壁活动度和血流信息，已经成为临床测量心脏功能的首选和常规方法，对于指导临床诊疗、评估疗效和预后有重要价值。

一、左心室功能测定

左心室功能测定包括收缩功能测定和舒张功能测定两个部分。

左心室收缩功能测定包括左心室整体收缩功能和左心室壁节段局部收缩功能评价两部分。评价左心室收缩功能常用的参数包括容积参数、左心室等容舒张期压力最大上升速率、主动脉血流动力学指标、左心室心肌应变和扭转参数和左心室收缩同步性评价等。目前临床常规应用的方法主要是容积参数测定，其中，左心室射血分数（LVEF）是临床最常用的左心室收缩功能指标。

心室舒张期包括心室主动舒缓抽吸的心室松弛期以及被动充盈的心室顺应期，其相应时相的舒张功能分别称为心室的松弛性和顺应性。松弛期是主动耗能过程，任何影响心肌能量代谢的病理过程均可影响心室的松弛功能；顺应期是心室在血流惯性和心房收缩压力作用下的被动充盈过程，当心室发生肥厚或纤维化等可能导致心肌僵硬度增加的病理改变时，必然影响到心肌的顺应性。

临床上舒张功能评价的金标准是有创性心导管检查，常用参数包括表示心肌松弛性的心室内压力下降速率和心室等容松弛时间常数、代表心室顺应性的容积/压力曲线。虽然目前超声心动图尚不能直接测定上述参数，但合理应用超声心动图检测方法仍然能够为临床左心室舒张功能评价提供有效参考。目前临床最常用的检测方法包括二尖瓣口舒张期血流检测、肺静脉血流频谱检测和二尖瓣环舒张期运动速度测定。

【适应证】

```
        ┌─ 既往有冠心病、高血压病、心肌病、心脏瓣膜病、先天性心脏病
        │  等病史，静息或劳累时出现心悸、呼吸困难、乏力等症状，查体
        │  发现心脏增大、第一心音减弱、心尖区第三或第四心音奔马律，
        │  X 线检查左心室扩大、肺淤血
        │
适应证 ──┤  既往有心脏病病史，静息或劳累时出现心悸、呼吸困难、乏力等
        │  症状，查体及 X 线检查发现肺淤血但无左心室扩大
        │
        └─ 心力衰竭药物、介入及手术治疗前指征和治疗后疗效的评价
```

【检查方法】

常规系列切面，重点观察胸骨旁左心室长轴切面、胸骨旁二尖瓣、乳头肌和心尖水平左心室短轴切面、心尖两腔心切面和四腔心切面。

【检查内容】

```
        ┌─ 用 M 型超声记录二尖瓣腱索水平室间隔和左心室后壁活动曲线，
        │  以 Teichholtz 公式测量左心室射血分数（LVEF）、左心室短轴缩短
        │  分数（LVFS），但在节段性室壁运动异常的患者中，M 型超声测
        │  量的准确性降低
        │
检查内容 ─┤  用二维超声以目测法观察胸骨旁二尖瓣、乳头肌和心尖三个水
        │  平的左心室短轴切面中的左心室室壁运动，以美国超声心动图
        │  学会规定的 16 节段记分法计算室壁运动记分指数。在心尖四
        │  腔心切面，以改良的单平面 Simpson 公式测量 LVEF，但对于
        │  严重节段性室壁运动异常的患者，在心尖两腔心切面和四腔心
        │  切面，应以改良的双平面 Simpson 公式测量 LVEF。心内膜回
        │  声边缘的描画宜采用手动法，有条件者应用组织谐波技术可改
        └─ 善心内膜回声的识别率
```

续流程

检查内容	用彩色多普勒观察左心房和左心室内有无二尖瓣和主动脉瓣反流束，以半定量法判断反流程度
	用频谱多普勒以脉冲波多普勒记录主动脉瓣环水平的收缩期血流频谱，以二维超声测量主动脉瓣环内径，计算主动脉血流量即左心室心搏量。以脉冲波多普勒记录舒张期二尖瓣血流频谱，测量左心室等容舒张时间、E 峰减速时间以及舒张早期 E 波与心房收缩期 A 峰最大流速的比值，记录右上肺静脉血流频谱，测量收缩期 S 波与舒张期 D 波最大流速的比值以及心房收缩期肺静脉反流速度，综合评价左心室舒张功能

【注意事项】

注意事项	M 型超声所测左心室容积参数只适合于心脏形态结构没有明显改变、同时不伴节段性室壁运动异常的患者
	当舒张功能进一步显著受损时，舒张晚期左心室顺应性严重减低、左心室舒张末压和左心房压显著增高时，导致二尖瓣口血流频谱呈"假性正常"
	对于左心室节段收缩功能的评价，目测法虽最为常用但主观误差较大
	对于左心室舒张功能的评价，超声技术的准确性尚不理想，须采用综合评价的方法

二、右心室功能测定

与左心室相比，右心室具有室壁薄、收缩力弱、后负荷小、顺应性较大等特点，正确地评价右心室收缩功能对于了解心脏的生理、病理生理变化有着重要的意义。

【适应证】

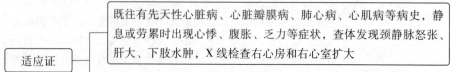

适应证	既往有先天性心脏病、心脏瓣膜病、肺心病、心肌病等病史，静息或劳累时出现心悸、腹胀、乏力等症状，查体发现颈静脉怒张、肝大、下肢水肿，X 线检查右心房和右心室扩大
	心力衰竭药物、介入及手术治疗前指征和治疗后疗效的评价

【检查方法】

常规系列切面，重点观察胸骨旁大动脉短轴切面、心尖四腔心切面、心尖五腔心切面和胸骨旁右心室流入道长轴切面。

【检查内容】

检查内容

> 用 M 型超声记录右心室前壁和室间隔活动曲线，测量右心室内径、右心室前壁厚度和活动度

> 用二维超声在心尖四腔心切面以改良的单平面 Simpson 公式测量右心室射血分数（RVEF），但准确性较低，在心尖四腔心切面和胸骨旁右心室流入道长轴切面，以改良的双平面 Simpson 公式测量 RVEF 可提高准确性。心内膜回声边缘的描画宜采用手动法，有条件者应用组织谐波技术可改善心内膜回声的识别率。在剑突下下腔静脉长轴切面，测量下腔静脉内径在呼吸周期中的变化率，估测右心房压和右心室舒张末压

> 用彩色多普勒观察右心房和右心室内有无三尖瓣和肺动脉瓣反流束，以半定量法判断反流程度

> 用频谱多普勒以脉冲波多普勒记录肺动脉瓣环水平的收缩期血流频谱，以二维超声测量肺动脉瓣环内径，计算肺动脉血流量即右心室心搏量。以脉冲波多普勒记录舒张期三尖瓣血流频谱，测量右心室等容舒张时间、E 峰减速时间以及舒张早期 E 峰与心房收缩期 A 峰最大流速的比值，综合评价右心室舒张功能

【注意事项】

注意事项

> 由于右心室形态的不规则性，二维超声测量 RVEF 的准确性低于 LVEF。对于右心室泵功能的评价，多普勒超声技术测量的肺动脉血流量有较高的准确性。对于右心室舒张功能的评价，超声技术的准确性尚不理想，须采用综合评价的方法。超声心动图测量的右心室功能指标，可为病情监测、治疗选择和疗效随访提供参考依据

> 右心室功能检查尚未列入超声常规检查范围，其结果仅供参考

第三节　心脏瓣膜病

　　心脏瓣膜病是由于炎症、缺血性坏死、创伤、黏液样变性、退行性改变等原因造成的单个或者多个瓣膜结构、功能异常。后天获得性心脏瓣膜病以风湿性心脏病为主，最常受累的是二尖瓣，其次是主动脉瓣，三尖瓣较少受累，肺动脉瓣几乎不受累。超声心动图检查是心脏瓣膜病最重要的临床诊断和评价方法，可以对心脏瓣膜的结构和功能进行实时准确的评估。

一、二尖瓣狭窄

【适应证】

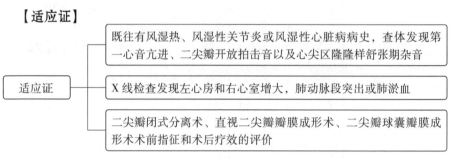

	既往有风湿热、风湿性关节炎或风湿性心脏病病史，查体发现第一心音亢进、二尖瓣开放拍击音以及心尖区隆隆样舒张期杂音
适应证	X线检查发现左心房和右心室增大，肺动脉段突出或肺淤血
	二尖瓣闭式分离术、直视二尖瓣瓣膜成形术、二尖瓣球囊瓣膜成形术术前指征和术后疗效的评价

【检查方法】

　　常规系列切面，重点观察胸骨旁和心尖左心室长轴切面、胸骨旁二尖瓣水平左心室短轴切面、心尖四腔心切面和心尖五腔心切面。

【检查内容】

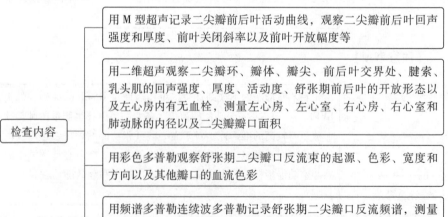

	用M型超声记录二尖瓣前后叶活动曲线，观察二尖瓣前后叶回声强度和厚度、前叶关闭斜率以及前叶开放幅度等
	用二维超声观察二尖瓣环、瓣体、瓣尖、前后叶交界处、腱索、乳头肌的回声强度、厚度、活动度、舒张期前后叶的开放形态以及左心房内有无血栓，测量左心房、左心室、右心房、右心室和肺动脉的内径以及二尖瓣瓣口面积
检查内容	用彩色多普勒观察舒张期二尖瓣口反流束的起源、色彩、宽度和方向以及其他瓣口的血流色彩
	用频谱多普勒连续波多普勒记录舒张期二尖瓣口反流频谱，测量最大和平均跨瓣压差，以压差减半时间法估测二尖瓣瓣口面积。以连续波多普勒记录收缩期三尖瓣反流频谱，测量最大跨瓣压差并估测肺动脉收缩压

【注意事项】

注意事项	超声心动图检查可明确有无二尖瓣狭窄、左心房血栓和其他瓣膜病变，对二尖瓣狭窄的程度可做出定量判断，有助于手术方式的选择和疗效的评价
	经胸超声心动图对判断左心耳血栓有一定局限性，在拟行二尖瓣闭式分离术和二尖瓣球囊瓣膜成形术的患者，需进行（或建议到有条件的医院进行）经食管超声心动图检查以明确诊断，排除左心耳血栓

二、二尖瓣关闭不全

【适应证】

适应证	既往有风湿热、风湿性关节炎或风湿性心脏病病史，查体发现第一心音减弱，心尖区吹风样全收缩期杂音
	X 线检查发现左心房和左心室增大，左心室搏动增强
	二尖瓣人工瓣膜置换术前指征的评价

【检查方法】

常规系列切面，重点观察胸骨旁和心尖左心室长轴切面、心尖四腔心切面和心尖五腔心切面。

【检查内容】

检查内容	用 M 型超声记录二尖瓣前后叶活动曲线，观察二尖瓣前后叶回声强度和厚度以及收缩期 CD 段形态等
	用二维超声观察二尖瓣环、瓣体和瓣尖的回声强度、厚度、活动度，收缩期前后叶闭合线有无缝隙，测量左心房、左心室、右心房、右心室和肺动脉的内径以及左心室射血分数
	用彩色多普勒观察收缩期二尖瓣口反流束的起源、色彩、方向和分布，测量二尖瓣反流束最大面积与左心房最大面积的比值，估测反流程度
	用频谱多普勒连续波多普勒记录收缩期二尖瓣反流频谱，测量最大反流压差，以肱动脉收缩压减去二尖瓣最大反流压差估测左心房压和左心室舒张末压

【注意事项】

超声心动图检查可明确有无二尖瓣反流和合并的瓣膜病变，对二尖瓣反流程度和左心室收缩功能可做出半定量判断，有助于手术指征的选择。

三、二尖瓣脱垂

【适应证】

适应证
- 感染性心内膜炎、胸部钝性外伤、急性心肌梗死病史，心尖区突然闻及全收缩期杂音 3~4 级，杂音向左腋下传导或向心底传导
- 青年女性无心脏病史，无冠心病、结缔组织疾病、肥厚型心肌病、先天性心脏病及大量心包积液等病理状态，心尖区发现收缩中晚期喀喇音及收缩晚期杂音
- X 线心脏大小正常，肺野为急性肺水肿的表现
- 马方综合征，常染色体显性遗传家族史

【检查方法】

检查方法
- 首先进行经胸二维超声心动图检查。腱索断裂可发生于腱索三级结构中的任何部位，二尖瓣脱垂的病因较多，脱垂的部位不同，因此应进行多个切面的扫查，包括左心长轴切面、心尖二腔心切面、心尖四腔心切面、二尖瓣及腱索水平短轴切面，观察二尖瓣及腱索的结构及功能改变。马方综合征患者应扫查胸骨上窝主动脉弓长轴切面
- 在二维超声的基础上行彩色多普勒检查，显示二尖瓣反流。将探头置于心尖部，取心尖二腔心切面和四腔心切面，对于左心房、左心室明显扩大患者，选择胸骨旁左心长轴切面或胸骨旁四腔心切面显示二尖瓣反流束更为清晰。在上述切面，改变探头的位置和角度从多个切面和不同的角度连续扫查，以显示最大的异常反流束。利用彩色多普勒 M 型显示，观察反流束的时相变化
- 频谱多普勒超声检查。取心尖二腔心切面或心尖四腔心切面，根据彩色多普勒血流显像二尖瓣五彩反流束的方向，应用连续波多普勒测量二尖瓣反流的最大速度

【检查内容】

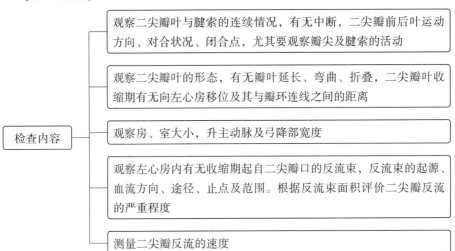

检查内容 ──

- 观察二尖瓣叶与腱索的连续情况，有无中断，二尖瓣前后叶运动方向、对合状况、闭合点，尤其要观察瓣尖及腱索的活动
- 观察二尖瓣叶的形态，有无瓣叶延长、弯曲、折叠，二尖瓣叶收缩期有无向左心房移位及其与瓣环连线之间的距离
- 观察房、室大小，升主动脉及弓降部宽度
- 观察左心房内有无收缩期起自二尖瓣口的反流束，反流束的起源、血流方向、途径、止点及范围。根据反流束面积评价二尖瓣反流的严重程度
- 测量二尖瓣反流的速度

【注意事项】

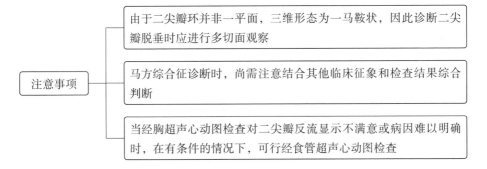

注意事项 ──

- 由于二尖瓣环并非一平面，三维形态为一马鞍状，因此诊断二尖瓣脱垂时应进行多切面观察
- 马方综合征诊断时，尚需注意结合其他临床征象和检查结果综合判断
- 当经胸超声心动图检查对二尖瓣反流显示不满意或病因难以明确时，在有条件的情况下，可行经食管超声心动图检查

四、主动脉瓣狭窄

【适应证】

适应证 ──

- 既往有风湿热、风湿性关节炎或风湿性心脏病病史，查体发现主动脉瓣区粗糙的收缩期杂音，向颈部和心尖区传导
- X线检查发现升主动脉扩张，可有主动脉瓣钙化
- 主动脉瓣人工瓣膜置换术前指征的评价

【检查方法】

常规系列切面，重点观察胸骨旁左心室长轴切面、胸骨旁大动脉短轴切

面和心尖五腔心切面。

【检查内容】

检查内容

用 M 型超声记录主动脉瓣叶活动曲线，观察右冠状动脉瓣与无冠状动脉瓣叶的回声强度、厚度、活动度和收缩期开放幅度等

用二维超声观察主动脉瓣瓣环、瓣体和瓣尖的回声强度、厚度和活动度以及收缩期 3 个瓣叶的最大开放间距，图像清晰者，可测量主动脉瓣瓣口面积。测量升主动脉、左心房、左心室、右心房和右心室的内径、室间隔和左心室后壁的厚度以及左心室射血分数

用彩色多普勒观察收缩期主动脉瓣瓣口射流束的起源、色彩、宽度和方向

用频谱多普勒连续波多普勒记录收缩期主动脉瓣口射流频谱，测量最大和平均跨瓣压差，对于左心室收缩功能减退的患者以连续性方程法估测主动脉瓣瓣口面积。以脉冲波多普勒记录舒张期二尖瓣血流频谱，测量舒张早期 E 波与心房收缩期 A 波最大流速的比值

【注意事项】

超声心动图检查可明确有无主动脉瓣反流和合并的瓣膜病变，对主动脉瓣反流程度和左心室收缩功能可做出定量判断，有助于手术指征的选择。

五、主动脉瓣关闭不全

【检查方法】

主要选用胸骨旁左室长轴观或心尖二腔观、心底短轴观和心尖五腔观，可从不同角度观察主动脉瓣结构及反流。M 型超声心动图主要检查心底波群、二尖瓣波群和心室波群。彩色多普勒检查应注意左室流出道有无舒张期主动脉瓣反流信号，并观察其方向和范围。连续波多普勒检查应选用心尖五腔观，尽量减少取样线与反流束的夹角以获取满意的血流频谱曲线，脉冲多普勒检查应将取样容积置于主动脉瓣下左室流出道，探测反流信号并进行多点探测以标测反流信号的范围。

【检查内容】

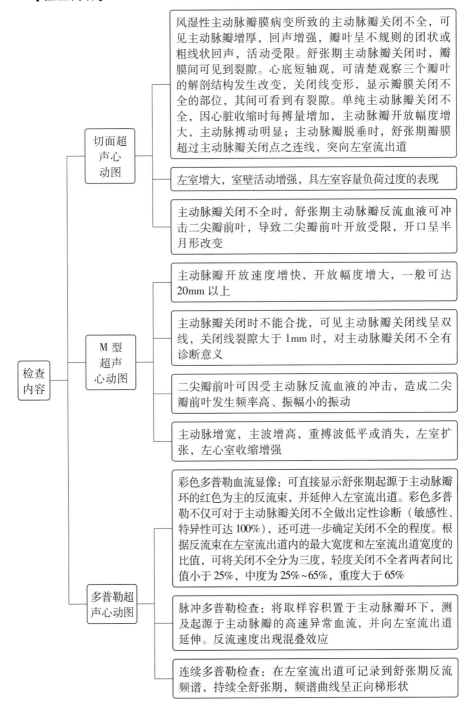

检查内容

切面超声心动图
- 风湿性主动脉瓣膜病变所致的主动脉瓣关闭不全，可见主动脉瓣增厚，回声增强，瓣叶呈不规则的团状或粗线状回声，活动受限。舒张期主动脉瓣关闭时，瓣膜间可见到裂隙。心底短轴观，可清楚观察三个瓣叶的解剖结构发生改变，关闭线变形，显示瓣膜关闭不全的部位，其间可看到有裂隙。单纯主动脉瓣关闭不全，因心脏收缩时每搏量增加，主动脉瓣开放幅度增大，主动脉搏动明显；主动脉瓣脱垂时，舒张期瓣膜超过主动脉瓣关闭点之连线，突向左室流出道
- 左室增大，室壁活动增强，具左室容量负荷过度的表现
- 主动脉瓣关闭不全时，舒张期主动脉瓣反流血液可冲击二尖瓣前叶，导致二尖瓣前叶开放受限，开口呈半月形改变

M型超声心动图
- 主动脉瓣开放速度增快，开放幅度增大，一般可达20mm以上
- 主动脉瓣关闭时不能合拢，可见主动脉瓣关闭线呈双线，关闭线裂隙大于1mm时，对主动脉瓣关闭不全有诊断意义
- 二尖瓣前叶可因受主动脉反流血液的冲击，造成二尖瓣前叶发生频率高、振幅小的振动
- 主动脉增宽，主波增高，重搏波低平或消失，左室扩张，左心室收缩增强

多普勒超声心动图
- 彩色多普勒血流显像：可直接显示舒张期起源于主动脉瓣环的红色为主的反流束，并延伸入左室流出道。彩色多普勒不仅可对于主动脉瓣关闭不全做出定性诊断（敏感性、特异性可达100%），还可进一步确定关闭不全的程度。根据反流束在左室流出道内的最大宽度和左室流出道宽度的比值，可将关闭不全分为三度，轻度关闭不全者两者间比值小于25%，中度为25%~65%，重度大于65%
- 脉冲多普勒检查：将取样容积置于主动脉瓣环下，测及起源于主动脉瓣的高速异常血流，并向左室流出道延伸。反流速度出现混叠效应
- 连续多普勒检查：在左室流出道可记录到舒张期反流频谱，持续全舒张期，频谱曲线呈正向梯形状

【注意事项】

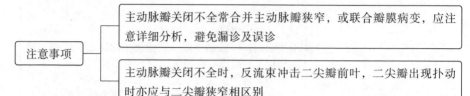

注意事项 —— 主动脉瓣关闭不全常合并主动脉瓣狭窄，或联合瓣膜病变，应注意详细分析，避免漏诊及误诊

主动脉瓣关闭不全时，反流束冲击二尖瓣前叶，二尖瓣出现扑动时亦应与二尖瓣狭窄相区别

六、主动脉瓣反流

【适应证】

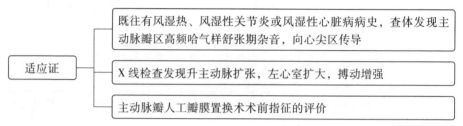

适应证 —— 既往有风湿热、风湿性关节炎或风湿性心脏病病史，查体发现主动脉瓣区高频哈气样舒张期杂音，向心尖区传导

X 线检查发现升主动脉扩张，左心室扩大，搏动增强

主动脉瓣人工瓣膜置换术术前指征的评价

【检查方法】

常规系列切面，重点观察胸骨旁和心尖左心室长轴切面、胸骨旁大动脉短轴切面和心尖五腔心切面。

【检查内容】

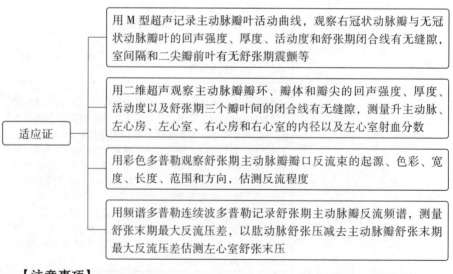

适应证 —— 用 M 型超声记录主动脉瓣叶活动曲线，观察右冠状动脉瓣与无冠状动脉瓣叶的回声强度、厚度、活动度和舒张期闭合线有无缝隙，室间隔和二尖瓣前叶有无舒张期震颤等

用二维超声观察主动脉瓣瓣环、瓣体和瓣尖的回声强度、厚度、活动度以及舒张期三个瓣叶间的闭合线有无缝隙，测量升主动脉、左心房、左心室、右心房和右心室的内径以及左心室射血分数

用彩色多普勒观察舒张期主动脉瓣瓣口反流束的起源、色彩、宽度、长度、范围和方向，估测反流程度

用频谱多普勒连续波多普勒记录舒张期主动脉瓣反流频谱，测量舒张末期最大反流压差，以肱动脉舒张压减去主动脉瓣舒张末期最大反流压差估测左心室舒张末压

【注意事项】

超声心动图检查可明确有无主动脉瓣反流和合并的瓣膜病变，对主动脉瓣反流程度和左心室收缩功能可做出定量判断，有助于手术指征的选择。

七、主动脉瓣脱垂

【适应证】

适应证

- 先天性主动脉瓣畸形、主动脉瓣黏液性变、高位室间隔缺损、主动脉瓣退行性变以及结缔组织疾病患者，主动脉瓣区出现舒张期杂音
- 马方综合征，胸骨左缘主动脉瓣听诊区发现舒张期哈气样杂音
- 感染性心内膜炎，主动脉瓣区突然出现新的舒张期杂音或杂音性质改变

【检查方法】

检查方法

- 行经胸二维超声心动图检查。将探头置于胸骨旁第二肋间，取胸骨旁左心长轴切面或心底短轴切面，在心尖部位，取心尖左心长轴切面、心尖五腔心切面，观察左心室流出道、主动脉瓣环和瓣叶、主动脉窦和升主动脉的形态及功能。胸骨上窝主动脉弓长轴切面显示主动脉、主动脉弓及降主动脉近端的图像
- 在二维超声检查的上述切面行彩色多普勒超声检查，从不同切面及角度观察主动脉瓣反流
- 行频谱多普勒超声检查。根据彩色多普勒主动脉瓣反流束的方向，应用连续波多普勒超声技术，测量主动脉瓣反流的最大速度

【检查内容】

检查内容

- 观察主动脉瓣叶的数目、长度、松弛性，瓣叶厚度、回声强度，是否有赘生物
- 舒张期主动脉瓣关闭点的部位及对合情况，主动脉瓣三个瓣叶于舒张期有无超过主动脉瓣环水平脱向左心室流出道
- 左侧心腔大小，尤其左心室，升主动脉根部和瓣环扩张情况
- 左心室收缩功能指标射血分数
- 彩色多普勒超声观察左心室流出道是否存在舒张期起自主动脉瓣的反流束，观察反流束的起源、宽度、长度、方向和分布，判断反流的严重程度
- 连续波多普勒测定反流速度

【注意事项】

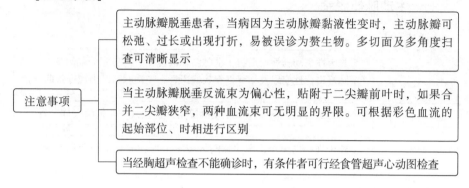

注意事项 —

- 主动脉瓣脱垂患者，当病因为主动脉瓣黏液性变时，主动脉瓣可松弛、过长或出现打折，易被误诊为赘生物。多切面及多角度扫查可清晰显示

- 当主动脉瓣脱垂反流束为偏心性，贴附于二尖瓣前叶时，如果合并二尖瓣狭窄，两种血流束可无明显的界限。可根据彩色血流的起始部位、时相进行区别

- 当经胸超声检查不能确诊时，有条件者可行经食管超声心动图检查

八、三尖瓣关闭不全

【适应证】

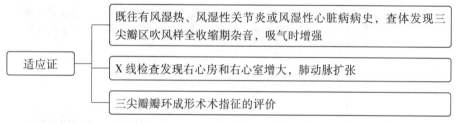

适应证 —

- 既往有风湿热、风湿性关节炎或风湿性心脏病病史，查体发现三尖瓣区吹风样全收缩期杂音，吸气时增强

- X 线检查发现右心房和右心室增大，肺动脉扩张

- 三尖瓣瓣环成形术术指征的评价

【检查方法】

常规系列切面，重点观察心尖四腔心切面和心尖五腔心切面以及胸骨旁右心室流入道长轴切面。

【检查内容】

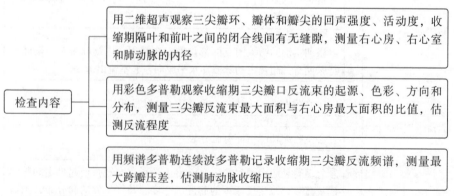

检查内容 —

- 用二维超声观察三尖瓣环、瓣体和瓣尖的回声强度、活动度，收缩期隔叶和前叶之间的闭合线间有无缝隙，测量右心房、右心室和肺动脉的内径

- 用彩色多普勒观察收缩期三尖瓣口反流束的起源、色彩、方向和分布，测量三尖瓣反流束最大面积与右心房最大面积的比值，估测反流程度

- 用频谱多普勒连续波多普勒记录收缩期三尖瓣反流频谱，测量最大跨瓣压差，估测肺动脉收缩压

【注意事项】

在大多数风湿性心脏瓣膜病患者中，三尖瓣反流是继发于二尖瓣病变和右心室扩大的功能性反流，超声心动图检查可明确有无三尖瓣反流，对三尖瓣反

流程度和肺动脉收缩压可做出估测，有助于病情的判断和手术指征的选择。

九、肺动脉瓣狭窄

【检查方法】

主要检查心底短轴观，将探头置于胸骨左缘第二三肋间，顺时针旋转探头，使超声束扫查与左室长轴观相垂直，以清晰显示右室流出道、肺动脉瓣、肺动脉及左右肺动脉的解剖结构及功能。利用彩色多普勒显示肺动脉瓣口的异常射流束的起源、途径或分布，脉冲多普勒检查可将取样容积置于右室流出道内并逐渐移向肺动脉瓣。主肺动脉或左右肺动脉内检查射流信号。应用连续多普勒测量最大速度及压差。对于儿童也可取剑突下右室流出道长轴观，可获得较胸骨旁观更理想的多普勒血流信号。

【检查内容】

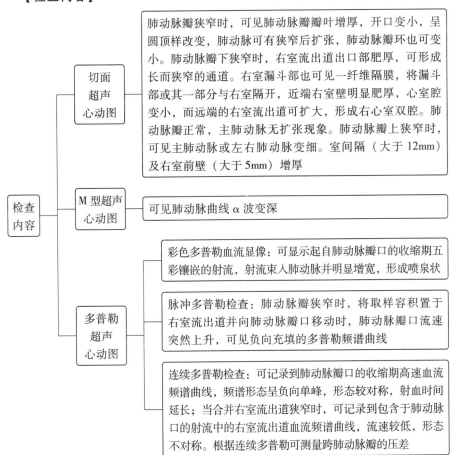

【注意事项】

主要和肺动脉高压所致的心肌肥厚相鉴别。

十、肺动脉瓣关闭不全

【检查方法】

肺动脉瓣关闭不全时，首先应检查心底短轴观，观察肺动脉有无增宽，多普勒检查肺动脉瓣有无反流信号，检测反流起源、大小和形态，测量反流速度，评价反流程度。另外可检查四腔观或左室长轴观，观察右室形态及大小。M型超声心动图检查时要注意三尖瓣舒张期扑动是否存在。

【检查内容】

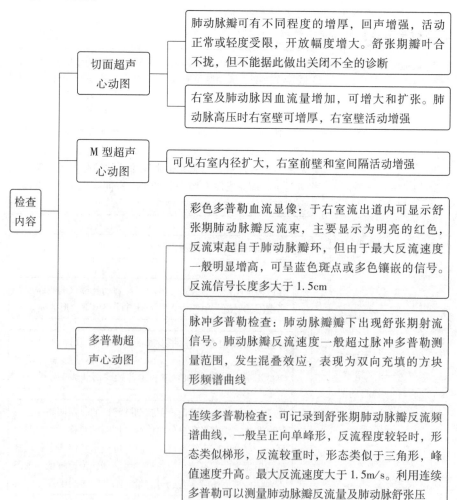

检查内容

切面超声心动图

肺动脉瓣可有不同程度的增厚，回声增强，活动正常或轻度受限，开放幅度增大。舒张期瓣叶合不拢，但不能据此做出关闭不全的诊断

右室及肺动脉因血流量增加，可增大和扩张。肺动脉高压时右室壁可增厚，右室壁活动增强

M型超声心动图

可见右室内径扩大，右室前壁和室间隔活动增强

多普勒超声心动图

彩色多普勒血流显像：于右室流出道内可显示舒张期肺动脉瓣反流束，主要显示为明亮的红色，反流束起自于肺动脉瓣环，但由于最大反流速度一般明显增高，可呈蓝色斑点或多色镶嵌的信号。反流信号长度多大于1.5cm

脉冲多普勒检查：肺动脉瓣瓣下出现舒张期射流信号。肺动脉瓣反流速度一般超过脉冲多普勒测量范围，发生混叠效应，表现为双向充填的方块形频谱曲线

连续多普勒检查：可记录到舒张期肺动脉瓣反流频谱曲线，一般呈正向单峰形，反流程度较轻时，形态类似梯形，反流较重时，形态类似于三角形，峰值速度升高。最大反流速度大于1.5m/s。利用连续多普勒可以测量肺动脉瓣反流量及肺动脉舒张压

【注意事项】

主要需和有心室增大的疾病相鉴别，如肺动脉高压患者右室可以增大，但肺动脉反流不明显，且室壁增厚。

十一、感染性心内膜炎

【适应证】

适应证 —
- 器质性心脏病患者，原因不明的发热，出现新的杂音或杂音性质的变化
- 心脏手术后患者，出现原因不明的发热或新的杂音或难治性心力衰竭
- 拔牙、扁桃体摘除、支气管镜检查、气管插管、泌尿道操作等手术后，出现败血症表现，心脏出现新的杂音
- 滥用静脉麻醉药品，不明原因发热者

【检查方法】

检查方法 —
- 首先进行二维超声心动图检查、常规心脏系列切面扫查，包括左心室长轴切面、心尖四腔心切面、二尖瓣短轴切面、心底短轴切面、心尖五腔心切面、右心室流入道切面。重点观察各瓣膜区及瓣环周围的结构，有无赘生物，注意主动脉壁及心内膜面上的异常团块状回声
- 在二维超声检查基础上应用彩色多普勒超声显示各瓣膜区、心腔及大血管内有无异常血流
- 应用脉冲波多普勒和连续波多普勒测量异常血流的压差、瓣口面积等

【检查内容】

检查内容 —
- 观察心脏各瓣膜、心腔及血管壁内膜面上有无异常回声团块，赘生物的部位、大小、形态及回声强度
- 赘生物与邻近组织的关系及活动度

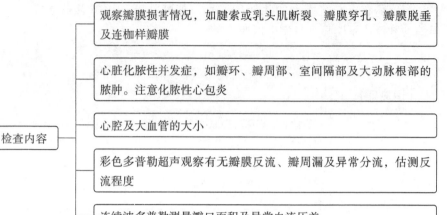

续流程

检查内容	观察瓣膜损害情况，如腱索或乳头肌断裂、瓣膜穿孔、瓣膜脱垂及连枷样瓣膜
	心脏化脓性并发症，如瓣环、瓣周部、室间隔部及大动脉根部的脓肿。注意化脓性心包炎
	心腔及大血管的大小
	彩色多普勒超声观察有无瓣膜反流、瓣周漏及异常分流，估测反流程度
	连续波多普勒测量瓣口面积及异常血流压差
	诊断原有的器质性心脏病和大血管病

【注意事项】

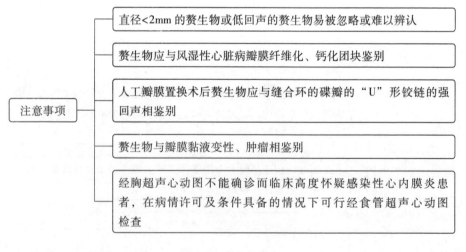

注意事项	直径<2mm 的赘生物或低回声的赘生物易被忽略或难以辨认
	赘生物应与风湿性心脏病瓣膜纤维化、钙化团块鉴别
	人工瓣膜置换术后赘生物应与缝合环的碟瓣的"U"形铰链的强回声相鉴别
	赘生物与瓣膜黏液变性、肿瘤相鉴别
	经胸超声心动图不能确诊而临床高度怀疑感染性心内膜炎患者，在病情许可及条件具备的情况下可行经食管超声心动图检查

十二、心脏人工瓣

【适应证】

| 适应证 | 人造瓣膜置换术术后患者出现心悸、气短、呼吸困难、持续发热等 |
| | 人造瓣膜置换术术后的定期检查 |

【检查方法】

检查方法 ── 经胸超声心动图观察：二尖瓣位人造瓣膜主要采用心尖四腔心切面，辅以胸骨旁四腔心切面及胸骨旁左心室长轴切面；主动脉瓣位人造瓣膜采用心尖五腔心切面及胸骨旁左心室长轴切面；三尖瓣位人造瓣膜采用心尖四腔心切面及大血管短轴切面；肺动脉瓣位人造瓣膜采用大血管短轴切面

应用二维超声心动图观察人造瓣膜支架、瓣叶及其周围组织回声，瓣叶启闭运动。应用 M 型超声心动图观察瓣叶运动幅度。应用彩色多普勒血流图观察人造瓣膜瓣上、瓣下血流情况及支架与瓣周有无血流通过。应用频谱多普勒测量人造瓣膜血流速度等

【检查内容】

检查内容

二维超声
- 观察人造瓣膜支架与瓣叶上有无异常回声附着，异常回声是否运动。通常人造瓣膜血栓回声无运动，而感染性心内膜炎赘生物运动较大
- 观察人造瓣膜瓣叶启闭运动是否自如，开放是否正常
- 观察生物瓣叶有无增厚、回声增强及脱垂等
- 观察支架之强回声与周边瓣环组织之间有无间隙

M 型超声
- M 型超声心动图取样线通过人造瓣膜瓣叶处扫查观察瓣叶运动幅度
- M 型超声心动图于支架处扫查观察有无支架运动过度或减低

彩色多普勒
- 心尖四腔心切面观察二尖瓣位人造瓣膜下方血流束有无明显变窄及五彩镶嵌，以判断是否存在狭窄
- 心尖五腔心切面观察主动脉瓣位人造瓣膜下方有无五彩镶嵌血流束反流入左心室
- 胸骨旁左心室长轴切面观察二尖瓣位人造瓣膜置换术后，左心房内有无五彩镶嵌反流束及主动脉瓣位人造瓣膜置换术后主动脉内有无收缩期五彩镶嵌射流（采用此切面观察主要目的为避开人造瓣膜的影响，但由于此切面多普勒声束与射流角度较大，仅适用于较明显湍流的观察）
- 观察人造瓣膜支架与周围瓣环组织之间有无反流束通过及进入相应心腔

续流程

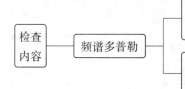

| 检查内容 | 频谱多普勒 | 心尖四腔心切面脉冲多普勒取样容积置于人造瓣膜下方，观察血液流束的频谱，测量流速及压力阶差 |
| | | 心尖五腔心切面连续多普勒取样线通过主动脉瓣位人造瓣膜记录频谱，测量流速及压力阶差 |

【注意事项】

注意事项	由于人造瓣膜的金属支架、金属或碳质瓣叶对超声的反射和吸收，影响了瓣膜远场的组织结构和多普勒血流成像。但从人造瓣膜近场可以观察支架及瓣叶光滑与否，并可根据启闭运动状况间接判断瓣膜功能
	对人造瓣膜近场侧较大血栓及赘生物可以结合临床体征做出初步诊断，但较小者诊断有一定困难
	彩色多普勒对瓣周漏的诊断具有明确的意义，对人造瓣膜反流的诊断具有参考意义。明显的高速湍流频谱（二尖瓣位人造瓣下流速>2m/s，主动脉瓣位人造瓣上流速>3m/s）对诊断人造瓣膜狭窄具有一定的临床意义。但由于人造瓣膜的血流速度因选用的瓣膜类型、型号大小及个人血流动力学状况而异，应结合临床指征而定
	如有换瓣术后短期内超声心动图血流动力学资料作为基础值，则对超声心动图远期随访有较大帮助
	有条件者可进行经食管超声心动图检查：①四腔心切面二尖瓣位人造瓣膜左心房侧有无异常回声物附着。②四腔心切面观察左心房内有无二尖瓣位人造瓣膜之五彩镶嵌反流束及瓣周反流束。③五腔心切面观察主动脉瓣位人造瓣膜有无回声附着、五彩镶嵌反流、瓣周反流束

第四节　冠　心　病

一、适应证

1. 急性冠状动脉综合征超声心动图检查的指征

```
                    ┌─────────────────────────────────────────────────────┐
                    │ 胸痛时间延长，疑有急性心肌缺血，但常规心电图无特异发现者 │
                    └─────────────────────────────────────────────────────┘
                    ┌─────────────────────────────────────────────────────┐
                    │ 疑有急性心肌缺血或急性心肌梗死，无症状，病史及心电图不典型者 │
                    └─────────────────────────────────────────────────────┘
  ┌──────────┐      ┌─────────────────────────────────────────────────────┐
  │ 急性冠状 │      │ 需测定基础状态左心室功能者                           │
  │ 动脉综合 │      └─────────────────────────────────────────────────────┘
  │ 征超声心 │──────┤ 下壁心肌梗死患者疑有右心室梗死者                     │
  │ 动图检查 │      └─────────────────────────────────────────────────────┘
  │ 的指征   │      ┌─────────────────────────────────────────────────────┐
  └──────────┘      │ 急性心肌梗死后有并发症及附壁血栓者                   │
                    └─────────────────────────────────────────────────────┘
                    ┌─────────────────────────────────────────────────────┐
                    │ 进行性心肌缺血患者，需查明病变部位和（或）严重程度者 │
                    └─────────────────────────────────────────────────────┘
```

2. 慢性冠心病的超声心动图检查指征

```
                    ┌─────────────────────────────────────────────────────┐
                    │ 心前区痛或不适，静息状态下无室壁运动异常者，可进一步做负 │
                    │ 荷试验                                               │
                    └─────────────────────────────────────────────────────┘
                    ┌─────────────────────────────────────────────────────┐
  ┌──────────┐      │ 已确诊为心肌缺血或梗死者，静息状态下测左心室形态、结构及 │
  │ 慢性冠状 │      │ 整体心功能                                           │
  │ 动脉综合 │      └─────────────────────────────────────────────────────┘
  │ 征超声心 │──────┤ 血管重建术前检测存活心肌（冬眠心肌）                 │
  │ 动图检查 │      └─────────────────────────────────────────────────────┘
  │ 的指征   │      ┌─────────────────────────────────────────────────────┐
  └──────────┘      │ 冠脉病变较严重者，拟行经皮腔内冠状动脉成形术前检查心功能 │
                    └─────────────────────────────────────────────────────┘
                    ┌─────────────────────────────────────────────────────┐
                    │ 评价冠脉搭桥、经皮腔内冠状动脉成形术疗效或诊断有无新的室 │
                    │ 壁运动异常                                           │
                    └─────────────────────────────────────────────────────┘
```

二、检查方法

```
                    ┌─────────────────────────────────────────────────────┐
                    │ 检查常用的心脏切面包括胸旁左心室长轴切面及系列短轴切面， │
                    │ 心尖四腔、左心室两腔及左心室长轴切面                 │
                    └─────────────────────────────────────────────────────┘
                    ┌─────────────────────────────────────────────────────┐
                    │ 左心室壁节段划分（按供血关系）可将左心室壁划分为 9、16 或 │
                    │ 20 节段                                             │
  ┌──────────┐      └─────────────────────────────────────────────────────┘
  │ 检查方法 │──────┤ 观察各个切面有无节段性室壁运动异常                   │
  └──────────┘      └─────────────────────────────────────────────────────┘
                    ┌─────────────────────────────────────────────────────┐
                    │ 发现可疑室壁运动异常者，冻结图像，按节段观察局部室壁运动幅度 │
                    └─────────────────────────────────────────────────────┘
                    ┌─────────────────────────────────────────────────────┐
                    │ 估算运动异常区的部位及范围                           │
                    └─────────────────────────────────────────────────────┘
```

续流程

检查方法 ┬ 检测心功能，用辛普森法测左心室容量并计算射血分数（%）及二尖瓣口血流频谱参数

├ 检测并发症及其进展情况

└ 根据临床要求，在急性缺血心肌顿抑或慢性心肌缺血于介入治疗或溶栓治疗前检测存活心肌，开展负荷超声心动图检查

三、检查内容

冠心病主要用二维超声心动图检查，重点观察以下各项。

检查内容 ┬ 静息状态下，动态观察各切面上心腔大小、形态，室壁运动（收缩期向心性、舒张期离心性）是否协调一致，运动幅度及厚度变化（收缩期增厚、舒张期变薄）

├ 常规测量各心腔大小及室壁厚度

├ 测定室壁运动幅度。动态观察可疑部位，定量测定各节段室壁运动幅度，可以检出 5 种异常（运动减弱、运动消失、矛盾运动、室壁瘤、运动增强），反映异常运动的严重程度及部位

├ 测算局部室壁增厚率。观察可疑部位室壁运动增厚的异常节段，测量并计算室壁增厚率

├ 估测运动异常区的范围及部位（以解剖标志表明）。长轴及短轴切面分别估测范围，如长轴方向从乳头肌上缘至心尖，短轴方向为前壁或前侧壁

└ 检测左心室整体收缩功能与舒张功能

四、注意事项

注意事项 ┬ 超声心动图负荷试验必须严格遵照适应证和禁忌证，并按规定操作程序进行

└ 有条件的单位可用 CK 或 DTI 技术测室壁运动幅度及室壁运动速度

第五节　主动脉疾病

一、适应证

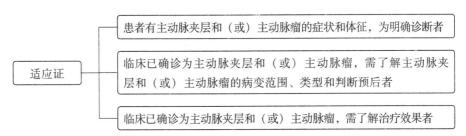

适应证 ──┬── 患者有主动脉夹层和（或）主动脉瘤的症状和体征，为明确诊断者

├── 临床已确诊为主动脉夹层和（或）主动脉瘤，需了解主动脉夹层和（或）主动脉瘤的病变范围、类型和判断预后者

└── 临床已确诊为主动脉夹层和（或）主动脉瘤，需了解治疗效果者

二、检查方法

根据主动脉夹层和（或）主动脉瘤病变的部位，首先选择经胸超声心动图和经腹超声检查，但少数患者经胸超声图像质量较差，显示剥脱的内膜有困难，此时应结合经食管超声心动图检查。

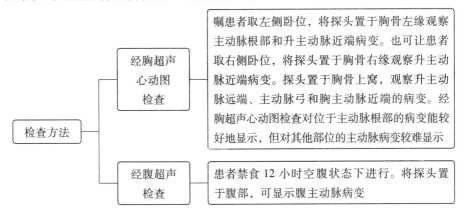

检查方法 ──┬── 经胸超声心动图检查 ── 嘱患者取左侧卧位，将探头置于胸骨左缘观察主动脉根部和升主动脉近端病变。也可让患者取右侧卧位，将探头置于胸骨右缘观察升主动脉近端病变。探头置于胸骨上窝，观察升主动脉远端、主动脉弓和胸主动脉近端的病变。经胸超声心动图检查对位于主动脉根部的病变能较好地显示，但对其他部位的主动脉病变较难显示

└── 经腹超声检查 ── 患者禁食 12 小时空腹状态下进行。将探头置于腹部，可显示腹主动脉病变

三、检查内容

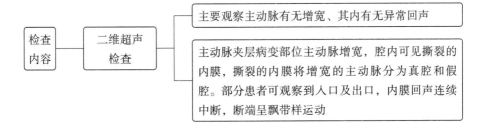

检查内容 ── 二维超声检查 ──┬── 主要观察主动脉有无增宽、其内有无异常回声

└── 主动脉夹层病变部位主动脉增宽，腔内可见撕裂的内膜，撕裂的内膜将增宽的主动脉分为真腔和假腔。部分患者可观察到入口及出口，内膜回声连续中断，断端呈飘带样运动

续流程

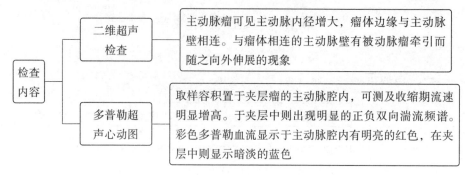

	二维超声检查	主动脉瘤可见主动脉内径增大，瘤体边缘与主动脉壁相连。与瘤体相连的主动脉壁有被动脉瘤牵引而随之向外伸展的现象
检查内容	多普勒超声心动图	取样容积置于夹层瘤的主动脉腔内，可测及收缩期流速明显增高。于夹层中则出现明显的正负双向湍流频谱。彩色多普勒血流显示于主动脉腔内有明亮的红色，在夹层中则显示暗淡的蓝色

四、注意事项

注意事项	应根据主动脉夹层和主动脉瘤病变部位选择不同的检查方法
	严格掌握经食管超声检查的适应证和禁忌证
	主动脉夹层、主动脉瘤可以发生于主动脉任何部位。需要对升主动脉、主动脉胸段、主动脉腹腔段进行全程扫查
	主动脉瘤可以是对称性和（或）非对称性扩张；可以是单发，也可以是多发
	需要精确测量瘤体的大小，包括内径和长度、瘤体近端和远端血管的直径
	尽力找到主动脉夹层的破口，即入口和出口
	主动脉夹层的剥离通常表现为螺旋状，对每段主动脉都应该进行横断面扫查以免漏诊
	全面扫查后，需要对主动脉夹层、主动脉瘤进行分型，为临床治疗决策提供重要信息
	是否累及主动脉瓣以及评估受累程度对决定是否需要主动脉瓣人工瓣置换非常重要

第六节 心 肌 病

一、扩张型心肌病

【适应证】

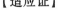

- 患者全心扩大，尤以左心室扩大最为明显
- 有如下临床表现者：顽固性或进行性心力衰竭、严重心律失常，常继发二尖瓣、三尖瓣反流，可闻及相应杂音

【检查方法】

超声心动图检查时，常选用左室长轴观、四腔观、五腔观，观察房室大小，瓣膜的开放及关闭功能，室壁活动幅度。利用多普勒技术测定瓣口血流速度及有无反流信号。

【检查内容】

检查内容
- 检查心脏各房、室腔内径增大情况，观察有无附壁血栓和心包积液
- 检查左心室后壁和室间隔厚度、搏动幅度（收缩期与舒张期相比较）
- 检查二尖瓣、三尖瓣开放幅度、速度、开放间距和 E 峰与室间隔距离。注意二尖瓣、三尖瓣有无特征性的"钻石样"改变
- 用 M 型、二维超声心动图检查心室收缩、舒张功能
- 用频谱多普勒、连续多普勒检查二、三尖瓣反流的峰值流速
- 用彩色多普勒血流显像检查二、三尖瓣有无反流信号，观测反流束的长度、宽度、起止点、亮度和色彩

【注意事项】

注意事项
- 检查时应注意询问病史，结合临床，判断病因
- 应注意排除其他心脏器质性疾病引起的心脏扩大和心功能减低，如冠心病、高血压性心脏病、先心病、心肌炎等失代偿终末期心脏病

续流程

注意事项	当合并房室瓣中量以上反流时，应注意鉴别是否为房室瓣器质性病变（如脱垂等）导致的心脏扩大，心功能减退
	因左心室扩大、形态失常，或因左室壁收缩运动不协调、不同步，M型 Teich 法测量左心室射血分数不准确时，应采用 simpson 法测量
	心衰时常合并心包积液和（或）胸腔积液，检查时应注意观察

二、肥厚型心肌病

【适应证】

| 适应证 | 有肥厚型心肌病家族史 |
| | 患者心电图有异常改变，临床怀疑心肌肥厚者 |

【检查方法】

检查方法	切面超声心动图主要检查左室长轴观、二尖瓣水平及乳头肌水平短轴观、四腔观，观察室壁增厚的部位和厚度，二尖瓣的活动
	行 M 型超声心动图检查时，应注意左室流出道的宽度以及二尖瓣前叶 CD 段收缩期有无前向运动（SAM 征）。必要时可用负荷试验，观察有无 SAM 征出现或 SAM 征加重现象
	用多普勒超声心动图探测左室流出道内是否存在射流及左室内反流束，并记录最大射流及反流速度

【检查内容】

检查内容	用 M 型超声心动图测量室间隔及左心室后壁厚度，注意二尖瓣前叶 CD 段有无收缩期向前运动，观察主动脉瓣有无收缩期提前关闭
	观察室间隔、左心室后壁各节段回声类型，测量其厚度
	观察增厚的心肌是呈对称性或是不对称性。注意有无左心室流出道梗阻
	以彩色多普勒血流显像观察左心室流出道收缩期血流束色彩、宽度，注意有无二尖瓣反流。以脉冲多普勒、连续多普勒测量左心室舒张功能，测量左心室流出道收缩期血流峰值速度，观察其频谱形态和压差

【注意事项】

注意事项 —
- 尽管超声心动图对肥厚型心肌病（尤其对肥厚型梗阻性心肌病）有重要的诊断价值，但仍缺乏特异性，需结合临床判断
- 需注意与高血压性心脏病、主动脉瓣（包括瓣上、瓣下）严重狭窄致心肌向心性肥厚、老年人室间隔局限性增厚等鉴别
- 动员拟诊为肥厚型心肌病患者的直系亲属做超声检查，以明确其是否有家族性遗传史

三、限制型心肌病

【适应证】

适应证 —
- 原因不明的以心肌、心内膜纤维化致心脏舒张功能受限为主的心肌病
- 非缩窄性心包炎而临床表现又与缩窄性心包炎相似者

【检查方法】

检查方法 —
- 检查 M 型、二维超声心动图各常规探测区和切面。二维超声心动图重点检查左心室长轴切面、心尖四腔心切面和右心室流入道长轴切面
- 有频谱多普勒、彩色多普勒血流显像仪的单位，可列为常规检查项目

【检查内容】

检查内容 —
- 切面超声心动图可见心内膜呈弥漫性增厚，在心室内膜表面显示致密的回声带，反射增强
- 心尖部心腔多闭塞，整个心腔长径缩短，而短轴相对延长的特异畸形。左、右心房多数增大，下腔静脉和肝静脉增宽
- 室间隔和室壁活动幅度明显变小，收缩期增厚率小于30%，舒张末期左室内径明显变小，舒张末期容量明显减低
- 射血分数及短轴缩短率明显减小
- 多普勒检查：限制型心肌病和缩窄性心包炎的二尖瓣血流和三尖瓣血流的舒张早期最大流速均高于正常，但压差半降时间却显著低于正常

【注意事项】

注意事项	超声心动图检查仍缺乏明确诊断限制型心肌病的特征性改变，所以要确诊该病还需心导管检查、CT、MRI 甚至心内膜心肌活检等其他检查方法
	限制型心肌病可分为左心室型、右心室型和双室型，以双室型多见。右心室型患者心尖四腔心切面检查时，注意需与三尖瓣下移畸形相鉴别
	注意与缩窄性心包炎、心肌梗死相鉴别
	注意与其他特异性心肌病，如克山病、心内膜弹性纤维增生症、心脏淀粉样变、围生期心肌病、尿毒症心肌病、老年性心肌病等相鉴别

第七节　心包疾病

一、心包积液

【适应证】

心包疾病伴有积液者。

【检查方法】

心包积液时，主要检查左室长轴观、四腔观及由心尖至二尖瓣环的一系列短轴观。注意观察右室前壁、左室后壁心包腔之间有无液性暗区，估测积液量多少。

【检查内容】

检查内容	心包壁层和脏层分离，心包腔内可见无回声区，无回声区可分布于左心室后壁、心尖、右心室前壁及心室侧壁与胸壁之间，亦可在左心房后见到
	据无回声区出现的部位和距离，可估测积液量（少、中、大量）
	据无回声区内的有形成分，可初步分析积液性质，如：以渗出液为主者，为"纯净"无回声区；有纤维素渗出者，可见细条状、丝状回声；化脓或血性积液时，无回声区内见较多的点、片及团块状回声

续流程

检查内容	中到大量积液时，心脏除有收缩、舒张运动外还出现前后"摆动"现象，以致形成室壁、间隔和瓣膜的大波幅、形态畸变的 M 型曲线。此外，可见二尖瓣开放幅度减小、二尖瓣瓣叶脱垂等
	包裹性心包积液的检出主要依据二维超声，多切面、多方位观察，表现为积液部位呈异样外观，无回声区中可见絮状粘连带，积液不随体位改变而移动
	当有瓣膜脱垂引起血液反流、心壁破裂造成心腔向心包腔分流血液时，可在多普勒超声的图像和频谱中见到相应变化

【注意事项】

注意事项	对积液深度的测量应以舒张末期测量为标准
	超声是定位引导心包积液穿刺的最佳工具，定位应选择舒张末期最深处，并测量皮肤至积液的胸壁厚度，通常选择剑突下心脏膈面或心尖部穿刺
	要注意和心表较厚的脂肪层鉴别，脂肪层也成像为无回声区，但与壁层心包间的界面（脂肪层的外膜）呈线状强回声，要注意观察鉴别
	注意与胸腔积液鉴别，全身系统性疾病也可合并胸腔积液，应注意同时对胸腔的检查

二、缩窄性心包炎

【适应证】

缩窄性心包炎伴有积液者。

【检查方法】

1. 患者体位　患者取仰卧位或左侧卧位 30°~40°，必要时可变换为直立位以便观察液性无回声区的变化。

2. 扫查方法

扫查方法	用二维超声观察胸骨左缘左心室长轴切面、左心室短轴乳头肌及二尖瓣水平短轴切面、大动脉短轴切面、心尖四腔切面和剑突下下腔静脉长轴切面
	用 M 型超声观察二尖瓣波群、心室波群及心底波群
	用多普勒超声观察各瓣膜口收缩期及舒张期血流及心腔、心壁与心包腔之间的异常血流

3. 检查程序

用二维超声确定有无病变及部位并进行测量

↓

用 M 型超声对室壁、室间隔及瓣膜等结构活动曲线进行检测

↓

用多普勒超声观察血流图像和频谱

【检查内容】

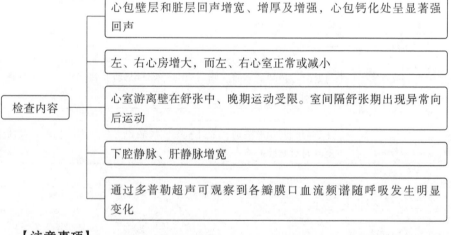

检查内容	心包壁层和脏层回声增宽、增厚及增强，心包钙化处呈显著强回声
	左、右心房增大，而左、右心室正常或减小
	心室游离壁在舒张中、晚期运动受限。室间隔舒张期出现异常向后运动
	下腔静脉、肝静脉增宽
	通过多普勒超声可观察到各瓣膜口血流频谱随呼吸发生明显变化

【注意事项】

注意事项	X 线片或 CT 发现心包片状钙化表现有助于诊断的确定，超声检查时要注意这些检查
	可有或无心包积液
	应特别注意和限制型心肌病鉴别

三、心脏压塞

【适应证】

心脏压塞伴有积液者。

【检查方法】

具体检查方法同缩窄性心包炎。

【检查内容】

当心包积液迅速积聚或积液量超过一定水平时，心包内压急剧上升，使心脏受压。

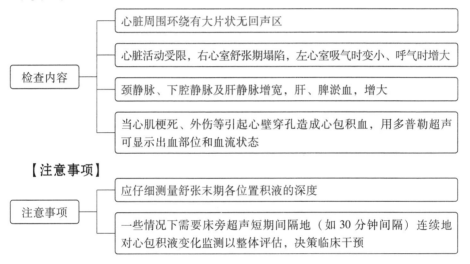

检查内容
- 心脏周围环绕有大片状无回声区
- 心脏活动受限，右心室舒张期塌陷，左心室吸气时变小、呼气时增大
- 颈静脉、下腔静脉及肝静脉增宽，肝、脾淤血，增大
- 当心肌梗死、外伤等引起心壁穿孔造成心包积血，用多普勒超声可显示出血部位和血流状态

【注意事项】

注意事项
- 应仔细测量舒张末期各位置积液的深度
- 一些情况下需要床旁超声短期间隔地（如 30 分钟间隔）连续地对心包积液变化监测以整体评估，决策临床干预

四、心包肿瘤

【适应证】

心包肿瘤伴有积液者。

【检查方法】

具体检查方法同缩窄性心包炎。

【检查内容】

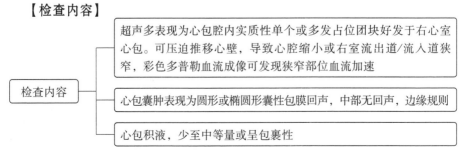

检查内容
- 超声多表现为心包腔内实质性单个或多发占位团块好发于右心室心包。可压迫推移心壁，导致心腔缩小或右室流出道/流入道狭窄，彩色多普勒血流成像可发现狭窄部位血流加速
- 心包囊肿表现为圆形或椭圆形囊性包膜回声，中部无回声，边缘规则
- 心包积液，少至中等量或呈包裹性

【注意事项】

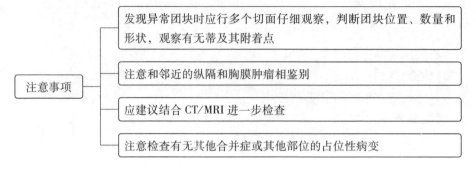

注意事项
- 发现异常团块时应行多个切面仔细观察，判断团块位置、数量和形状，观察有无蒂及其附着点
- 注意和邻近的纵隔和胸膜肿瘤相鉴别
- 应建议结合 CT/MRI 进一步检查
- 注意检查有无其他合并症或其他部位的占位性病变

第八节　心脏占位性病变

一、原发性心脏肿瘤

【适应证】

适应证
- 无发热病史，突然起病的眩晕、晕厥
- 与体位有关的眩晕、晕厥
- 听诊闻及心脏杂音，杂音性质与强度常随体位改变而变化
- 体循环或肺循环有栓塞现象

【检查方法】

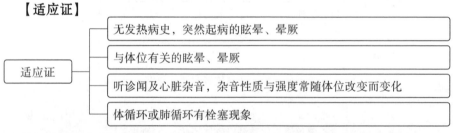

重点观察二维超声切面，包括胸骨左缘左心长轴切面、四腔心切面、左心室短轴切面

可应用 M 型超声心动图观察心脏肿瘤运动与室壁运动、瓣膜开关、心动周期的关系

如有条件可应用彩色多普勒血流成像及频谱多普勒，评价心脏肿瘤所致血流动力学改变，如相关瓣口血流状况等

【检查内容】

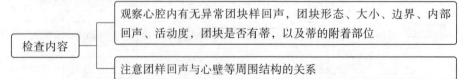

检查内容
- 观察心腔内有无异常团块样回声，团块形态、大小、边界、内部回声、活动度，团块是否有蒂，以及蒂的附着部位
- 注意团样回声与心壁等周围结构的关系

续流程

```
                    ┌─ 瓣膜活动，相关瓣口血流是否受阻、相关瓣口有无反流
                    │
                    ├─ 心房与心室的大小
          检查内容 ─┤
                    │   心房黏液瘤为最常见的原发性心脏肿瘤，典型者通常有瘤蒂，多
                    └─ 数附着于房间隔卵圆窝的周边，少数在心房游离壁、房室环等部
                       位。肿块边界清楚，瘤体活动于心房与心室之间，舒张期突入房
                       室瓣口，收缩期回到心房
```

【注意事项】

```
                    ┌─ 原发性心脏肿瘤以心腔内肿瘤多见，80%为良性，其中黏液瘤占
                    │   95%。黏液瘤可发生在四个心腔，以左心房最常见，约占75%，
                    │   其次为右心房
                    │
                    ├─ 心脏肿瘤的超声诊断基本上应是解剖部位、形态学诊断，而不是
                    │   病理诊断，根据经验可做出一定的倾向性诊断
                    │
                    │   注意结合病史，与心腔内血栓形成、继发性心腔内肿瘤相鉴别。
          注意事项 ─┤ 在难以判断心腔内团块的性质、良恶性程度时，应明确心腔内占
                    │   位性病变的诊断
                    │
                    │   心腔内肿瘤引起的症状与体征与其解剖部位及其活动度有密切关
                    ├─ 系，部分患者的严重血流动力学障碍，应视为心脏急症
                    │
                    └─ 如经胸超声心动图观察结果不理想，建议行经食管超声心动图
                       检查
```

二、继发性心脏肿瘤

【适应证】

```
                    ┌─ 有全身性恶性肿瘤病史，临床怀疑有继发心脏肿瘤病变
                    │
          适应证 ──┤ 有全身性恶性肿瘤病史，临床表现有心脏增大、心律失常、
                    │   心衰
                    │
                    └─ 有全身性恶性肿瘤病史，听诊闻及心音改变、心脏杂音
```

【检查方法】

检查方法

- 重点观察二维超声切面，包括胸骨左缘左心长轴切面、四腔心切面、左心室短轴切面
- 如有条件，可应用彩色多普勒血流图像及频谱多普勒，评价心脏肿瘤所致的血流动力学改变，如相关瓣口血流状况等
- 可应用 M 型超声心动图观察心脏肿瘤运动与室壁运动、瓣膜开关、心动周期的关系

【检查内容】

检查内容

- 观察心腔内有无异常团块样回声，团块形态、大小、边界是否完整光滑、内部回声强度与均匀性，肿瘤的活动度
- 观察肿瘤与心壁等周围结构的关系
- 观察心包腔内有无积液，有无异常团块
- 观察瓣膜活动状况，相关瓣口血流是否受阻，相关瓣口有无反流
- 观察心肌声像图变化
- 观察心房与心室的大小

【注意事项】

注意事项

- 继发性心脏肿瘤通常最易累及心包
- 心肌多发结节状回声，高度怀疑为心肌转移癌
- 继发心脏肿瘤的超声诊断应密切结合病史，原则上应是解剖部位、形态学诊断，而不是病理诊断
- 注意结合病史，与心腔内血栓形成、原发性心脏肿瘤相鉴别。在难以判断心脏团块的性质、良恶性程度时，应明确心脏占位性病变的诊断
- 如经胸超声心动图观察结果不理想，建议在有条件的医院行经食管超声心动图检查

三、心腔内血栓

【适应证】

适应证
- 临床有体循环与肺循环栓塞表现，或怀疑有体循环与肺循环栓塞者
- 脑缺血发作患者
- 风湿性心脏病二尖瓣病变、心肌梗死、扩张型心肌病
- 人工瓣置换后的患者
- 心房增大的患者
- 心房颤动的患者
- 拟行二尖瓣球囊扩张术的患者
- 拟行心房颤动电复律的患者

【检查方法】

检查方法
- 重点观察二维超声切面，包括胸骨左缘左心长轴切面、四腔心切面、左心室短轴切面。注意心尖、左心耳部位声像图变化
- 如有条件，可应用彩色多普勒血流成像及频谱多普勒，评价心脏血流动力学改变
- 怀疑左心耳血栓时，如经胸超声心动图观察结果不理想，建议行经食管超声心动图检查

【检查内容】

检查内容
- 采用多切面二维超声，观察心房、心室腔的形状，注意不规则、基本不活动且与心壁附着的团块状回声。心腔内血栓往往基底部较宽，与心壁附着面较大
- 风湿性心脏病二尖瓣病变、心房增大、心房颤动者重点观察心房内、左心耳内有无血栓

续流程

检查内容

心肌梗死、扩张型心肌病患者重点观察心室内血栓，尤其注意有无心尖部血栓形成

心脏房室瓣膜置换人工瓣后重点观察瓣环或瓣体心房面有无血栓形成

对于二尖瓣严重狭窄，左心房明显扩大、心房颤动的患者，发现左心房内呈漩涡样或云雾状缓慢流动的、形态不固定的、微细的点状回声时，尤其注意观察常常同时存在的左心房或左心耳血栓

【注意事项】

注意事项

注意结合病史，与心脏肿瘤相鉴别。在难以判断心脏团块的性质时，应考虑心脏占位性病变的诊断

心腔内血栓形成与既往病史、基础心脏病变密切相关，对于风湿性房室瓣狭窄、扩张型心肌病、心肌梗死、心房颤动、下肢深静脉血栓形成患者，应特别注意心腔内血栓的超声检查

经胸超声心动图检查时，由于心房处于远场，故左心房后壁上较小的或薄层状血栓易于漏诊，因此，应从胸骨旁、心尖和剑突下等部位尽可能多的切面来观察心房内血栓

经胸超声心动图四心腔图或左心二腔图时，心尖部处于近场，应注意调节近场图像分辨率，尽可能减少心尖部血栓的漏诊

约半数的左心房血栓发生在左心耳，而经胸超声心动图难以清楚观察这一部位，建议在有条件的医院行经食管超声心动图检查

新鲜血栓回声强度较低，与其周围血液或左心房壁的声学阻抗特征相似，以致部分血栓无法被识别；同时，目前超声仪的分辨率尚难以检出某些很小的血栓。因此，必要时需进行其他影像学检查，以便诊断与鉴别诊断

四、心内赘生物

【适应证】

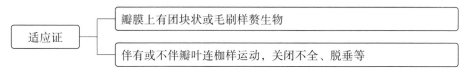

```
适应证 ┬── 瓣膜上有团块状或毛刷样赘生物
       └── 伴有或不伴瓣叶连枷样运动，关闭不全、脱垂等
```

【检查方法】

超声检查除要查明原有心脏病外，还应重点观察二尖瓣及主动脉瓣，采用左室长轴观、主动脉根部短轴观观察瓣叶的形态、活动度，有无赘生物及赘生物的形态、大小、活动度等。

【检查内容】

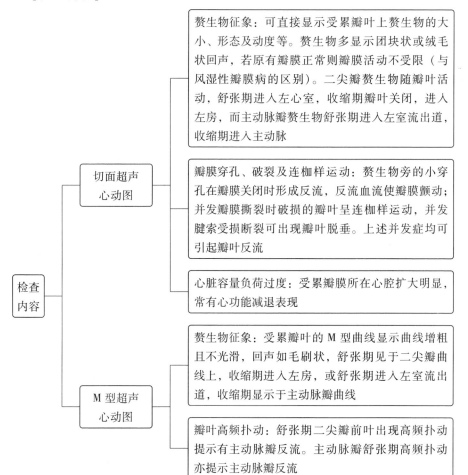

```
检查内容
├── 切面超声心动图
│   ├── 赘生物征象：可直接显示受累瓣叶上赘生物的大小、形态及动度等。赘生物多显示团块状或绒毛状回声，若原有瓣膜正常则瓣膜活动不受限（与风湿性瓣膜病的区别）。二尖瓣赘生物随瓣叶活动，舒张期进入左心室，收缩期瓣叶关闭，进入左房，而主动脉瓣赘生物舒张期进入左室流出道，收缩期进入主动脉
│   ├── 瓣膜穿孔、破裂及连枷样运动：赘生物旁的小穿孔在瓣膜关闭时形成反流，反流血流使瓣膜颤动；并发瓣膜撕裂时破损的瓣叶呈连枷样运动，并发腱索受损断裂可出现瓣叶脱垂。上述并发症均可引起瓣叶反流
│   └── 心脏容量负荷过度：受累瓣膜所在心腔扩大明显，常有心功能减退表现
└── M型超声心动图
    ├── 赘生物征象：受累瓣叶的 M 型曲线显示曲线增粗且不光滑，回声如毛刷状，舒张期见于二尖瓣曲线上，收缩期进入左房，或舒张期进入左室流出道，收缩期显示于主动脉瓣曲线
    └── 瓣叶高频扑动：舒张期二尖瓣前叶出现高频扑动提示有主动脉瓣反流。主动脉瓣舒张期高频扑动亦提示主动脉瓣反流
```

续流程

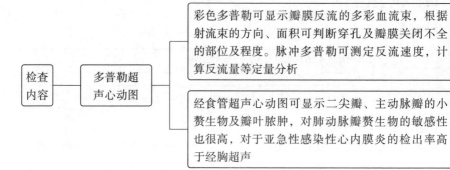

| 检查内容 | 多普勒超声心动图 | 彩色多普勒可显示瓣膜反流的多彩血流束，根据射流束的方向、面积可判断穿孔及瓣膜关闭不全的部位及程度。脉冲多普勒可测定反流速度，计算反流量等定量分析 |
| | | 经食管超声心动图可显示二尖瓣、主动脉瓣的小赘生物及瓣叶脓肿，对肺动脉瓣赘生物的敏感性也很高，对于亚急性感染性心内膜炎的检出率高于经胸超声 |

【注意事项】

应注意区分大的赘生物与小的黏液瘤。

第九节　非发绀型先天性心脏病

非发绀型先天性心脏病有如下分类。

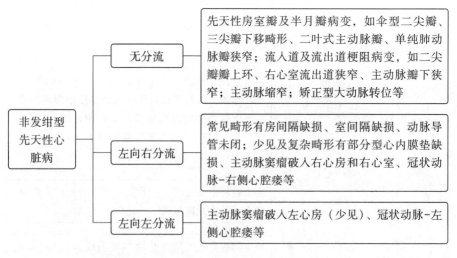

非发绀型先天性心脏病	无分流	先天性房室瓣及半月瓣病变，如伞型二尖瓣、三尖瓣下移畸形、二叶式主动脉瓣、单纯肺动脉瓣狭窄；流入道及流出道梗阻病变，如二尖瓣瓣上环、右心室流出道狭窄、主动脉瓣下狭窄；主动脉缩窄；矫正型大动脉转位等
	左向右分流	常见畸形有房间隔缺损、室间隔缺损、动脉导管未闭；少见及复杂畸形有部分型心内膜垫缺损、主动脉窦瘤破入右心房和右心室、冠状动脉-右侧心腔瘘等
	左向左分流	主动脉窦瘤破入左心房（少见）、冠状动脉-左侧心腔瘘等

一、房间隔缺损

【适应证】

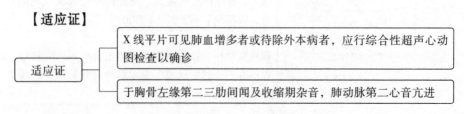

| 适应证 | X线平片可见肺血增多者或待除外本病者，应行综合性超声心动图检查以确诊 |
| | 于胸骨左缘第二三肋间闻及收缩期杂音，肺动脉第二心音亢进 |

【检查方法】

常规检查心前区、心尖、剑突下各长轴、短轴及四腔观、测量腔室大小并观察瓣叶活动、间隔连续等，发现右心容量负荷过重或疑似回声失落者应重点观察。

【检查内容】

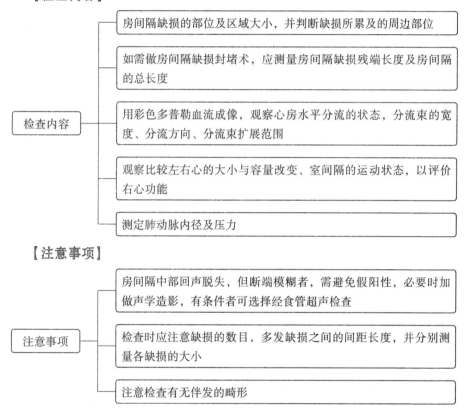

检查内容
- 房间隔缺损的部位及区域大小，并判断缺损所累及的周边部位
- 如需做房间隔缺损封堵术，应测量房间隔缺损残端长度及房间隔的总长度
- 用彩色多普勒血流成像，观察心房水平分流的状态，分流束的宽度、分流方向、分流束扩展范围
- 观察比较左右心的大小与容量改变、室间隔的运动状态，以评价右心功能
- 测定肺动脉内径及压力

【注意事项】

注意事项
- 房间隔中部回声脱失，但断端模糊者，需避免假阳性，必要时加做声学造影，有条件者可选择经食管超声检查
- 检查时应注意缺损的数目，多发缺损之间的间距长度，并分别测量各缺损的大小
- 注意检查有无伴发的畸形

二、室间隔缺损

【适应证】

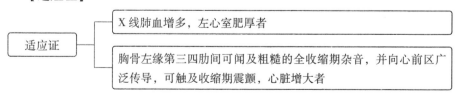

适应证
- X 线肺血增多，左心室肥厚者
- 胸骨左缘第三四肋间可闻及粗糙的全收缩期杂音，并向心前区广泛传导，可触及收缩期震颤，心脏增大者

【检查方法】

常用切面为左室长轴观、心前区各短轴观、四腔及五腔观。检查中应注意识别回声失落的真伪。脉冲多普勒应在缺损处或可疑缺损的右室面取样，

彩色多普勒应注意观察各个切面，以便发现小的缺损。

【检查内容】

检查内容

- 多个切面观察室间隔回声连续中断的部位，并确认其真实性，测定缺损大小，显示缺损周边与三尖瓣、肺动脉瓣、主动脉瓣及室上嵴的关系，以便做出分型诊断
- 彩色多普勒血流成像观察心室水平分流状态、分流方向，测量分流血流起始部的宽度，观察分流量的大小
- 连续多普勒测量分流的速度与跨室间隔压差，以便评估右心室压力
- 观察双心室的大小，尤其是左心室大小，评价左心容量负荷状态
- 测量右心室流出道与肺动脉的内径、血流量等
- 确定有无其他的心内畸形存在

【注意事项】

注意事项

- 如出现室间隔回声连续中断，应确认其真实性，以排除假阳性
- 多发性缺损，检出一处缺损后，注意避免遗漏他处缺损，尤其是肌小梁部的缺损
- 缺损较小，二维超声不能显示出明确的断端，而仅能依靠多普勒检出高速血流时，应注意与右心室双腔心相鉴别
- 合并心内的其他畸形，如较大的室间隔缺损，务必检查主动脉弓，以排除合并主动脉缩窄或主动脉弓离断等畸形

三、动脉导管未闭

【适应证】

适应证

- 自幼于胸骨左缘第二三肋间可闻及连续性机器样粗糙杂音，多起于第一心音之后，分流量大者，多伴有震颤
- X线平片显示肺动脉段凸，肺血流量增多，左心房室增大

【检查方法】

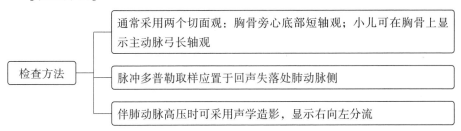

检查方法 ┬ 通常采用两个切面观：胸骨旁心底部短轴观；小儿可在胸骨上显示主动脉弓长轴观

├ 脉冲多普勒取样应置于回声失落处肺动脉侧

└ 伴肺动脉高压时可采用声学造影，显示右向左分流

【检查内容】

二维超声观察主肺动脉及左右肺动脉的内径，肺动脉分叉部及左右肺动脉与降主动脉峡部的关系，确认是否存在降主动脉与肺动脉远端分叉部的通道，显示其形态、直径与长度。另应观察各心腔内径的大小，并测定左心房室内径，室间隔与室壁厚度及运动幅度，评价左心容量负荷状态，以估计分流量，评估心脏功能。

彩色多普勒血流显像检出肺动脉内源于降主动脉的异常分流束，测量其宽度及分流时相。应用连续多普勒观察分流频谱形态、方向、时相，测定其流速及压差。

【注意事项】

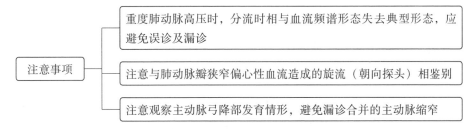

注意事项 ┬ 重度肺动脉高压时，分流时相与血流频谱形态失去典型形态，应避免误诊及漏诊

├ 注意与肺动脉瓣狭窄偏心性血流造成的旋流（朝向探头）相鉴别

└ 注意观察主动脉弓降部发育情形，避免漏诊合并的主动脉缩窄

四、心内膜垫缺损

【适应证】

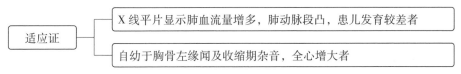

适应证 ┬ X线平片显示肺血流量增多，肺动脉段凸，患儿发育较差者

└ 自幼于胸骨左缘闻及收缩期杂音，全心增大者

【检查方法】

左室长轴观及胸骨及剑突下四腔观均可显示房间隔下部及室间隔膜部缺损，二、三尖瓣瓣叶及其附件结构类型特点。M型超声于左室短轴扫查可显示异常曲线，彩色多普勒可显示缺损口的分流及房室瓣反流情况。

【检查内容】

检查内容

- 观察房间隔或（和）室间隔回声脱失的部位及大小
- 观察二、三尖瓣发育的状况及瓣裂的程度，包括左右心房室瓣隔侧瓣叶的附着关系、共同房室瓣的形态及瓣下腱索所附着的部位
- 观察房室腔内径扩大的程度
- 观察心房与心室水平有无分流，分流方向、速度；房室瓣有无反流，反流束的方向与范围，估测反流量

【注意事项】

注意事项

- 本病的类型较多，应注意心内各部结构的改变，以便做出正确的分型诊断
- 如为完全型应注意所形成的共同房室瓣口的形态，及其腱索的附着部位，确定其类型，注意大动脉与心室的连接关系，除外或检出合并的心内畸形
- 诊断左心室右心房通道时，应注意与累及到三尖瓣隔瓣根部并有少量分流进入右心房的室间隔缺损相鉴别

五、主动脉窦瘤破裂

【适应证】

适应证

- 胸骨左缘第三四肋间或胸骨中段附近出现往返性连续性杂音，或连续性机器样杂音，一般较响亮粗糙，多伴有震颤
- X线片显示肺血增多，左心房室增大，窦部扩张者

【检查方法】

常规的系列切面，主要应注意观察左心室长轴、大动脉短轴、心尖五腔心及剑突下各切面。

【检查内容】

检查内容

- 观察主动脉各窦部的大小，有无明显的膨凸与窦壁变薄，膨凸的方向及破口的部位，确定所破入的心腔及破口大小
- 观察有无继发的主动脉瓣脱垂及其关闭不全的程度

续流程

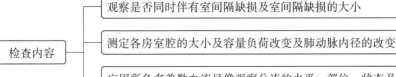

检查内容	观察是否同时伴有室间隔缺损及室间隔缺损的大小
	测定各房室腔的大小及容量负荷改变及肺动脉内径的改变
	应用彩色多普勒血流显像观察分流的水平、部位、状态及分流量。连续多普勒频谱测量分析分流的时相、分流速度与压差；并同时判断是否存在主动脉瓣反流

【注意事项】

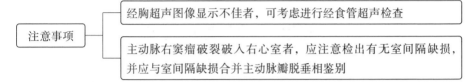

| 注意事项 | 经胸超声图像显示不佳者，可考虑进行经食管超声检查 |
| | 主动脉右窦瘤破裂破入右心室者，应注意检出有无室间隔缺损，并应与室间隔缺损合并主动脉瓣脱垂相鉴别 |

六、肺静脉畸形引流

【适应证】

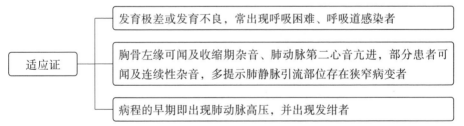

适应证	发育极差或发育不良，常出现呼吸困难、呼吸道感染者
	胸骨左缘可闻及收缩期杂音、肺动脉第二心音亢进，部分患者可闻及连续性杂音，多提示肺静脉引流部位存在狭窄病变者
	病程的早期即出现肺动脉高压，并出现发绀者

【检查方法】

胸骨左缘左心室长轴、大动脉短轴、四腔心切面及胸骨上窝的常用系列切面。重点切面为四腔心、主动脉弓长轴与短轴、剑突下腔静脉矢状切面。

【检查内容】

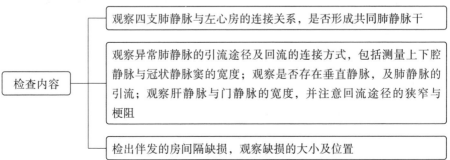

检查内容	观察四支肺静脉与左心房的连接关系，是否形成共同肺静脉干
	观察异常肺静脉的引流途径及回流的连接方式，包括测量上下腔静脉与冠状静脉窦的宽度；观察是否存在垂直静脉，及肺静脉的引流；观察肝静脉与门静脉的宽度，并注意回流途径的狭窄与梗阻
	检出伴发的房间隔缺损，观察缺损的大小及位置

续流程

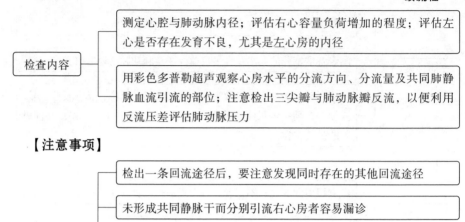

检查内容
- 测定心腔与肺动脉内径；评估右心容量负荷增加的程度；评估左心是否存在发育不良，尤其是左心房的内径
- 用彩色多普勒超声观察心房水平的分流方向、分流量及共同肺静脉血流引流的部位；注意检出三尖瓣与肺动脉瓣反流，以便利用反流压差评估肺动脉压力

【注意事项】

注意事项
- 检出一条回流途径后，要注意发现同时存在的其他回流途径
- 未形成共同静脉干而分别引流右心房者容易漏诊
- 判断心房水平的分流方向时，尽可能采用剑突下双心房切面，便于准确判断分流方向。以左向右分流为主的患者，可除外完全性肺静脉畸形引流的可能性
- 房间隔缺损的患者左心房内径明显减小者，应考虑到本病的可能性
- 超声对肺静脉畸形引流的诊断有一定局限性，必要时需结合其他影像学资料进行综合诊断

第十节　发绀型先天性心脏病

　　发绀型先天性心脏病是指由于原始心脏在胚胎发育过程中的一系列畸形，并出现先天性心内右向左分流的一类心脏病。常见的畸形有法洛四联症、法洛三联症、右心室双出口。少见畸形有完全型大动脉转位、永存动脉干、房间隔缺损并完全型肺静脉异位引流、单心室、三尖瓣闭锁、肺动脉瓣闭锁等。

一、法洛四联症

【适应证】

适应证
- 胸骨左缘听诊收缩期有杂音
- X线片示肺门血管影减少，搏动不明显，心影可呈靴形

续流程

适应证 —
- 心电图示右心肥大
- 先天发育差，胸廓有畸形，活动后出现蹲踞症状，唇、指（趾）甲等部位青紫，杵状指（趾），呼吸急促，胸骨左缘扣及抬举感

【检查方法】

检查方法 —
- 重点观察胸骨旁左心室长轴、心底短轴和心尖四心腔等切面
- 检查儿童时，要特别观察剑突下方位的各种切面。注意观察心脏形态、各房室大小、大血管腔径与瓣膜形态及各结构的连续关系等。检查主动脉骑跨时，探头位置和方向应恰当调整，以便于清晰显示有无连续中断
- 在声学造影时，应注意造影剂出现的部位、起始时间、先后时间顺序和造影剂分布的范围及密度，判断心室水平分流方向、分流量和程度等
- 应用彩色多普勒观察时，应注意观察分流的部位、方向、范围和所处的时相。观察肺动脉狭窄所致的收缩期异常血流的宽度和起始部位等

【检查内容】

1. 二维超声

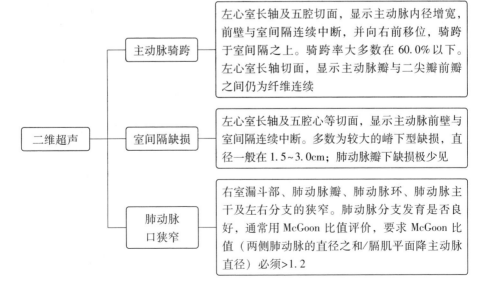

二维超声 —
- 主动脉骑跨：左心室长轴及五腔切面，显示主动脉内径增宽，前壁与室间隔连续中断，并向右前移位，骑跨于室间隔之上。骑跨率大多数在 60.0% 以下。左心室长轴切面，显示主动脉瓣与二尖瓣前瓣之间仍为纤维连续
- 室间隔缺损：左心室长轴及五腔心等切面，显示主动脉前壁与室间隔连续中断。多数为较大的嵴型缺损，直径一般在 1.5~3.0cm；肺动脉瓣下缺损极少见
- 肺动脉口狭窄：右室漏斗部、肺动脉瓣、肺动脉环、肺动脉主干及左右分支的狭窄。肺动脉分支发育是否良好，通常用 McGoon 比值评价，要求 McGoon 比值（两侧肺动脉的直径之和/膈肌平面降主动脉直径）必须>1.2

续流程

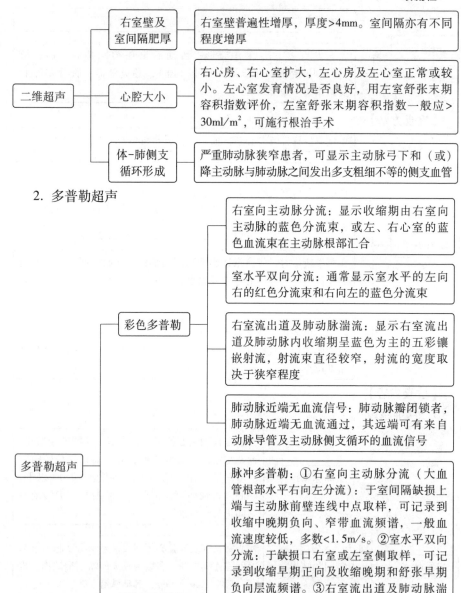

2. 多普勒超声

3. 经食管超声心动图　对胸廓畸形或心脏位置发生变异，经胸超声心动图难以清楚显示肺动脉主干及分支时，可选择经食管超声心动图检查方法。

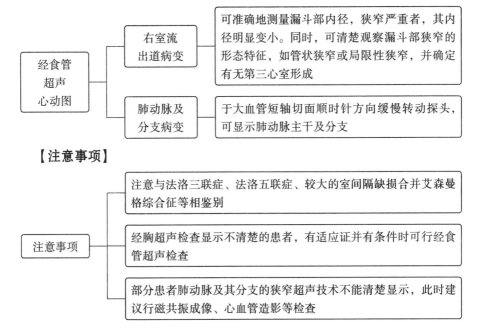

经食管超声心动图

- 右室流出道病变：可准确地测量漏斗部内径，狭窄严重者，其内径明显变小。同时，可清楚观察漏斗部狭窄的形态特征，如管状狭窄或局限性狭窄，并确定有无第三心室形成
- 肺动脉及分支病变：于大血管短轴切面顺时针方向缓慢转动探头，可显示肺动脉主干及分支

【注意事项】

注意事项

- 注意与法洛三联症、法洛五联症、较大的室间隔缺损合并艾森曼格综合征等相鉴别
- 经胸超声检查显示不清楚的患者，有适应证并有条件时可行经食管超声检查
- 部分患者肺动脉及其分支的狭窄超声技术不能清楚显示，此时建议行磁共振成像、心血管造影等检查

二、法洛三联症

【适应证】

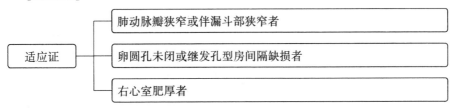

适应证

- 肺动脉瓣狭窄或伴漏斗部狭窄者
- 卵圆孔未闭或继发孔型房间隔缺损者
- 右心室肥厚者

【检查内容】

1. 二维超声

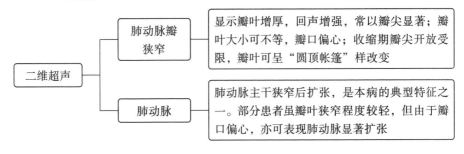

二维超声

- 肺动脉瓣狭窄：显示瓣叶增厚，回声增强，常以瓣尖显著；瓣叶大小可不等，瓣口偏心；收缩期瓣尖开放受限，瓣叶可呈"圆顶帐篷"样改变
- 肺动脉：肺动脉主干狭窄后扩张，是本病的典型特征之一。部分患者虽瓣叶狭窄程度较轻，但由于瓣口偏心，亦可表现肺动脉显著扩张

续流程

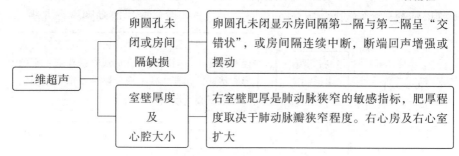

| 二维超声 | 卵圆孔未闭或房间隔缺损 | 卵圆孔未闭显示房间隔第一隔与第二隔呈"交错状",或房间隔连续中断,断端回声增强或摆动 |
| | 室壁厚度及心腔大小 | 右室壁肥厚是肺动脉狭窄的敏感指标,肥厚程度取决于肺动脉瓣狭窄程度。右心房及右心室扩大 |

2. 多普勒超声

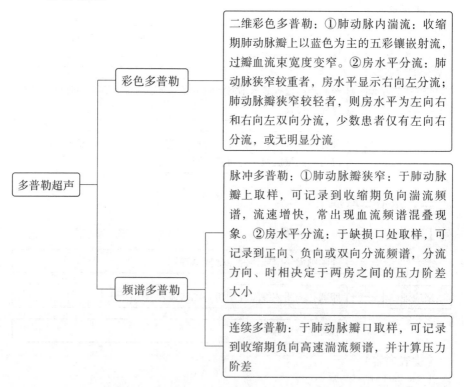

多普勒超声	彩色多普勒	二维彩色多普勒:①肺动脉内湍流:收缩期肺动脉瓣上以蓝色为主的五彩镶嵌射流,过瓣血流束宽度变窄。②房水平分流:肺动脉狭窄较重者,房水平显示右向左分流;肺动脉瓣狭窄较轻者,则房水平为左向右和右向左双向分流,少数患者仅有左向右分流,或无明显分流
	频谱多普勒	脉冲多普勒:①肺动脉瓣狭窄:于肺动脉瓣上取样,可记录到收缩期负向湍流频谱,流速增快,常出现血流频谱混叠现象。②房水平分流:于缺损口处取样,可记录到正向、负向或双向分流频谱,分流方向、时相决定于两房之间的压力阶差大小
		连续多普勒:于肺动脉瓣口取样,可记录到收缩期负向高速湍流频谱,并计算压力阶差

3. 心脏声学造影　少数法洛三联症患者,彩色多普勒房水平分流不明显时,可采用右心声学造影的检查方法。外周静脉注射声学造影剂后,右房首先显影,造影剂可经房间隔缺损或未闭卵圆孔处进入左房,呈典型的房水平右向左分流。

【注意事项】

极少数成年患者因经胸超声心动图图像显示不佳,明确诊断有一定困难时,可行经食管超声心动图及心脏声学造影检查。

三、右心室双出口

【适应证】

适应证 ——
- 发育差，有或无发绀与杵状指（趾），并活动能力受限，胸前区有抬举性搏动
- 胸骨左缘有收缩期杂音或伴震颤，或胸骨右缘可闻及响亮的收缩期杂音
- X 线示心影增大，右心室增大，肺动脉增粗

【检查方法】

检查方法 ——
- 变换患者体位，以寻找好的透声窗。主要扫查左心长轴切面、大动脉短轴与长轴切面、四腔心切面、心尖左心长轴切面、左右心室流出道切面、胸骨上窝方位切面等
- 应从多个方位显示主动脉与肺动脉的起源以及排列关系，判断心房、心室、大动脉的连接与空间方位
- 应用彩色多普勒显示心腔内与大血管腔内的异常血流信号。用频谱多普勒测量异常血流的流速与压力差

【检查内容】

检查内容 ——
- 对心房、心室、大动脉依次进行观察，判断其连接关系
- 观察主动脉与肺动脉是否同时起源于右心室，并对主动脉与肺动脉进行正确判断。显示主动脉与肺动脉的排列关系与空间位置。观察主、肺动脉瓣结构与活动是否正常。测量主、肺动脉的内径
- 显示室间隔是否连续完整，观察室间隔回声中断的部位、大小以及与大动脉的位置关系
- 观察各心腔的大小，特别是左心室的大小
- 观察半月瓣与房室瓣的关系
- 注意观察心脏与大血管的其他合并畸形

续流程

检查内容	应用彩色多普勒显示心房与心室水平有无分流，特别注意主动脉与肺动脉瓣部位有无高速血流信号，以及动脉导管部位有无分流信号
	频谱多普勒测量异常血流速度与压差，若存在动脉导管未闭，则频谱多普勒呈特征性频谱
	声学造影检查时主动脉与肺动脉腔内同时出现造影剂回声。左右心腔内亦可出现造影剂

【注意事项】

注意事项	正确判断主、肺动脉的起源，特别是在一支大血管发生骑跨时，应注意判断骑跨血管主要起自哪个心室腔
	注意检出合并的心脏与大血管畸形，如房间隔缺损、动脉导管未闭、心内膜垫缺损、单心室、二尖瓣畸形、冠状动脉起源及走行异常、主动脉缩窄、左位上腔静脉、右位主动脉弓等
	对部分大血管显示困难者，应建议行磁共振成像与心血管造影检查

四、大动脉转位

【适应证】

适应证	发绀、呼吸急促、活动能力差
	心前区有杂音、心音响亮
	X线片示心底部大血管影狭窄，升主动脉、主动脉结与肺动脉主干影重叠分辨不清，肺血增多或减少
	心电图示电轴右偏和右心室或双室增大

【检查方法】

| 检查方法 | 注意观察左心长轴切面、心尖四腔心与五腔心切面、大动脉短轴与长轴切面 |
| | 在剑突下扫查时，不仅能观察心脏结构，还可以显示内脏方位，并可同时显示大动脉及其与相应心室的连接关系 |

续流程

检查方法

胸骨上窝和高位胸骨旁切面可追踪主动脉起源直至主动脉弓及其分支；心底短轴切面可显示大动脉空间方位及冠状动脉的开口和主干

在扫查过程中，要依次显示与判断心房、心室与大动脉的结构及其相互连接关系，判别大动脉转位的类型

用彩色多普勒观察心腔、大血管以及瓣膜部位的异常血流，用频谱多普勒测量异常血流的流速与压力差

经外周静脉注射声学造影剂可明确心内异常血流的分流方向、途径与时相

【检查内容】

检查内容

确定内脏的位置关系，确定左、右心房的位置

多个方位显示房室瓣形态与结构，明确二尖瓣与三尖瓣，确定解剖左心室与解剖右心室

通过大动脉短轴、长轴切面及胸骨上窝等部位扫描，明确主动脉与肺动脉及其位置关系

显示大动脉与解剖心室的连接关系，明确大动脉转位的类型

观察房室腔大小、房室瓣与半月瓣的形态结构及活动、房间隔与室间隔是否有回声中断

观察是否合并有其他心脏与大血管畸形

应用彩色多普勒显示心腔、瓣膜以及大血管部位异常血流的彩色多普勒信号

应用频谱多普勒探测异常血流的部位、测量异常血流的流速与压差

注射声学造影剂观察异常血流的方向与途径

【注意事项】

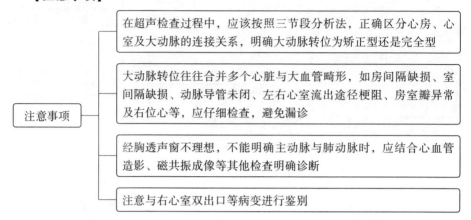

注意事项
- 在超声检查过程中，应该按照三节段分析法，正确区分心房、心室及大动脉的连接关系，明确大动脉转位为矫正型还是完全型
- 大动脉转位往往合并多个心脏与大血管畸形，如房间隔缺损、室间隔缺损、动脉导管未闭、左右心室流出途径梗阻、房室瓣异常及右位心等，应仔细检查，避免漏诊
- 经胸透声窗不理想，不能明确主动脉与肺动脉时，应结合心血管造影、磁共振成像等其他检查明确诊断
- 注意与右心室双出口等病变进行鉴别

五、永存动脉干

【适应证】

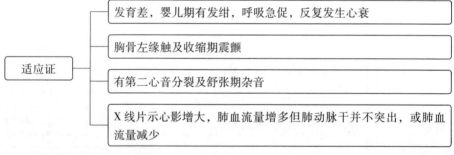

适应证
- 发育差，婴儿期有发绀，呼吸急促，反复发生心衰
- 胸骨左缘触及收缩期震颤
- 有第二心音分裂及舒张期杂音
- X线片示心影增大，肺血流量增多但肺动脉干并不突出，或肺血流量减少

【检查方法】

常规胸骨旁、心尖或剑突下等切面进行检查。由于动脉干的病变位置较高，应在胸骨上窝声窗部位进行重点观察。如在胸前探测时未能清楚显示右心室流出道或肺动脉者，应高度警惕本病的存在。通过多个切面仔细寻找大动脉的数目，并注意大动脉的分支情况。利用多普勒超声对异常血流进行显示并测量。

【检查内容】

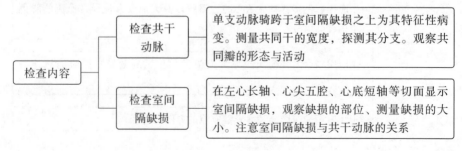

检查内容
- 检查共干动脉：单支动脉骑跨于室间隔缺损之上为其特征性病变。测量共同干的宽度，探测其分支。观察共同瓣的形态与活动
- 检查室间隔缺损：在左心长轴、心尖五腔、心底短轴等切面显示室间隔缺损，观察缺损的部位、测量缺损的大小。注意室间隔缺损与共干动脉的关系

续流程

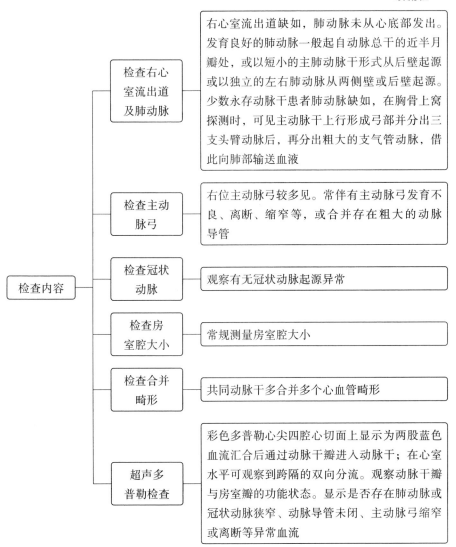

检查内容

检查右心室流出道及肺动脉：右心室流出道缺如，肺动脉未从心底部发出。发育良好的肺动脉一般起自动脉总干的近半月瓣处，或以短小的主肺动脉干形式从后壁起源或以独立的左右肺动脉从两侧壁或后壁起源。少数永存动脉干患者肺动脉缺如，在胸骨上窝探测时，可见主动脉干上行形成弓部并分出三支头臂动脉后，再分出粗大的支气管动脉，借此向肺部输送血液

检查主动脉弓：右位主动脉弓较多见。常伴有主动脉弓发育不良、离断、缩窄等，或合并存在粗大的动脉导管

检查冠状动脉：观察有无冠状动脉起源异常

检查房室腔大小：常规测量房室腔大小

检查合并畸形：共同动脉干多合并多个心血管畸形

超声多普勒检查：彩色多普勒心尖四腔心切面上显示为两股蓝色血流汇合后通过动脉干瓣进入动脉干；在心室水平可观察到跨隔的双向分流。观察动脉干瓣与房室瓣的功能状态。显示是否存在肺动脉或冠状动脉狭窄、动脉导管未闭、主动脉弓缩窄或离断等异常血流

【注意事项】

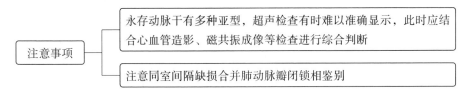

注意事项

永存动脉干有多种亚型，超声检查有时难以准确显示，此时应结合心血管造影、磁共振成像等检查进行综合判断

注意同室间隔缺损合并肺动脉瓣闭锁相鉴别

六、肺静脉异位引流

【检查内容】

1. 二维超声

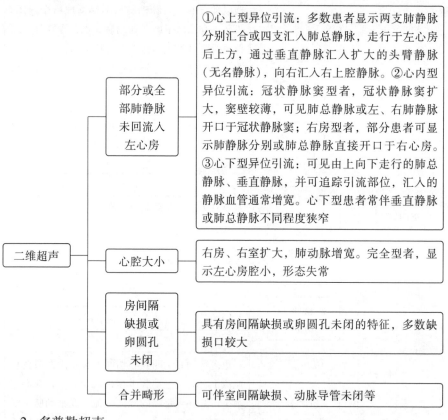

二维超声

部分或全部肺静脉未回流入左心房 → ①心上型异位引流：多数患者显示两支肺静脉分别汇合或四支汇入肺总静脉，走行于左心房后上方，通过垂直静脉汇入扩大的头臂静脉（无名静脉），向右汇入右上腔静脉。②心内型异位引流：冠状静脉窦型者，冠状静脉窦扩大，窦壁较薄，可见肺总静脉或左、右肺静脉开口于冠状静脉窦；右房型者，部分患者可显示肺静脉分别或肺总静脉直接开口于右心房。③心下型异位引流：可见由上向下走行的肺总静脉、垂直静脉，并可追踪引流部位，汇入的静脉血管通常增宽。心下型患者常伴垂直静脉或肺总静脉不同程度狭窄

心腔大小 → 右房、右室扩大，肺动脉增宽。完全型者，显示左心房腔小，形态失常

房间隔缺损或卵圆孔未闭 → 具有房间隔缺损或卵圆孔未闭的特征，多数缺损口较大

合并畸形 → 可伴室间隔缺损、动脉导管未闭等

2. 多普勒超声

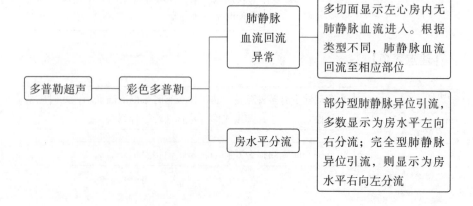

多普勒超声 → 彩色多普勒

肺静脉血流回流异常 → 多切面显示左心房内无肺静脉血流进入。根据类型不同，肺静脉血流回流至相应部位

房水平分流 → 部分型肺静脉异位引流，多数显示为房水平左向右分流；完全型肺静脉异位引流，则显示为房水平右向左分流

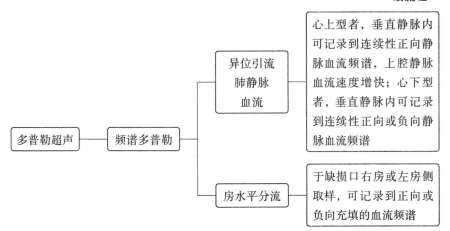

续流程

3. 经食管超声心动图　异位肺静脉引流口：经食管二维超声可显示部分型异位引流的肺静脉与右房或冠状静脉窦或上腔静脉相通，其余的肺静脉仍与左心房连接；完全型肺静脉异位引流者，显示左房壁无肺静脉开口。彩色多普勒可发现左房内无肺静脉血流信号，并可显示畸形引流的肺总静脉血流进入冠状静脉窦或上腔静脉。

【注意事项】

肺静脉异位引流入奇静脉或右房，尤其是混合型者，由于受检查部位、切面的限制，经胸超声心动图诊断有一定的困难，经食管超声心动图检查可提高诊断符合率。

七、单心室

【适应证】

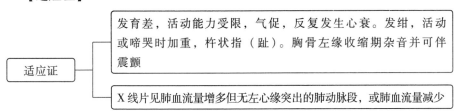

【检查方法】

单心室患儿发绀与心衰出现较早，超声检查时注意应从剑突下、胸骨旁多个切面进行。变换患者检查体位，寻找适当的透声窗，并调整探头声束的扫描角度与方向，以清晰显示心脏结构为原则。正常室间隔易在胸骨旁短轴切面、心尖四腔切面、剑突下长轴或短轴切面中显示，这些切面同样适用于复杂先天性心脏病，以确认或排除室间隔的存在与否。

【检查内容】

检查内容

- 二维超声探测单心室结构时突出表现为一个大心室腔，心室内正常室间隔结构回声缺如是单心室的主要图像特征。无正常的室间隔与大动脉之间的连续关系。通过观察附属腔的方位和心室的形态学特征肌小梁、调节束、乳头肌数目等，有助于确定单心室为形态左心室抑或形态右心室

- 附属心室可发出大血管，少部分患者找不到附属心室

- 房室瓣可为两组瓣、共同房室瓣或单组房室瓣伴另组房室瓣闭锁

- 大血管是单心室畸形的重要改变之一。其病理变化多种多样，但大致可分为以下四类：正常心室-大动脉连接、大动脉转位、双出口、单出口

- 超声心动图有助于确定流出道梗阻的类型（狭窄或闭锁）及部位（瓣上或瓣下）

- 合并畸形，如心房反位或体、肺静脉畸形引流

- 彩色多普勒显示心腔、瓣膜及大动脉腔等部位的异常血流。频谱多普勒可探及狭窄处的收缩期湍流频谱，测量异常血流的流速与压力阶差

- 周围静脉注射声学造影剂后，首先于三尖瓣口见云雾状反射，随心室舒张，立即进入巨大的心室内，心室腔全部充盈，说明为一共同的心室

【注意事项】

在对单心室检查过程中应特别注意以下几方面。

注意事项

- 正确判断残存室间隔存在与否及残余程度。注意大心室内单个或多个巨大乳头肌可具有类似室间隔残端的外貌，使单心室误诊为巨大室间隔缺损

- 附属心室的存在与否及其位置

续流程

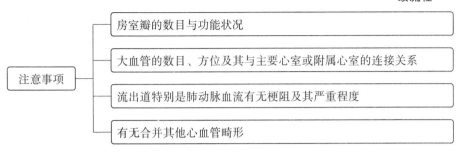

| 注意事项 |
| 房室瓣的数目与功能状况 |
| 大血管的数目、方位及其与主要心室或附属心室的连接关系 |
| 流出道特别是肺动脉血流有无梗阻及其严重程度 |
| 有无合并其他心血管畸形 |

八、三尖瓣下移畸形

【适应证】

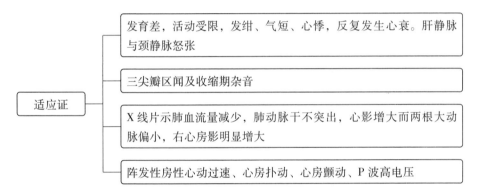

| 适应证 |
| 发育差，活动受限，发绀、气短、心悸，反复发生心衰。肝静脉与颈静脉怒张 |
| 三尖瓣区闻及收缩期杂音 |
| X 线片示肺血流量减少，肺动脉干不突出，心影增大而两根大动脉偏小，右心房影明显增大 |
| 阵发性房性心动过速、心房扑动、心房颤动、P 波高电压 |

【检查方法】

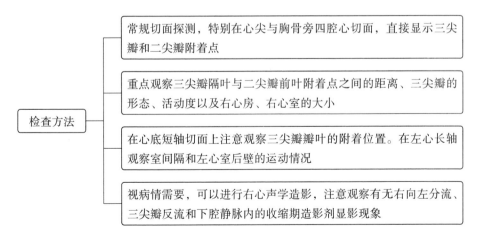

| 检查方法 |
| 常规切面探测，特别在心尖与胸骨旁四腔心切面，直接显示三尖瓣和二尖瓣附着点 |
| 重点观察三尖瓣隔叶与二尖瓣前叶附着点之间的距离、三尖瓣的形态、活动度以及右心房、右心室的大小 |
| 在心底短轴切面上注意观察三尖瓣瓣叶的附着位置。在左心长轴观察室间隔和左心室后壁的运动情况 |
| 视病情需要，可以进行右心声学造影，注意观察有无右向左分流、三尖瓣反流和下腔静脉内的收缩期造影剂显影现象 |

【检查内容】

检查内容

- 观察三尖瓣叶的形态与附着部位。心尖四腔心切面或胸骨旁四腔心切面可满意地显示三尖瓣隔叶和前叶的附着部位、形态与活动。正常情况下，三尖瓣隔叶附着点略低于二尖瓣前叶的附着点，但两者相距不会>1.0cm。在 Ebstein 畸形的情况下，其下移距离往往超过这一限度，若达 1.5cm，则有肯定的诊断价值，这是目前较为公认的诊断指标。可出现隔叶发育异常、缺如等。三尖瓣前叶冗长、下移。右心室流入道切面可显示三尖瓣后叶

- 检查三尖瓣闭合点：可见三尖瓣闭合点有明显缝隙

- 观察部分右心室房化状态。三尖瓣闭合点位置明显下移，部分右心室腔被房化，与固有右心房合并形成巨大的右心房腔。观察右心房腔内是否有血栓

- 观察合并畸形，如房间隔缺损等

- 用彩色多普勒显示三尖瓣反流与心腔内的异常分流，用频谱多普勒测量异常血流的流速与压差

- 用声学造影术观察房间隔水平的分流方向

- 测量各房室大小与评价心功能

【注意事项】

注意事项

- 典型的三尖瓣下移较易明确诊断，对不典型的三尖瓣下移病例，在检查过程中要仔细观察三尖瓣的附着点

- 注意与其他病因所致的三尖瓣重度关闭不全相鉴别

- 对少数合并卵圆孔未闭及小房间隔缺损患者，用二维超声和彩色多普勒难以确定诊断时，可选用心脏声学造影检查方法，以明确诊断

九、三尖瓣闭锁

【适应证】

适应证

- 发育差，活动受限和劳力性呼吸困难、蹲踞

- 发绀、气促、多汗、反复发生心衰

续流程

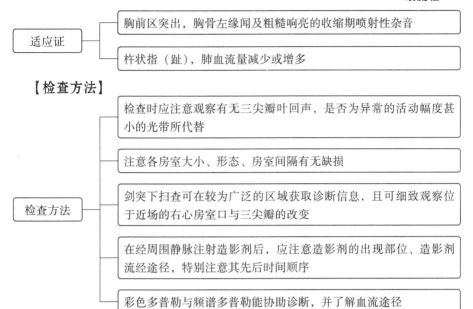

适应证
- 胸前区突出，胸骨左缘闻及粗糙响亮的收缩期喷射性杂音
- 杵状指（趾），肺血流量减少或增多

【检查方法】

检查方法
- 检查时应注意观察有无三尖瓣叶回声，是否为异常的活动幅度甚小的光带所代替
- 注意各房室大小、形态、房室间隔有无缺损
- 剑突下扫查可在较为广泛的区域获取诊断信息，且可细致观察位于近场的右心房室口与三尖瓣的改变
- 在经周围静脉注射造影剂后，应注意造影剂的出现部位、造影剂流经途径，特别注意其先后时间顺序
- 彩色多普勒与频谱多普勒能协助诊断，并了解血流途径

【检查内容】

1. 二维超声

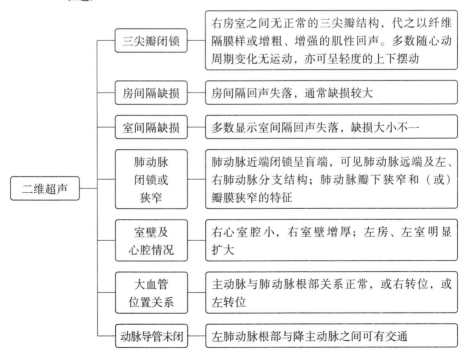

二维超声
- 三尖瓣闭锁：右房室之间无正常的三尖瓣结构，代之以纤维隔膜样或增粗、增强的肌性回声。多数随心动周期变化无运动，亦可呈轻度的上下摆动
- 房间隔缺损：房间隔回声失落，通常缺损较大
- 室间隔缺损：多数显示室间隔回声失落，缺损大小不一
- 肺动脉闭锁或狭窄：肺动脉近端闭锁呈盲端，可见肺动脉远端及左、右肺动脉分支结构；肺动脉瓣下狭窄和（或）瓣膜狭窄的特征
- 室壁及心腔情况：右心室腔小，右室壁增厚；左房、左室明显扩大
- 大血管位置关系：主动脉与肺动脉根部关系正常，或右转位，或左转位
- 动脉导管未闭：左肺动脉根部与降主动脉之间可有交通

2. 多普勒超声

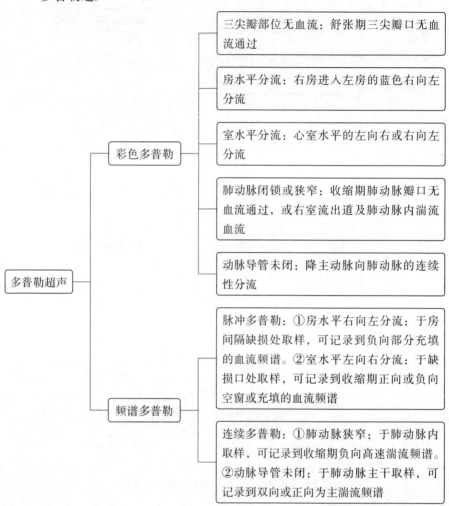

多普勒超声
- 彩色多普勒
  - 三尖瓣部位无血流：舒张期三尖瓣口无血流通过
  - 房水平分流：右房进入左房的蓝色右向左分流
  - 室水平分流：心室水平的左向右或右向左分流
  - 肺动脉闭锁或狭窄：收缩期肺动脉瓣口无血流通过，或右室流出道及肺动脉内湍流血流
  - 动脉导管未闭：降主动脉向肺动脉的连续性分流
- 频谱多普勒
  - 脉冲多普勒：①房水平右向左分流：于房间隔缺损处取样，可记录到负向部分充填的血流频谱。②室水平左向右分流：于缺损口处取样，可记录到收缩期正向或负向空窗或充填的血流频谱
  - 连续多普勒：①肺动脉狭窄：于肺动脉内取样，可记录到收缩期负向高速湍流频谱。②动脉导管未闭：于肺动脉主干取样，可记录到双向或正向为主湍流频谱

【注意事项】

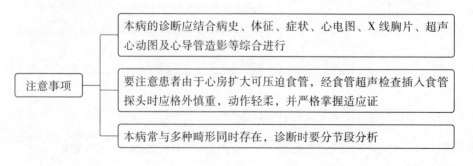

注意事项
- 本病的诊断应结合病史、体征、症状、心电图、X 线胸片、超声心动图及心导管造影等综合进行
- 要注意患者由于心房扩大可压迫食管，经食管超声检查插入食管探头时应格外慎重，动作轻柔，并严格掌握适应证
- 本病常与多种畸形同时存在，诊断时要分节段分析

十、左心发育不良综合征

【适应证】

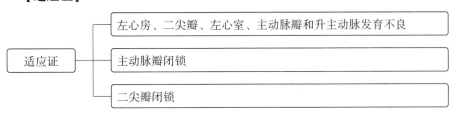

适应证
- 左心房、二尖瓣、左心室、主动脉瓣和升主动脉发育不良
- 主动脉瓣闭锁
- 二尖瓣闭锁

【检查内容】

1. 二维超声

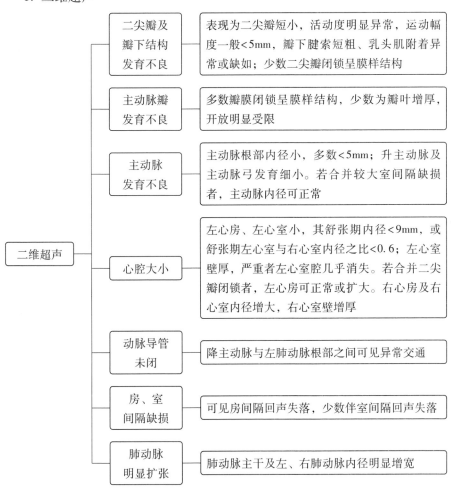

二维超声

二尖瓣及瓣下结构发育不良	表现为二尖瓣短小，活动度明显异常，运动幅度一般<5mm，瓣下腱索短粗、乳头肌附着异常或缺如；少数二尖瓣闭锁呈膜样结构
主动脉瓣发育不良	多数瓣膜闭锁呈膜样结构，少数为瓣叶增厚，开放明显受限
主动脉发育不良	主动脉根部内径小，多数<5mm；升主动脉及主动脉弓发育细小。若合并较大室间隔缺损者，主动脉内径可正常
心腔大小	左心房、左心室小，其舒张期内径<9mm，或舒张期左心室与右心室内径之比<0.6；左心室壁厚，严重者左心室腔几乎消失。若合并二尖瓣闭锁者，左心房可正常或扩大。右心房及右心室内径增大，右心室壁增厚
动脉导管未闭	降主动脉与左肺动脉根部之间可见异常交通
房、室间隔缺损	可见房间隔回声失落，少数伴室间隔回声失落
肺动脉明显扩张	肺动脉主干及左、右肺动脉内径明显增宽

2. 多普勒超声

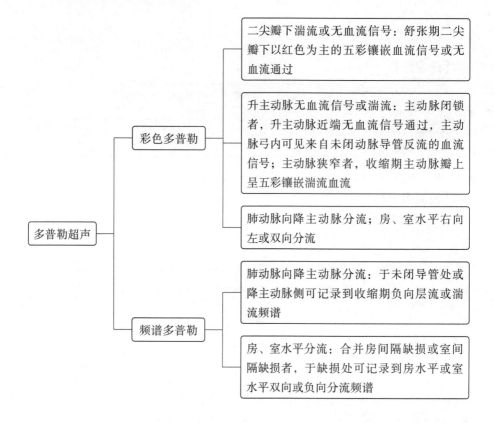

第四章

胸壁、胸膜、肺与纵隔超声检查操作常规

第一节　胸部超声检查

由于胸廓骨组织的遮挡和肺组织内气体的干扰，限制了超声影像在胸部疾病中的应用，但是对于比较表浅的病变，如胸腔积液的诊断与定位，超声引导下肺组织周边肿块及胸壁包块的穿刺活检等方面，目前仍具有不可替代的优势。

一、适应证

患者经临床、X 线检查或 CT 与 MRI 检查发现胸壁、胸膜及肺外周型病灶或可疑病灶、胸腔积液、肺实变者，均可进一步做超声检查。

```
适应证 ─┬─ 判断胸腔积液的量与分布范围，鉴别游离性积液或包裹性积液，
        │   初步判断积液的性质
        │
        ├─ 判断胸膜增厚的程度及范围、胸膜有无钙化、是否与胸壁粘连等
        │
        ├─ 判断胸膜占位性病变为局限性或弥漫性，并结合临床初步判断病
        │   变的性质
        │
        ├─ 病灶位于肺外周或肺中央型病变伴周围肺组织实变时，超声通常
        │   可清晰显示，可以了解病灶大小、范围及内部特征、邻近组织器
        │   官受侵犯情况等
        │
        ├─ 判断肺不张程度及内部结构等
        │
        ├─ 部分肺炎、肺脓肿病变（邻近胸壁或深部病灶伴周围肺组织实变
        │   者）的诊断与治疗后随访
        │
        └─ 肺囊性病变、支气管囊肿、肺包虫囊肿等囊性病变邻近胸壁者
```

二、检查方法

【患者准备】

经胸壁探查患者，无需特殊准备。

【体位】

超声检查胸部疾病可根据患者情况及病变位置选择适宜的体位，各种体位下应同时保持患侧胸背部稍向外弓，以利于增宽肋间隙。实际探查时，可依据患者情况及病变位置选择适宜的体位，便于显示病灶及介入手术操作。

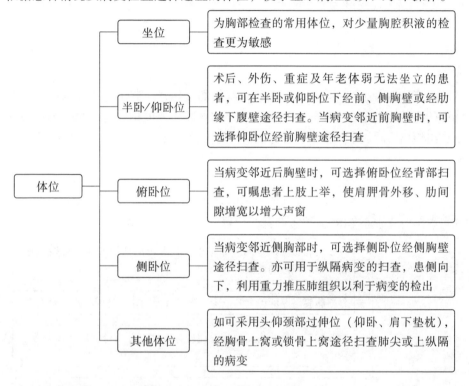

体位
- 坐位：为胸部检查的常用体位，对少量胸腔积液的检查更为敏感
- 半卧/仰卧位：术后、外伤、重症及年老体弱无法坐立的患者，可在半卧或仰卧位下经前、侧胸壁或经肋缘下腹壁途径扫查。当病变邻近前胸壁时，可选择仰卧位经前胸壁途径扫查
- 俯卧位：当病变邻近后胸壁时，可选择俯卧位经背部扫查，可嘱患者上肢上举，使肩胛骨外移、肋间隙增宽以增大声窗
- 侧卧位：当病变邻近侧胸部时，可选择侧卧位经侧胸壁途径扫查。亦可用于纵隔病变的扫查，患侧向下，利用重力推压肺组织以利于病变的检出
- 其他体位：如可采用头仰颈部过伸位（仰卧、肩下垫枕），经胸骨上窝或锁骨上窝途径扫查肺尖或上纵隔的病变

【仪器条件】

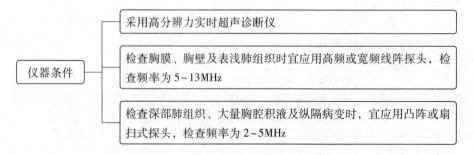

仪器条件
- 采用高分辨力实时超声诊断仪
- 检查胸膜、胸壁及表浅肺组织时宜应用高频或宽频线阵探头，检查频率为 5~13MHz
- 检查深部肺组织、大量胸腔积液及纵隔病变时，宜应用凸阵或扇扫式探头，检查频率为 2~5MHz

续流程

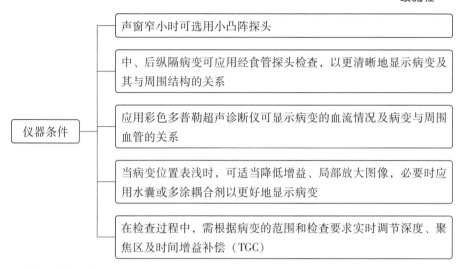

仪器条件
- 声窗窄小时可选用小凸阵探头
- 中、后纵隔病变可应用经食管探头检查，以更清晰地显示病变及其与周围结构的关系
- 应用彩色多普勒超声诊断仪可显示病变的血流情况及病变与周围血管的关系
- 当病变位置表浅时，可适当降低增益、局部放大图像，必要时应用水囊或多涂耦合剂以更好地显示病变
- 在检查过程中，需根据病变的范围和检查要求实时调节深度、聚焦区及时间增益补偿（TGC）

【扫查方法】

首先，查看胸部 X 线片，CT、MRI 片，明确超声检查重点。胸部超声扫查易受肋骨及肺气的干扰，扫查时可嘱患者双手上抬或抱头以使肋间充分展开，同时注意灵活利用患者吸气呼气的不同状态进行观察。

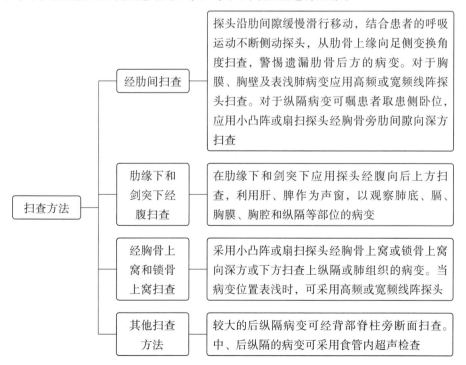

扫查方法
- 经肋间扫查：探头沿肋间隙缓慢滑行移动，结合患者的呼吸运动不断侧动探头，从肋骨上缘向足侧变换角度扫查，警惕遗漏肋骨后方的病变。对于胸膜、胸壁及表浅肺病变应用高频或宽频线阵探头扫查。对于纵隔病变可嘱患者取患侧卧位，应用小凸阵或扇扫探头经胸骨旁肋间隙向深方扫查
- 肋缘下和剑突下经腹扫查：在肋缘下和剑突下应用探头经腹向后上方扫查，利用肝、脾作为声窗，以观察肺底、膈、胸膜、胸腔和纵隔等部位的病变
- 经胸骨上窝和锁骨上窝扫查：采用小凸阵或扇扫探头经胸骨上窝或锁骨上窝向深方或下方扫查上纵隔或肺组织的病变。当病变位置表浅时，可采用高频或宽频线阵探头
- 其他扫查方法：较大的后纵隔病变可经背部脊柱旁断面扫查。中、后纵隔的病变可采用食管内超声检查

三、检查内容

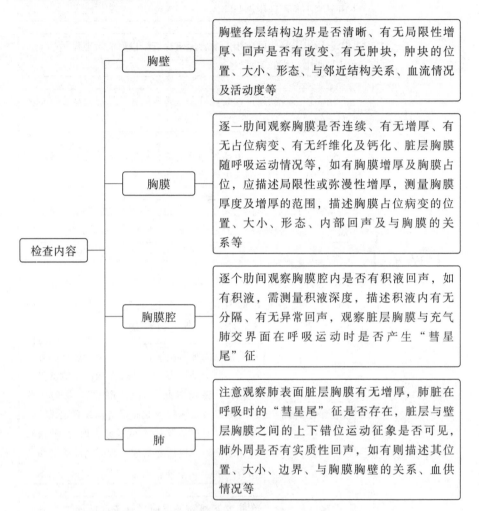

检查内容

胸壁	胸壁各层结构边界是否清晰、有无局限性增厚、回声是否有改变、有无肿块、肿块的位置、大小、形态、与邻近结构关系、血流情况及活动度等
胸膜	逐一肋间观察胸膜是否连续、有无增厚、有无占位病变、有无纤维化及钙化、脏层胸膜随呼吸运动情况等，如有胸膜增厚及胸膜占位，应描述局限性或弥漫性增厚，测量胸膜厚度及增厚的范围，描述胸膜占位病变的位置、大小、形态、内部回声及与胸膜的关系等
胸膜腔	逐个肋间观察胸膜腔内是否有积液回声，如有积液，需测量积液深度，描述积液内有无分隔、有无异常回声，观察脏层胸膜与充气肺交界面在呼吸运动时是否产生"彗星尾"征
肺	注意观察肺表面脏层胸膜有无增厚，肺脏在呼吸时的"彗星尾"征是否存在，脏层与壁层胸膜之间的上下错位运动征象是否可见，肺外周是否有实质性回声，如有则描述其位置、大小、边界、与胸膜胸壁的关系、血供情况等

第二节　胸壁疾病

胸壁除乳腺及皮肤外，其他组织如肋骨、肋软骨、胸骨、脂肪、神经、血管、肌肉及淋巴组织可发生多种疾病，其中以炎症、肿瘤和外伤最多见。超声诊断可以判断病变的来源、性质、大小及其与周围组织结构的关系等。

一、胸壁炎性肌病

【检查内容】

检查方法	胸膜和肺周围较小病变可采用高频超声探头，频率 5~10MHz；胸腔及肺周围较大病变可采用低频超声探头，频率 3.5~5MHz；观察纵隔及深部病变，可采用 2.5~3.5MHz 的成人心脏探头，后纵隔病变也可采用经食管腔内探头
检查内容	沿肋间平行肋骨探查，胸壁的软组织呈现分层的低回声，其后方紧贴胸膜和肺组织，呈现明亮的线样强回声。超声切面垂直于肋间探查时，肋骨呈现间断的圆弧形强回声并伴有明显的声影，其间间以胸壁软组织的低回声

【注意事项】

注意事项 ─┬─ 超声表现取决于炎症类型及病理的不同阶段，炎症早期病变未液化或仅有极少部分液化时，声像图不典型，容易误诊、漏诊，超声诊断需密切结合临床表现

└─ 脓肿一旦形成，有效的治疗方法是脓肿切开引流术。因此，明确诊断炎症阶段对于治疗有重要的指导意义

二、胸壁肿瘤

【检查内容】

检查内容 ─┬─ 包块自胸壁向胸腔隆起，凸向肺内。其后方可见受压的胸膜强光带回声和随呼吸运动的肺组织多重反射强回声，而肿块自身不随呼吸活动

├─ 由于种类繁多，根据组织起源的差异，可有不同的超声表现。良性肿瘤大多局限，呈圆形或椭圆形，边界清晰，形态规则，其周围的组织解剖结构正常或受压。而恶性肿瘤大多呈侵袭样生长，边界不清晰，形态不规则，与周围组织分界不清，部分恶性肿瘤可以侵犯肋骨，内部回声不均匀，但以低回声为主

├─ 良性肿瘤血供多不丰富，恶性肿瘤多数血供丰富，但无特异性

└─ 超声引导下的穿刺活检，可以得到明确的病理诊断

【注意事项】

脂肪瘤包膜菲薄，部分瘤体边界与正常组织分界不十分清晰，需用高频线阵探头扫查，且需触诊核实，并注意双侧对比扫查。

第三节　胸膜疾病

一、胸腔积液

正常胸膜腔含有少许的生理性液体。任何原因造成其渗出增加和（或）再吸收减少就会出现胸膜腔内的液体积聚，形成病理性的胸腔积液。胸腔积液按照形态学及声像图特点，可分为游离性积液和包裹性积液；按内部化学成分及成因不同可分为渗出液和漏出液。超声对胸腔积液敏感、特异，是首选的诊断方法，有助于重症患者的床旁检查及对胸腔积液的变化情况进行监测随访。临床上，超声还广泛应用于胸腔积液穿刺抽吸的定位与引导，既可对液体进行实验室检查以进一步明确性质及病因，亦可进行引流治疗。

【检查内容】

检查内容

- 由腋中线、肋膈窦的最低位开始扫查，发现胸腔液性无回声区后，依次检查各肋间找到积液的边缘部位。确定积液的范围和无回声区的最大径

- 如果可能，患者取坐位或立位，在背部肩胛线和腋中线之间做矢状切面扫查，在中胸部水平横切面扫查

- 观察液性区内有无漂浮的点状、条索状回声及蜂窝状回声，有无分隔或异常肿块

- 观察大量积液时肺实变——肺组织受压的程度

- 转动体位观察液体有无移动，确定其为游离性或包裹性

- 大致估计积液的多少

- 胸腔穿刺引流的超声定位，选择最宽无回声区部位，避开压缩的肺组织常选用腋后线和肩胛线之间较低位置为穿刺点，患者取坐位或半卧位

- 引流后用超声观察治疗效果

【注意事项】

注意事项

- 超声发现肺下或肋膈角积液较 X 线片、CT 更为灵敏，但判断积液的性质和病理意义较困难

- 利用体位改变、积液移动改善超声窗，超声窗较小时采用小凸阵探头扫查更利于检出

- 超声定位胸腔积液穿刺点的确定，应注明体位、进针角度和深度，防止误伤肝、脾、肾、横膈。液体较少时宜在超声引导下进行。极少量的胸腔积液或叶间积液，超声定位困难者不宜穿刺抽液

- 脓胸常显示为含液病变区，内有微细的点状或斑片状回声或分隔，或伴有胸膜增厚，声像图不典型者常使超声定性诊断发生困难

- 行癌性胸膜炎的穿刺抽液时，穿刺点选择胸膜正常或平整的部位，避开胸膜的隆起或增厚部位

- 积液引流每次不超过 500~1000ml，患者如有出冷汗、血压下降等表现应立即中止抽液，平卧，必要时注射 0.1% 肾上腺素 0.3~0.5ml

- 于肋缘下探查，胸腔积液应注意与腹腔积液区别，注意分辨膈肌与脾脏、肝脏包膜的回声及间隙、脏器错位运动等，有助于鉴别

- 位于肺底部的包裹性胸腔积液应注意与膈下脓肿鉴别

- 包裹性积液内部有回声时应注意与实性占位鉴别

二、胸膜肿瘤

胸膜肿瘤可分为原发性和继发性两大类。胸膜原发性肿瘤以胸膜间皮瘤为主，较为少见。胸膜继发性肿瘤为胸膜转移瘤，表现为胸膜上大小不等的结节向胸腔内凸出，并可伴有胸腔积液。当存在胸腔积液时，超声检查可较敏感地发现胸膜肿瘤，清晰显示病变的范围、形态、边缘、血流情况、与胸膜和肺组织的关系等。超声还可引导胸膜肿瘤的穿刺活检以明确病变的性质，为临床治疗提供客观依据。

【检查内容】

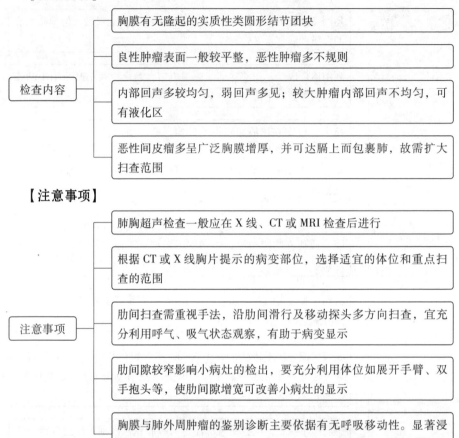

检查内容	胸膜有无隆起的实质性类圆形结节团块
	良性肿瘤表面一般较平整，恶性肿瘤多不规则
	内部回声多较均匀，弱回声多见；较大肿瘤内部回声不均匀，可有液化区
	恶性间皮瘤多呈广泛胸膜增厚，并可达膈上而包裹肺，故需扩大扫查范围

【注意事项】

注意事项	肺胸超声检查一般应在 X 线、CT 或 MRI 检查后进行
	根据 CT 或 X 线胸片提示的病变部位，选择适宜的体位和重点扫查的范围
	肋间扫查需重视手法，沿肋间滑行及移动探头多方向扫查，宜充分利用呼气、吸气状态观察，有助于病变显示
	肋间隙较窄影响小病灶的检出，要充分利用体位如展开手臂、双手抱头等，使肋间隙增宽可改善小病灶的显示
	胸膜与肺外周肿瘤的鉴别诊断主要依据有无呼吸移动性。显著浸润时鉴别诊断有困难

第四节　肺部疾病

　　肺部病变诊断主要依赖 X 线片、CT 及支气管镜检查，由于肺为含气脏器，超声对肺部疾病的诊断有很大的局限性，仅可显示接近胸壁的外周型肺占位、伴有大片肺实变或不张的中央型肺占位、有胸腔积液存在肺被压缩的肺内病变，由于超声可以补充其他影像检查之不足，并可实时引导下穿刺活检，因此，超声在肺部疾病的诊断中仍有重要的临床价值。

一、肺肿瘤

　　肺部肿瘤中最常见的为肺癌，需注意只有发生于肺段或肺段以下支气管的周围型肺癌并贴近于胸壁，或在胸膜与瘤体之间的肺组织内有充血、水肿、渗出或继发肺实变时，方能使超声波穿透以显示病灶。邻近胸膜且无骨性结构遮挡的周围型肺肿瘤可应用超声进行探查，观察肿瘤的形态特征，根据肿瘤与周围结构（如胸膜、胸壁、横膈等）的关系判断肿瘤的浸润范围，并可进行超声引导下穿刺活检以获得肿瘤的病理诊断。然而超声对于中央型肺肿瘤的诊断价值有限，往往需要应用 X 线片、CT 等影像学检查或纤维支气管镜等进一步明确诊断。

【检查内容】

	肺外周近胸膜肿瘤多呈类圆形或不规则弱回声区，伴后方回声增强
	肿瘤回声多较均匀，瘤体较大且合并坏死者呈不均匀的强回声，中心有脓肿或坏死液化者可显示无回声液区。典型肿瘤有较厚的强回声包膜
检查内容	表面胸膜不平整、中断或呈内收凹陷，为胸膜受肿瘤侵犯的表现
	肿瘤侵及胸壁、胸膜时，则呼吸活动度受限或消失
	肿瘤侵及肋骨致严重的骨质破坏时，显示肋骨骨皮质表面回声不平整、粗糙、中断，后方回声得以显示

【注意事项】

	肺胸超声检查应在 X 线或 CT 或 MRI 检查后进行
	根据 CT 或 X 线胸片提示的病变部位，选择适宜的体位和重点扫查的范围
	肋间扫查需重视手法，沿肋间滑行及侧动探头多方向扫查，宜充分利用呼气、吸气状态观察，有助于病变显示
注意事项	肋间隙较窄影响小病灶的检出，要充分利用体位如展开手臂、双手抱头等使肋间隙增宽可改善小病灶的显示
	胸膜与肺外周肿瘤的鉴别诊断主要依据有无呼吸移动性。显著浸润时鉴别诊断有困难
	当肺叶实变时，应注意寻找原因，特别需要排除肺肿瘤病灶，注意起始气管内或气管周围有无异常回声团

二、肺炎症性病变

肺炎症性病变既包括肺实质或间质的弥漫性炎性渗出（肺炎），亦包括肺组织的局限性化脓性感染导致的肺脓肿。超声检查有助于肺内炎性病变的检出，可显示病变的形态、范围、边界，可检查实变的肺组织内是否合并占位性病变，可将肺内炎性病变与胸膜病变鉴别开来。超声尚可应用于引导肺脓肿的穿刺抽吸或置管引流。

【检查内容】

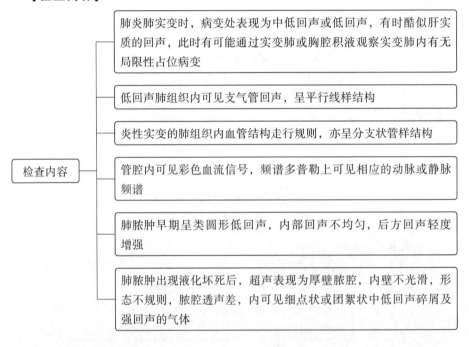

检查内容

- 肺炎肺实变时，病变处表现为中低回声或低回声，有时酷似肝实质的回声，此时有可能通过实变肺或胸腔积液观察实变肺内有无局限性占位病变
- 低回声肺组织内可见支气管回声，呈平行线样结构
- 炎性实变的肺组织内血管结构走行规则，亦呈分支状管样结构
- 管腔内可见彩色血流信号，频谱多普勒上可见相应的动脉或静脉频谱
- 肺脓肿早期呈类圆形低回声，内部回声不均匀，后方回声轻度增强
- 肺脓肿出现液化坏死后，超声表现为厚壁脓腔，内壁不光滑，形态不规则，脓腔透声差，内可见细点状或团絮状中低回声碎屑及强回声的气体

三、肺炎性假瘤

肺炎性假瘤是肺内一种良性病变，临床与影像学检查均缺乏特异性，易被误诊为肺癌或肺结核等。尽管单凭超声检查对肺炎性假瘤的定性诊断意义不大，但对于位置较表浅且无骨性支架及肺气遮挡的肺炎性假瘤，超声有助于显示病变的形态、大小、范围、边界、内部结构、与邻近组织的关系、内部血流情况等。通过超声引导可选择最佳穿刺路径，对病变进行穿刺活检以明确其病理性质，为临床诊断和治疗方案的选择提供确切的客观依据。

【检查内容】

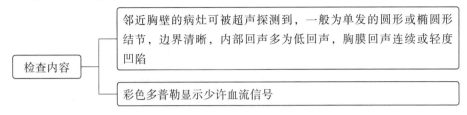

检查内容 ── 邻近胸壁的病灶可被超声探测到，一般为单发的圆形或椭圆形结节，边界清晰，内部回声多为低回声，胸膜回声连续或轻度凹陷

── 彩色多普勒显示少许血流信号

第五节　纵隔常见肿瘤

纵隔占位病变大部分来自胸腺、淋巴结、神经组织和纵隔间叶组织，以胸腺瘤、畸胎瘤、神经源性肿瘤常见，恶性淋巴瘤次之，其他少见。胸部 X 线片、CT、MRI 一直是临床检查纵隔占位性病变的主要手段。实践证明，超声可显示肿瘤的发生部位、形态、大小、与周围脏器的关系、肿瘤内部大致构成，并能在超声引导下准确穿刺取材，对于前纵隔占位尤其适宜。临床用经食管超声检查纵隔占位，显示出了比经胸超声更多的优越性。

一、胸腺瘤

【检查内容】

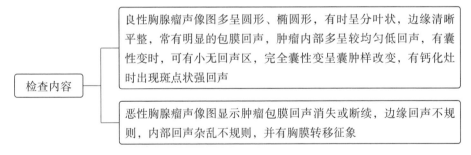

检查内容 ── 良性胸腺瘤声像图多呈圆形、椭圆形，有时呈分叶状，边缘清晰平整，常有明显的包膜回声，肿瘤内部多呈较均匀低回声，有囊性变时，可有小无回声区，完全囊性变呈囊肿样改变，有钙化灶时出现斑点状强回声

── 恶性胸腺瘤声像图显示肿瘤包膜回声消失或断续，边缘回声不规则，内部回声杂乱不规则，并有胸膜转移征象

【注意事项】

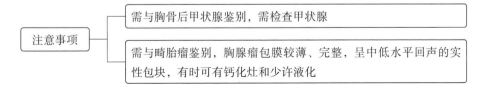

注意事项 ── 需与胸骨后甲状腺鉴别，需检查甲状腺

── 需与畸胎瘤鉴别，胸腺瘤包膜较薄、完整，呈中低水平回声的实性包块，有时可有钙化灶和少许液化

二、畸胎瘤

【检查内容】

检查内容

良性畸胎瘤大部分为囊性或囊实混合性，肿瘤外壁光滑，内壁可见回声各异的结节、团块附着于囊壁并凸向囊腔，有时囊肿内容为稀薄液体，与油脂样皮脂同时存在，后者漂浮于上方，显示为高回声，稀薄液体显示为无回声区，成为脂液分层征。部分囊性畸胎瘤，油脂液状物充满囊腔，呈类实质肿物，周边部可有高回声团，肿瘤后部回声不衰减

实质性畸胎瘤瘤体内大部分为实性成分，肿瘤边界清楚，回声各异的多种实性成分共存，含有骨骼或牙时可出现局限性强回声，后方伴有明显声影。如肿瘤呈分叶状，内部呈不均匀低回声，边缘不规则，增长迅速，合并胸腔及心包积液，高度提示恶性

【注意事项】

绝大部分畸胎瘤位于前纵隔，应与胸腺瘤鉴别。畸胎瘤以囊性为主，壁较厚，内部由多种组织成分构成，根据肿瘤的回声特点，结合易发部位，大部分于术前即可明确诊断。

三、神经源性肿瘤

【检查内容】

声像图表现为实质性，呈圆形或椭圆形，轮廓清晰，边缘光整，有包膜回声。内部为均匀低回声，发生囊性变及出血时，可出现大小不等的无回声区。

四、淋巴瘤

【检查内容】

淋巴瘤呈较均匀的弱回声或无回声区，呈多结节融合状，无明显包膜边界回声，有时不易与后方大血管断面及囊肿相鉴别。淋巴结肿大则呈散在分布的多个大小不等结节，鉴别诊断有时困难。

【注意事项】

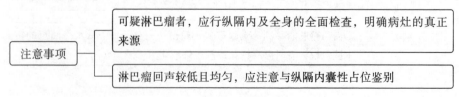

注意事项

可疑淋巴瘤者，应行纵隔内及全身的全面检查，明确病灶的真正来源

淋巴瘤回声较低且均匀，应注意与纵隔内囊性占位鉴别

第五章

肝脏超声检查操作常规

第一节　肝脏超声检查

　　超声检测技术是各种肝病的首选检查方法。二维实时超声显像主要用于肝脏形态变化的检查，而彩色多普勒血流显像则用于肝脏血管病变与血流动力学检查。超声检查显示肝脏的病变图像，属于声学物理的性质变化。同一病变，病程发展的不同阶段，超声图像表现不同；而不同病变，其声学物理性质相似，超声图像的表现可能相同。因此超声不能提示病理解剖学的诊断。小部分肝占位性病变超声检测不能鉴别良、恶性，如弥漫性肝硬化与弥漫性肝癌。有些肝内小结节则难以区别为炎性或肿瘤。必要时可在超声定位下行肝脏介入性活检或其他检查。临床医生对超声检查提示的结果，应密切结合临床表现及其他检查所见，经全面分析后确定诊断。

一、适应证

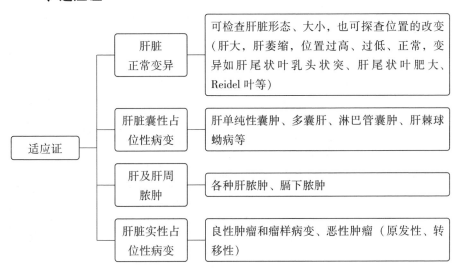

	肝脏正常变异	可检查肝脏形态、大小，也可探查位置的改变（肝大，肝萎缩，位置过高、过低、正常，变异如肝尾状叶乳头状突、肝尾状叶肥大、Reidel 叶等）
适应证	肝脏囊性占位性病变	肝单纯性囊肿、多囊肝、淋巴管囊肿、肝棘球蚴病等
	肝及肝周脓肿	各种肝脓肿、膈下脓肿
	肝脏实性占位性病变	良性肿瘤和瘤样病变、恶性肿瘤（原发性、转移性）

续流程

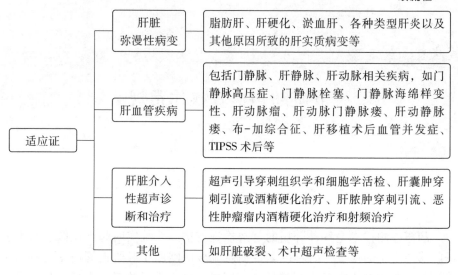

脂肪肝、肝硬化、淤血肝、各种类型肝炎以及其他原因所致的肝实质病变等

包括门静脉、肝静脉、肝动脉相关疾病，如门静脉高压症、门静脉栓塞、门静脉海绵样变性、肝动脉瘤、肝动脉门静脉瘘、肝动静脉瘘、布-加综合征、肝移植术后血管并发症、TIPSS 术后等

超声引导穿刺组织学和细胞学活检、肝囊肿穿刺引流或酒精硬化治疗、肝脓肿穿刺引流、恶性肿瘤瘤内酒精硬化治疗和射频治疗

如肝脏破裂、术中超声检查等

二、检查方法

【患者准备】

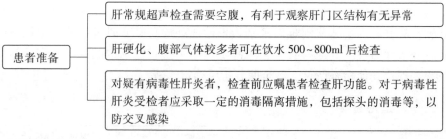

肝常规超声检查需要空腹，有利于观察肝门区结构有无异常

肝硬化、腹部气体较多者可在饮水 500~800ml 后检查

对疑有病毒性肝炎者，检查前应嘱患者检查肝功能。对于病毒性肝炎受检者应采取一定的消毒隔离措施，包括探头的消毒等，以防交叉感染

【体位】

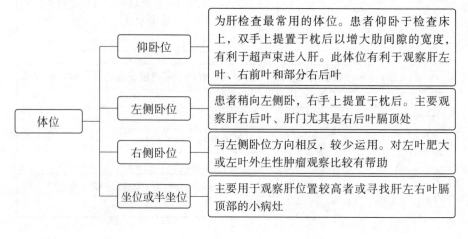

为肝检查最常用的体位。患者仰卧于检查床上，双手上提置于枕后以增大肋间隙的宽度，有利于超声束进入肝。此体位有利于观察肝左叶、右前叶和部分右后叶

患者稍向左侧卧，右手上提置于枕后。主要观察肝右后叶、肝门尤其是右后叶膈顶处

与左侧卧位方向相反，较少运用。对左叶肥大或左叶外生性肿瘤观察比较有帮助

主要用于观察肝位置较高者或寻找肝左右叶膈顶部的小病灶

【仪器条件】

仪器条件 ┬ 选用高分辨率的实时超声诊断仪。探头多选用凸阵或线阵型。成人检查探头频率多在 3.5~5.0MHz，儿童或瘦体型成年人选用 5.0~8.0MHz 探头，对超肥胖的患者可选用 2.5MHz 探头

└ 仪器灵敏度为人体常用灵敏度，即肝脏轮廓清除、膈肌为强回声光带、肝内为分布均匀的密集中等细光点，肝内门静脉管壁为较强的平行光带，其中部呈暗区

【扫查方法】

1. 检查步骤　一般从左肝开始扫查，原则是要扫查到肝内每一部分。通常包括以下步骤。

> 左肋缘下斜切扫查：嘱患者深吸气后屏气，探头由矢状切面朝患者左肩做侧动扫查，以观察左肝全貌

↓

> 左上腹及剑突下纵切扫查：探头自左肋缘下逐渐转为与腹壁垂直，自外侧向内移动至右正中旁线，观察肝左叶的连续矢状断面以及其后方的腹主动脉和下腔静脉。扫查时可将探头沿矢状面朝患者头部方向倾斜，同时嘱患者深吸气后屏气，可充分显示肝脏膈面

↓

> 肝脏横切扫查：探头横置于上腹部，嘱患者深吸气后屏气，扫查中探头垂直位由上到下横断扫查，高位可观察到第二肝门，扫查到肝下缘时可向尾侧侧动探头，观察左叶的"工"字结构

↓

> 右肋缘下斜切扫查：将探头由垂直位朝向患者右肩即横膈方向缓慢扫查，并可将探头与肋缘平行，声束指向右膈顶，侧动探头扫查。在扫查过程中，同样嘱患者深吸气后屏气。此过程中可检查肝门结构如门静脉及胆管（左右肝管及其汇合处肝总管近端）以及第二肝门、肝中、肝右静脉长轴和近膈顶的肝实质

↓

> 右肋间斜断扫查：患者可平卧或左侧卧位，沿肋间由上到下扫查，观察门静脉和肝外胆管，右肝前叶内的门静脉及其上、下段分支以及肝右静脉等结构

2. 肝脏测量方法

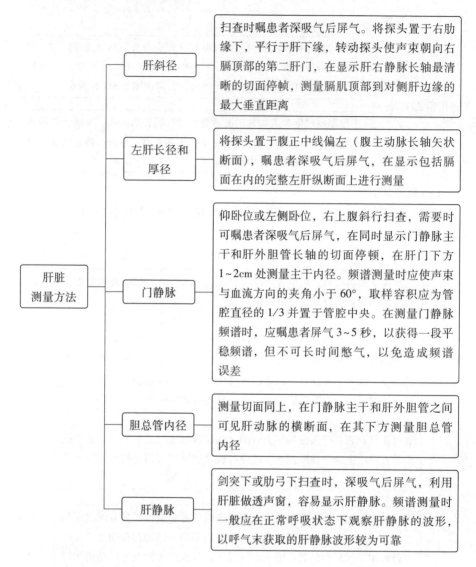

肝脏测量方法

肝斜径 ── 扫查时嘱患者深吸气后屏气。将探头置于右肋缘下，平行于肝下缘，转动探头使声束朝向右膈顶部的第二肝门，在显示肝右静脉长轴最清晰的切面停帧，测量膈肌顶部到对侧肝边缘的最大垂直距离

左肝长径和厚径 ── 将探头置于腹正中线偏左（腹主动脉长轴矢状断面），嘱患者深吸气后屏气，在显示包括膈面在内的完整左肝纵断面上进行测量

门静脉 ── 仰卧位或左侧卧位，右上腹斜行扫查，需要时可嘱患者深吸气后屏气，在同时显示门静脉主干和肝外胆管长轴的切面停顿，在肝门下方1~2cm处测量主干内径。频谱测量时应使声束与血流方向的夹角小于60°，取样容积应为管腔直径的1/3并置于管腔中央。在测量门静脉频谱时，应嘱患者屏气3~5秒，以获得一段平稳频谱，但不可长时间憋气，以免造成频谱误差

胆总管内径 ── 测量切面同上，在门静脉主干和肝外胆管之间可见肝动脉的横断面，在其下方测量胆总管内径

肝静脉 ── 剑突下或肋弓下扫查时，深吸气后屏气，利用肝脏做透声窗，容易显示肝静脉。频谱测量时一般应在正常呼吸状态下观察肝静脉的波形，以呼气末获取的肝静脉波形较为可靠

三、检查内容

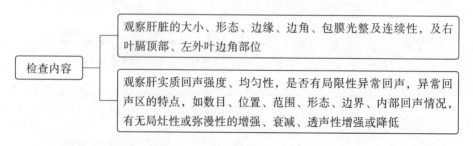

检查内容

── 观察肝脏的大小、形态、边缘、边角、包膜光整及连续性，及右叶膈顶部、左外叶边角部位

── 观察肝实质回声强度、均匀性，是否有局限性异常回声，异常回声区的特点，如数目、位置、范围、形态、边界、内部回声情况，有无局灶性或弥漫性的增强、衰减、透声性增强或降低

续流程

检查内容

观察肝实质内有无异常病灶，如斑点、结节、团块、条索；观察病灶部位、大小形态、数量、回声性质，有无包膜、内部液化，声晕、侧壁失落效应及后方增强或衰减

肝血管、胆管的分布，走向，纹理的清晰度；有无局限性或整体的增粗、扩张、扭曲、狭窄、移位、闭塞或消失；病灶内、外的血流分布情况

观察肝脏内管道结构（胆管、门静脉、肝静脉和肝动脉系统）管壁回声情况，管腔有无狭窄或扩张，管腔内有无栓子及异常回声，血管内血流方向和频谱是否正常

观察与肝脏相关的器官，如脾脏、胆囊、膈肌、肝门及腹腔内淋巴结情况，有无腹腔积液

四、注意事项

注意事项

正常肝脏大小测值与个体差异、高矮胖瘦有关，影响因素较多。肝脏形态不规则，同一部位声束稍倾斜测值即可有不同；吸气时肝左叶较长，厚度略小，呼气时则稍短而略厚；进餐后胃腔胀大向上推挤肝脏，门静脉系统回流增加、管径增粗。故同一肝脏不同状态的测值可有差异

分析图像清晰度要考虑到，肥胖者腹壁厚者透声差，可用2.5MHz探头；肝硬化肝缩小向右上后移，结肠上移气体较多影响较大，可从右腋中线第五肋间开始向下检查

肝脏超声分叶方法较多，可任选门静脉、肝静脉、8段或其他分叶方法

检查前将仪器调整为最佳功能状态；灰阶、灰度、对比度及彩色多普勒检查的速度标尺要适宜。一般肝脏深、浅包膜亮度适中，肝实质回声细小均匀，血管纹理清楚，门静脉与肝静脉血流清晰，彩色充盈管腔内无溢出

彩超检查血流显示程度与仪器性能质量关系密切。高性能彩超能显示病灶内微小血管（1mm），中低档彩超难以显示

续流程

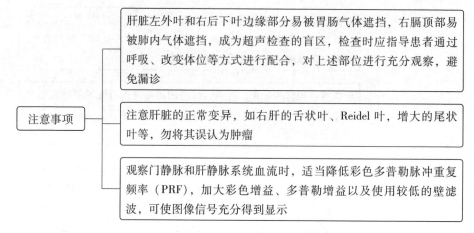

注意事项
- 肝脏左外叶和右后下叶边缘部分易被胃肠气体遮挡，右膈顶部易被肺内气体遮挡，成为超声检查的盲区，检查时应指导患者通过呼吸、改变体位等方式进行配合，对上述部位进行充分观察，避免漏诊
- 注意肝脏的正常变异，如右肝的舌状叶、Reidel 叶、增大的尾状叶等，勿将其误认为肿瘤
- 观察门静脉和肝静脉系统血流时，适当降低彩色多普勒脉冲重复频率（PRF），加大彩色增益、多普勒增益以及使用较低的壁滤波，可使图像信号充分得到显示

第二节　肝　囊　肿

超声诊断肝囊肿简便、准确，可确诊 3mm 直径的囊肿，优于其他影像学诊断方法。近年来，介入性超声的开展，对肝囊肿进行超声引导下穿刺抽吸注入硬化剂治疗有良好治疗效果，患者痛苦少，创伤小。

一、适应证

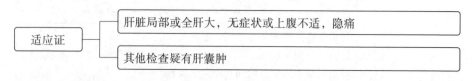

适应证
- 肝脏局部或全肝大，无症状或上腹不适，隐痛
- 其他检查疑有肝囊肿

二、检查内容

典型声像图表现为肝内圆形或椭圆形无回声区，单发或多发，囊壁薄，边缘整齐光滑，与周围组织分界清晰，内部为无回声，前、后囊壁和后方组织回声增强，常伴有侧方回声失落。囊肿大小差别很大，可从数毫米到 20cm 以上。较小的囊肿不影响肝脏轮廓，囊肿较大时，肝脏相应增大。较大的囊肿可使邻近的管道受压移位、迂曲。巨大肝囊肿可使肝脏实质受压凸入胸腔，位置很高，需仔细扫查才能找到。位置表浅、体积较大的肝囊肿，探头加压时可轻度变形。部分囊肿内可见分隔。

不典型肝囊肿主要见于囊肿合并出血或感染。此时囊内可出现弥漫性低水平回声，或出现分层、液平等表现；囊壁可不均匀增厚，边缘不整齐，边界模糊不清。

三、注意事项

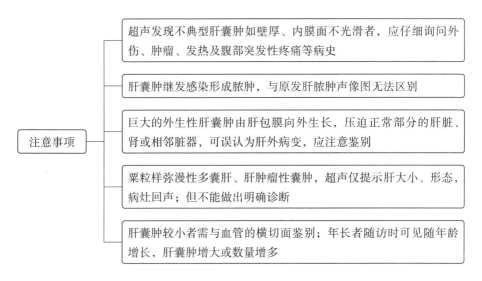

注意事项
- 超声发现不典型肝囊肿如壁厚、内膜面不光滑者，应仔细询问外伤、肿瘤、发热及腹部突发性疼痛等病史
- 肝囊肿继发感染形成脓肿，与原发肝脓肿声像图无法区别
- 巨大的外生性肝囊肿由肝包膜向外生长，压迫正常部分的肝脏、肾或相邻脏器，可误认为肝外病变，应注意鉴别
- 粟粒样弥漫性多囊肝、肝肿瘤性囊肿，超声仅提示肝大小、形态，病灶回声；但不能做出明确诊断
- 肝囊肿较小者需与血管的横切面鉴别；年长者随访时可见随年龄增长，肝囊肿增大或数量增多

第三节　多　囊　肝

多囊肝是一种先天性遗传病，属常染色体显性遗传。以肝脏多发的、弥漫分布、大小不一的囊肿为特征。除肝脏以外，脾、肾也可见，且囊肿可逐渐增大。超声可明确诊断多囊肝，评价其严重程度，并提示是否合并多囊肾等改变，在临床治疗方案的选择、随访、评估预后等方面有重要的意义。

一、适应证

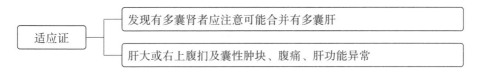

适应证
- 发现有多囊肾者应注意可能合并有多囊肝
- 肝大或右上腹扪及囊性肿块、腹痛、肝功能异常

二、检查内容

右肝前缘平坦、顶部及后缘圆钝、光滑，后下缘由后斜向前下呈楔形，

边缘锐利，在肾脏前方肝下缘角小于 75°，肾内侧及左肝下缘角均小于 45°。左半肝纵切沟呈三角形，顶部及右侧厚，下缘及左侧缘锐。

三、注意事项

应与多发单纯性肝囊肿鉴别。

第四节　肝　脓　肿

肝脓肿是由于阿米巴原虫或细菌感染引起的。超声对肝脓肿的检出及诊断均有很高的准确性，是最简便的首选诊断方法。超声引导下的肝脓肿穿刺确诊及抽脓、注药或置管引流等治疗措施，安全有效，在肝脓肿治疗方面有重要价值。

一、适应证

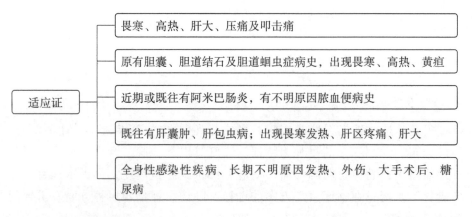

适应证
- 畏寒、高热、肝大、压痛及叩击痛
- 原有胆囊、胆道结石及胆道蛔虫症病史，出现畏寒、高热、黄疸
- 近期或既往有阿米巴肠炎，有不明原因脓血便病史
- 既往有肝囊肿、肝包虫病；出现畏寒发热、肝区疼痛、肝大
- 全身性感染性疾病、长期不明原因发热、外伤、大手术后、糖尿病

二、检查方法

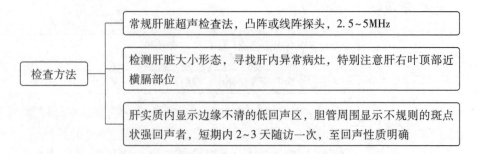

检查方法
- 常规肝脏超声检查法，凸阵或线阵探头，2.5~5MHz
- 检测肝脏大小形态，寻找肝内异常病灶，特别注意肝右叶顶部近横膈部位
- 肝实质内显示边缘不清的低回声区，胆管周围显示不规则的斑点状强回声者，短期内 2~3 天随访一次，至回声性质明确

三、检查内容

1. 肝大程度，形态正常、局部隆起，或全肝增大形态失常。
2. 常见肝实质异常回声有下列几种。

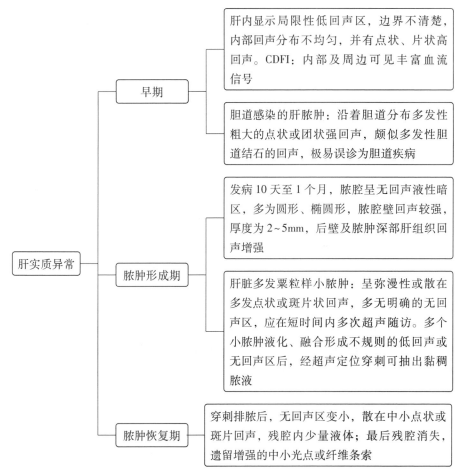

3. 彩色多普勒检查脓肿病灶，其周围肝血管显示彩色血流信号，脓液内则无此征象。

4. 急性肝脓肿病灶回声较模糊，呈中小光点，分界不清楚。脓肿形成时，腔壁回声增强与周围肝组织易分辨。巨大肝脓肿，肝内血管可受压移位，周围脏器如右肾、胆囊等可随肝大而移位。

5. 慢性肝脓肿的脓腔壁回声强，厚可达 3~8mm，内膜面高低不等，可能有少许彩色血流；脓腔内回声与内容物有关，稀薄脓汁呈无回声，含有坏死组织时，液性暗区内有杂乱斑点、絮状条索与团块，黏稠脓液者近似低回声。

6. 肝脓肿伴右胸积液，右后叶或巨大肝脓肿可伴有右胸腔渗出性积液，小量积液在右肋膈角，大量积液右胸腔见液性无回声。

四、注意事项

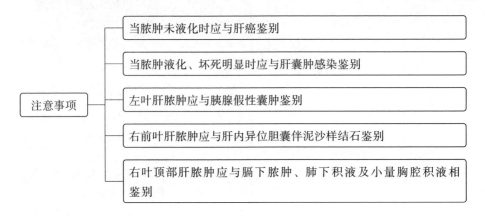

注意事项
- 当脓肿未液化时应与肝癌鉴别
- 当脓肿液化、坏死明显时应与肝囊肿感染鉴别
- 左叶肝脓肿应与胰腺假性囊肿鉴别
- 右前叶肝脓肿应与肝内异位胆囊伴泥沙样结石鉴别
- 右叶顶部肝脓肿应与膈下脓肿、肺下积液及小量胸腔积液相鉴别

第五节　膈下脓肿

膈下区位于腹腔上部，被肝脏分隔成肝上和肝下两个间隙，膈下脓肿好发于右膈下区，特别是右肝前间隙。超声检查对于肯定或除外肝周围脓肿极有帮助，但不能严格区分积液的性质。

一、适应证

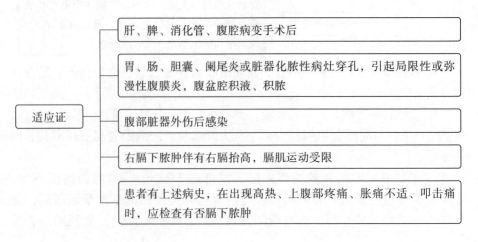

适应证
- 肝、脾、消化管、腹腔病变手术后
- 胃、肠、胆囊、阑尾炎或脏器化脓性病灶穿孔，引起局限性或弥漫性腹膜炎，腹盆腔积液、积脓
- 腹部脏器外伤后感染
- 右膈下脓肿伴有右膈抬高，膈肌运动受限
- 患者有上述病史，在出现高热、上腹部疼痛、胀痛不适、叩击痛时，应检查有否膈下脓肿

二、检查方法

检查方法

- 使用常规腹部超声仪，探头频率为 2.5~5.0MHz
- 患者取平卧位。声束于右、左肋缘下指向横膈膜；探头先与腹壁平行，然后缓慢弧形向下转动至垂直腹壁，观察横膈膜与肝、脾上缘之间的肝上间隙，以及肝、肾和脾、肾之间的肝下间隙
- 探测侧面、背部，受检者取左侧或右侧卧位，探头于左、右季肋部腋中线、腋后线或肩胛线区域，观察肝脏上、下间隙

三、检查内容

检查内容

- 横膈与肝、脾上缘之间出现梭形、月牙形，或不规则形液性无回声区，多为单侧，偶有双侧同时出现。注意液性暗区是否局限，抑或向下延伸至肝肾或脾肾之间
- 液性暗区内可有点状、斑片状或絮状的中强回声。膈下脓肿未完全液化时呈现较密的中小点状回声，需连续观察，注意有无脓肿形成。慢性者边缘较明显，回声不均匀
- 呼吸时病侧横膈活动减弱或消失；较大的膈下脓肿，其肝或脾的膈面可受压
- 膈下各间隙中出现局限性的无回声或低回声区，伴有后方组织回声增强
- 膈下脓肿是否伴有同侧胸腔积液

四、注意事项

注意事项

- 少量膈下积液、积脓不易显示，可取头低足高位使液体集中
- 左侧膈下积液应与胃内液体鉴别，饮水后出现液气泡则为胃腔
- 应与靠近膈肌顶部的肝脓肿鉴别
- 注意与肺下或心包积液鉴别

第六节 肝包虫病

肝包虫病即肝棘球蚴病，是一种人畜共患的寄生虫病，因吞食棘球绦虫虫卵后，其幼虫在人体肝脏寄生引起。超声检出和诊断肝包虫病有很高的准确性，尤其是典型图像如子囊孙囊型图像，可明确诊断。超声对其类型的观察可进一步判断本病的临床过程，有利于治疗方案的选择。

一、适应证

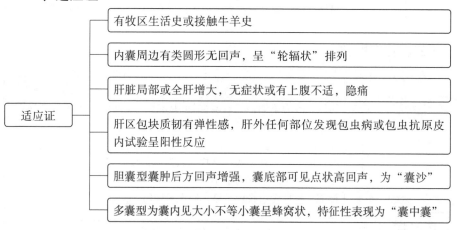

适应证
- 有牧区生活史或接触牛羊史
- 内囊周边有类圆形无回声，呈"轮辐状"排列
- 肝脏局部或全肝增大，无症状或有上腹不适，隐痛
- 肝区包块质韧有弹性感，肝外任何部位发现包虫病或包虫抗原皮内试验呈阳性反应
- 胆囊型囊肿后方回声增强，囊底部可见点状高回声，为"囊沙"
- 多囊型为囊内见大小不等小囊呈蜂窝状，特征性表现为"囊中囊"

二、检查方法

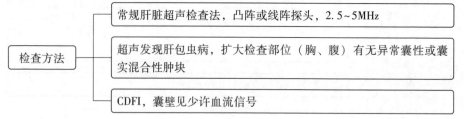

检查方法
- 常规肝脏超声检查法，凸阵或线阵探头，2.5~5MHz
- 超声发现肝包虫病，扩大检查部位（胸、腹）有无异常囊性或囊实混合性肿块
- CDFI，囊壁见少许血流信号

三、检查内容

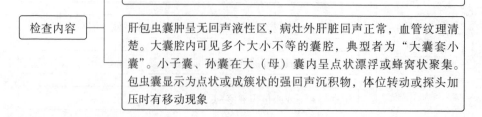

检查内容
- 肝局限性膨出，或全肝增大
- 肝包虫囊肿呈无回声液性区，病灶外肝脏回声正常，血管纹理清楚。大囊腔内可见多个大小不等的囊腔，典型者为"大囊套小囊"。小子囊、孙囊在大（母）囊内呈点状漂浮或蜂窝状聚集。包虫囊显示为点状或成簇状的强回声沉积物，体位转动或探头加压时有移动现象

续流程

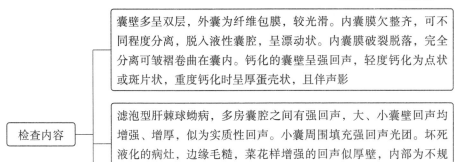

检查内容

囊壁多呈双层，外囊为纤维包膜，较光滑。内囊膜欠整齐，可不同程度分离，脱入液性囊腔，呈漂动状。内囊膜破裂脱落，完全分离可皱褶卷曲在囊内。钙化的囊壁呈强回声，轻度钙化为点状或斑片状，重度钙化时呈厚蛋壳状，且伴声影

滤泡型肝棘球蚴病，多房囊腔之间有强回声，大、小囊壁回声均增强、增厚，似为实质性回声。小囊周围填充强回声光团。坏死液化的病灶，边缘毛糙，菜花样增强的回声似厚壁，内部为不规则液性区

包虫囊肿继发感染，形成脓肿和坏死液化，呈不规则、强弱不等、杂乱的回声团块，可伴有钙化

四、注意事项

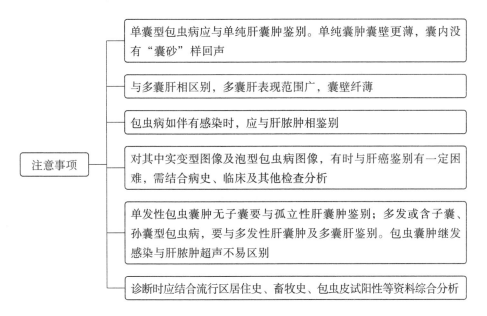

注意事项

单囊型包虫病应与单纯肝囊肿鉴别。单纯囊肿囊壁更薄，囊内没有"囊砂"样回声

与多囊肝相区别，多囊肝表现范围广，囊壁纤薄

包虫病如伴有感染时，应与肝脓肿相鉴别

对其中实变型图像及泡型包虫病图像，有时与肝癌鉴别有一定困难，需结合病史、临床及其他检查分析

单发性包虫囊肿无子囊要与孤立性肝囊肿鉴别；多发或含子囊、孙囊型包虫病，要与多发性肝囊肿及多囊肝鉴别。包虫囊肿继发感染与肝脓肿超声不易区别

诊断时应结合流行区居住史、畜牧史、包虫皮试阳性等资料综合分析

第七节 肝脏良性肿瘤和瘤样病变

肝脏良性肿瘤有肝血管瘤、腺瘤、错构瘤等。血管瘤是肝最常见的良性肿瘤，多在中年以后发病，女性多于男性。肝血管瘤一般生长缓慢，大多数

较小且不引起临床症状，常由影像学检查发现。肝腺瘤少见，为良性，极少恶变，成年患者多为女性，发病或与口服避孕药物有关。肝错构瘤是一种先天性良性肿瘤，多发生于婴幼儿，较少见，瘤体多较大，表面光滑，切面呈不规则囊状。肝局灶性结节增生是良性类肿瘤病变，女性较男性多见，病因不明，目前多认为是先天性血管发育异常下的肝细胞的增生反应，口服避孕药可促进其生长。

一、适应证

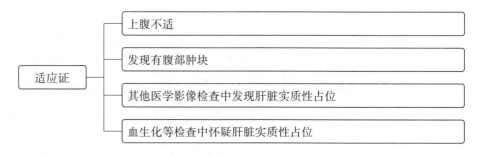

适应证
- 上腹不适
- 发现有腹部肿块
- 其他医学影像检查中发现肝脏实质性占位
- 血生化等检查中怀疑肝脏实质性占位

二、检查方法

检查方法
- 仪器：用线阵探头、凸阵探头或相控阵扇扫探头，频率 2.5～5.0MHz，观察肿瘤血供情况应选彩色多普勒血流成像
- 患者取平卧位、左侧卧位，必要时可采取右侧卧位或俯卧位
- 应在右肋间、肋下、剑突下从不同角度进行矢状切面、横切面、斜切面系列扫查，务必使声束扫查经过肝脏各区，尽力避免遗漏
- 深呼气后屏气时右肋间扫查及深吸气后屏气于肋下横切向头端扫查，以显示肝脏膈顶区及右后区
- 细调深度增益补偿（DGC）曲线对比度及聚集点，以显示位于靠近肝脏包膜下 1～2mm 区的稍高或稍低回声的实质性小占位，必要时可选用高频线阵探头
- 病情需要时应使用彩色多普勒血流成像检查，观察瘤周及瘤内有无血管分布并测量血流参数

三、检查内容

检查内容
- 肝内良性占位性病变：高回声或低回声团块，边界清晰，内部回声分布均匀，周围肝组织多正常

- 肝血管瘤：高回声者边界清晰，内部回声分布均匀，可呈筛孔征，具边缘裂缝征；低回声或混合回声者，可具较厚较高回声的外缘，内部可见圆形、椭圆形或管状暗区，亦可呈网络状结构。若再行彩色多普勒血流成像检查，则病灶常无彩色血流信号或仅有少许点、线状血流信号

- 肝腺瘤：边界清晰，内部回声稍增强但均匀，可出现 $0.8 \sim 1.5 cm$ 的圆形或不规则高回声区

- 肝局灶性结节样增生：多呈低回声，分布可不均匀，边界清晰且可见浅淡暗环。如用彩色多普勒血流成像可见星状或轮辐状彩色血流信号

四、注意事项

注意事项
- 对不典型的图像类型，结合超声征象的其他特点，一般可与肝癌做鉴别。仍不能明确诊断时，应结合其他诊断方法结果综合分析

- 超声检查对肝局灶性结节增生具有较高的检出率，但定性诊断困难，需结合超声造影或其他影像学检查方法进行鉴别诊断，有时还须行超声引导下穿刺组织学活检或细胞学检查

第八节　肝脏恶性肿瘤

超声对肝癌的诊断准确度高，并可反映肝癌位置、大小、数目及血管内栓子等情况。另外超声还是恶性肿瘤患者筛查有无肝转移瘤的首选影像检查方法，多普勒超声有助于检出肿瘤的血供情况。

一、适应证

适应证
- 有多年乙肝史，反复出现肝功能异常
- 生活在肝癌高发区

续流程

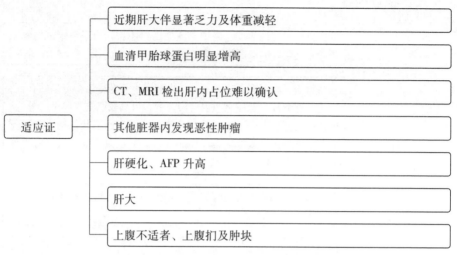

适应证
- 近期肝大伴显著乏力及体重减轻
- 血清甲胎球蛋白明显增高
- CT、MRI 检出肝内占位难以确认
- 其他脏器内发现恶性肿瘤
- 肝硬化、AFP 升高
- 肝大
- 上腹不适者、上腹扪及肿块

二、检查方法

除按肝良性肿瘤的检查方法外，还应根据临床需要观察。

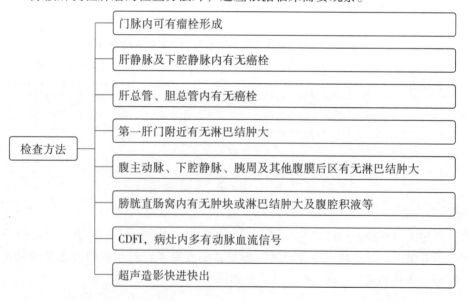

检查方法
- 门脉内可有瘤栓形成
- 肝静脉及下腔静脉内有无癌栓
- 肝总管、胆总管内有无癌栓
- 第一肝门附近有无淋巴结肿大
- 腹主动脉、下腔静脉、胰周及其他腹膜后区有无淋巴结肿大
- 膀胱直肠窝内有无肿块或淋巴结肿大及腹腔积液等
- CDFI，病灶内多有动脉血流信号
- 超声造影快进快出

三、检查内容

检查内容 —— 肝恶性肿瘤可呈低回声或中等回声，小肝癌回声多均匀，边界清楚，有低回声晕环。大肝癌回声不均匀，可伴有液化、坏死

续流程

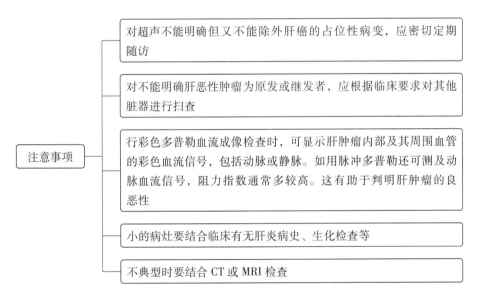

原发性肝癌，低回声小结节伴细薄包膜；高回声小结节周围暗环或声晕，内部回声呈镶嵌状或结节中结节，易伴发门静脉内癌栓，亦可伴肝静脉或下腔静脉内癌栓，第一肝门区或腹膜后可出现淋巴结肿大。其余肝区常呈肝硬化表现

检查内容

来自不同脏器、不同病理组织的转移性肝肿瘤其声像图各异，可具高回声、低回声、混合回声、牛眼状、钙化斑或中心坏死等。亦有呈多个小片无回声区（腺瘤肝转移、具分泌功能时）。转移性肝肿瘤很少在门静脉或肝静脉中出现癌栓。转移性肝肿瘤常在短期内迅速恶化

四、注意事项

对超声不能明确但又不能除外肝癌的占位性病变，应密切定期随访

对不能明确肝恶性肿瘤为原发或继发者，应根据临床要求对其他脏器进行扫查

行彩色多普勒血流成像检查时，可显示肝肿瘤内部及其周围血管的彩色血流信号，包括动脉或静脉。如用脉冲多普勒还可测及动脉血流信号，阻力指数通常多较高。这有助于判明肝肿瘤的良恶性

注意事项

小的病灶要结合临床有无肝炎病史、生化检查等

不典型时要结合 CT 或 MRI 检查

第九节 脂 肪 肝

脂肪肝是肝内脂肪含量异常增多，肝细胞内出现大量脂肪颗粒堆积的表现。典型脂肪肝声像图表现为"明亮肝"，超声易做出正确诊断，提示患者进行适当治疗，争取良好预后。对不典型者，如鉴别征象不明确时，应进行短期随访观察，或进行超声引导下细针穿刺活检或细胞学检查，以明确诊断。

肝脏超声造影也可对不典型脂肪肝与肝内占位性病变进行鉴别。

一、适应证

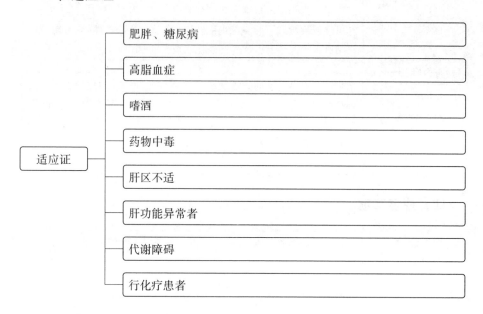

适应证
- 肥胖、糖尿病
- 高脂血症
- 嗜酒
- 药物中毒
- 肝区不适
- 肝功能异常者
- 代谢障碍
- 行化疗患者

二、检查方法

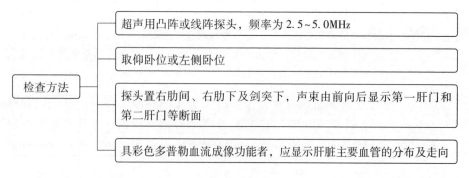

检查方法
- 超声用凸阵或线阵探头，频率为 2.5~5.0MHz
- 取仰卧位或左侧卧位
- 探头置右肋间、右肋下及剑突下，声束由前向后显示第一肝门和第二肝门等断面
- 具彩色多普勒血流成像功能者，应显示肝脏主要血管的分布及走向

三、检查内容

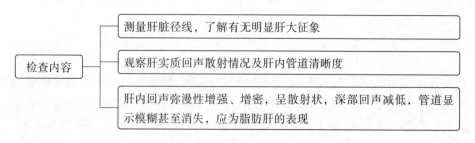

检查内容
- 测量肝脏径线，了解有无明显肝大征象
- 观察肝实质回声散射情况及肝内管道清晰度
- 肝内回声弥漫性增强、增密，呈散射状，深部回声减低，管道显示模糊甚至消失，应为脂肪肝的表现

续流程

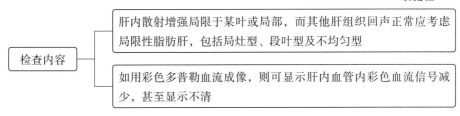

检查内容
- 肝内散射增强局限于某叶或局部，而其他肝组织回声正常应考虑局限性脂肪肝，包括局灶型、段叶型及不均匀型
- 如用彩色多普勒血流成像，则可显示肝内血管内彩色血流信号减少，甚至显示不清

四、注意事项

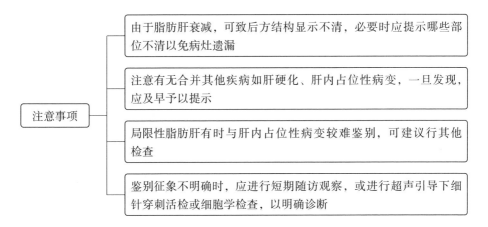

注意事项
- 由于脂肪肝衰减，可致后方结构显示不清，必要时应提示哪些部位不清以免病灶遗漏
- 注意有无合并其他疾病如肝硬化、肝内占位性病变，一旦发现，应及早予以提示
- 局限性脂肪肝有时与肝内占位性病变较难鉴别，可建议行其他检查
- 鉴别征象不明确时，应进行短期随访观察，或进行超声引导下细针穿刺活检或细胞学检查，以明确诊断

第十节　肝　硬　化

　　早期肝硬化，超声表现特征性较差，不易诊断。至中、晚期时，超声根据肝脏、门静脉系统等图像异常，多数可做出正确诊断。特别是检出门静脉系统血流异常及门体侧支血管对诊断门脉高压有重要价值。多普勒超声测定各种治疗前后门脉血流，观察分流手术是否通畅对临床评估疗效及预后有重要意义。对超声诊断有一定困难者，可行超声引导下肝穿刺活检，以明确诊断。肝硬化患者易并发肝细胞癌，故应加强超声随访，以便做出早期诊断。

一、适应证

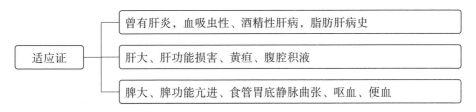

适应证
- 曾有肝炎，血吸虫性、酒精性肝病，脂肪肝病史
- 肝大、肝功能损害、黄疸、腹腔积液
- 脾大、脾功能亢进、食管胃底静脉曲张、呕血、便血

续流程

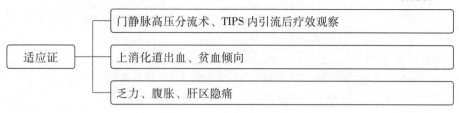

适应证
- 门静脉高压分流术、TIPS 内引流后疗效观察
- 上消化道出血、贫血倾向
- 乏力、腹胀、肝区隐痛

二、检查方法

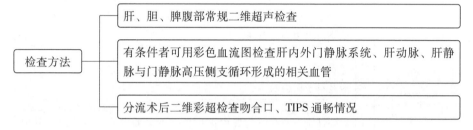

检查方法
- 肝、胆、脾腹部常规二维超声检查
- 有条件者可用彩色血流图检查肝内外门静脉系统、肝动脉、肝静脉与门静脉高压侧支循环形成的相关血管
- 分流术后二维彩超检查吻合口、TIPS 通畅情况

三、检查内容

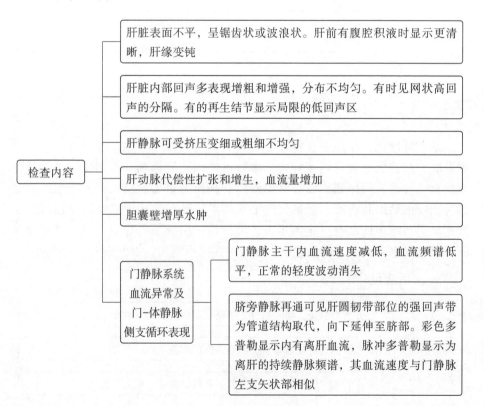

检查内容
- 肝脏表面不平，呈锯齿状或波浪状。肝前有腹腔积液时显示更清晰，肝缘变钝
- 肝脏内部回声多表现增粗和增强，分布不均匀。有时见网状高回声的分隔。有的再生结节显示局限的低回声区
- 肝静脉可受挤压变细或粗细不均匀
- 肝动脉代偿性扩张和增生，血流量增加
- 胆囊壁增厚水肿
- 门静脉系统血流异常及门-体静脉侧支循环表现
  - 门静脉主干内血流速度减低，血流频谱低平，正常的轻度波动消失
  - 脐旁静脉再通可见肝圆韧带部位的强回声带为管道结构取代，向下延伸至脐部。彩色多普勒显示内有离肝血流，脉冲多普勒显示为离肝的持续静脉频谱，其血流速度与门静脉左支矢状部相似

续流程

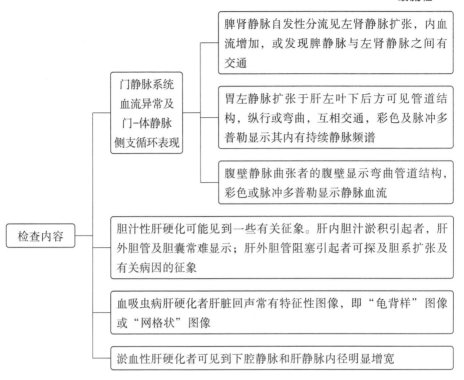

检查内容 — 门静脉系统血流异常及门-体静脉侧支循环表现

- 脾肾静脉自发性分流见左肾静脉扩张，内血流增加，或发现脾静脉与左肾静脉之间有交通
- 胃左静脉扩张于肝左叶下后方可见管道结构，纵行或弯曲，互相交通，彩色及脉冲多普勒显示其内有持续静脉频谱
- 腹壁静脉曲张者的腹壁显示弯曲管道结构，彩色或脉冲多普勒显示静脉血流
- 胆汁性肝硬化可能见到一些有关征象。肝内胆汁淤积引起者，肝外胆管及胆囊常难显示；肝外胆管阻塞引起者可探及胆系扩张及有关病因的征象
- 血吸虫病肝硬化者肝脏回声常有特征性图像，即"龟背样"图像或"网格状"图像
- 淤血性肝硬化者可见到下腔静脉和肝静脉内径明显增宽

四、注意事项

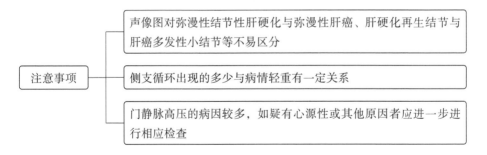

注意事项
- 声像图对弥漫性结节性肝硬化与弥漫性肝癌、肝硬化再生结节与肝癌多发性小结节等不易区分
- 侧支循环出现的多少与病情轻重有一定关系
- 门静脉高压的病因较多，如疑有心源性或其他原因者应进一步进行相应检查

第十一节　血吸虫性肝病

急性期血吸虫肝病声像图无特征性，但慢性和晚期血吸虫性肝病超声图像有一定的特征，结合流行区疫水接触史，可鉴别。

一、适应证

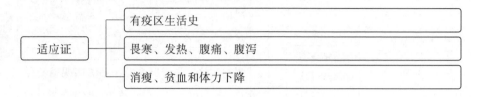

二、检查方法

肝左叶增大，右肝缩小，肝被膜尚光滑，肝实质回声粗糙、内见条状中强回声，呈网络样结构。肝内血管走行不清晰。

三、检查内容

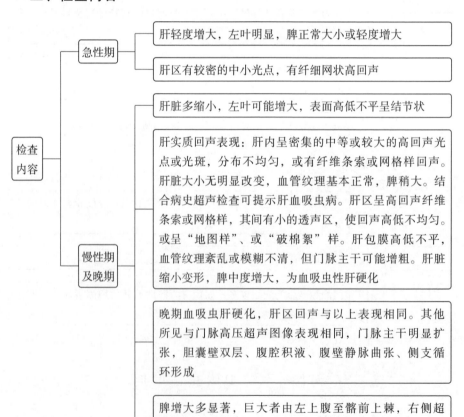

四、注意事项

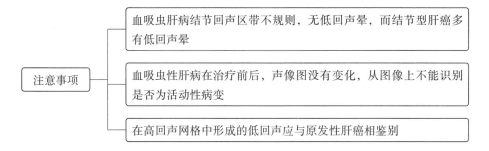

注意事项
- 血吸虫肝病结节回声区带不规则，无低回声晕，而结节型肝癌多有低回声晕
- 血吸虫性肝病在治疗前后，声像图没有变化，从图像上不能识别是否为活动性病变
- 在高回声网格中形成的低回声应与原发性肝癌相鉴别

第十二节　门静脉检查

门静脉主干常在第一腰椎位置，门静脉主干长 60cm，前后径 1.0cm。门静脉系统包括所有引流胃肠道、脾、胰和胆囊等的静脉，通常由肠系膜上静脉和脾静脉汇合成门静脉主干。

一、适应证

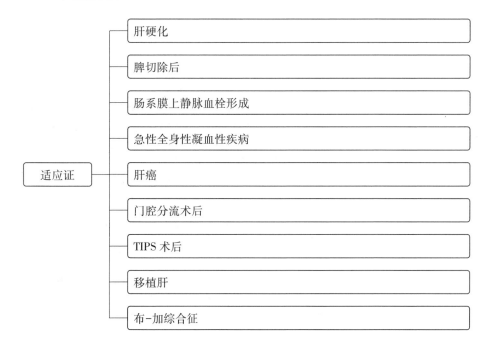

适应证
- 肝硬化
- 脾切除后
- 肠系膜上静脉血栓形成
- 急性全身性凝血性疾病
- 肝癌
- 门腔分流术后
- TIPS 术后
- 移植肝
- 布-加综合征

二、检查方法

【患者准备】

患者准备 ┬ 患者禁食 4 小时以上，最好是 8~12 小时

　　　　 └ 如果可能应进行排肠气的处理

【体位】

受检者仰卧位或左侧卧位。

【仪器条件】

应用凸阵探头，2.5~5.0MHz，线阵探头亦可用。

【扫查方法】

扫查方法 ┬ 显示门静脉主干及左、右支的长轴与短轴切面，并显示左支横段和矢状段。矢状段与肝圆韧带相连，应观察有无脐静脉重开。左侧卧位时于第一肝门下方 1~2cm 处测量门静脉肝外段内径。必要时应追踪至胰腺后方的脾静脉及与脾静脉呈直角相汇的肠系膜上静脉

　　　　 └ 门静脉的显示常需综合彩色多普勒超声检查，必要时还应检测与门静脉相关静脉的血流改变等

三、检查内容

1. 正常门静脉

正常门静脉 ┬ 正常门静脉显示为 2 条平行的强回声线，管腔为无回声，其内径由肝门至肝周边部分支逐渐变细。门静脉分支在肝内呈"树枝"状分布

　　　　　 ├ 彩色多普勒血流成像检查可见，门静脉主干血管腔内充满彩色血流信号，一般在肋间斜切彩色血流信号呈红色。应用彩色多普勒可显示肝内小的门静脉分支及其血流方向，彩色血流的颜色与检测部位不同有关

　　　　　 └ 门静脉的脉冲多普勒检查特点是连续性低速带状频谱，其血流速度受心动周期的影响较小，收缩早期流速略高，舒张中期最高，门静脉血流频谱为受呼吸影响较小的无搏动性、单相、低速连续波频谱

2. 门静脉栓子形成。

3. 门静脉海绵样变性。

4. 门静脉高压症。

5. 门静脉瘤样增宽。

6. 门腔分流术后。

四、注意事项

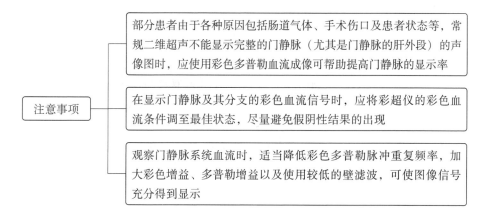

注意事项
- 部分患者由于各种原因包括肠道气体、手术伤口及患者状态等，常规二维超声不能显示完整的门静脉（尤其是门静脉的肝外段）的声像图时，应使用彩色多普勒血流成像可帮助提高门静脉的显示率
- 在显示门静脉及其分支的彩色血流信号时，应将彩超仪的彩色血流条件调至最佳状态，尽量避免假阴性结果的出现
- 观察门静脉系统血流时，适当降低彩色多普勒脉冲重复频率，加大彩色增益、多普勒增益以及使用较低的壁滤波，可使图像信号充分得到显示

第十三节　肝静脉检查

由肝动脉和门静脉进入肝脏的血液，在肝脏血窦内相互混合，供给肝细胞氧气和营养。之后，全部静脉血经肝小叶中央静脉、小叶下静脉和收集静脉汇合成肝静脉回流入下腔静脉。

一、适应证

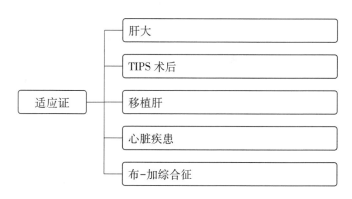

适应证
- 肝大
- TIPS 术后
- 移植肝
- 心脏疾患
- 布-加综合征

二、检查方法

【患者准备】

患者禁食 4~8 小时。

【体位】

取仰卧位或左侧卧位。

【仪器条件】

选用扇扫探头或线阵式探头，频率为 2.5~5.0MHz。血流-声束夹角应小于 60°，取样容积为 0.2~0.4cm，壁滤波为 50~100Hz。

【扫查方法】

探头置于肋缘下，并朝向第二肝门扫查可有效地显示其主干和属支；经右侧肋间隙扫查可以显示肝中和肝右静脉。在观察肝静脉的二维超声图像时，最好在屏气时进行。在剑突下或肋弓下探测，可避开胸骨及肋弓的影响。在进行多普勒检查时，应观察肝静脉的血流充盈情况，有无湍流及波形改变等。一般应在正常呼吸状态下观察肝静脉的波形，以呼气末获取的肝静脉波形较为可靠。

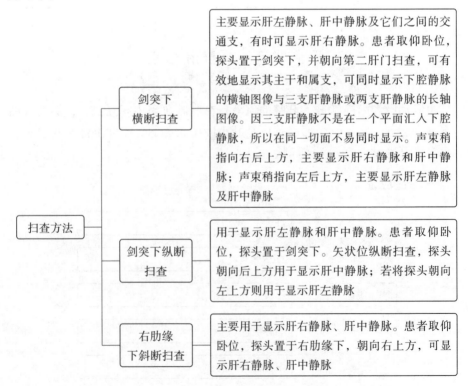

扫查方法

剑突下横断扫查：主要显示肝左静脉、肝中静脉及它们之间的交通支，有时可显示肝右静脉。患者取仰卧位，探头置于剑突下，并朝向第二肝门扫查，可有效地显示其主干和属支，可同时显示下腔静脉的横轴图像与三支肝静脉或两支肝静脉的长轴图像。因三支肝静脉不是在一个平面汇入下腔静脉，所以在同一切面不易同时显示。声束稍指向右后上方，主要显示肝右静脉和肝中静脉；声束稍指向左后上方，主要显示肝左静脉及肝中静脉

剑突下纵断扫查：用于显示肝左静脉和肝中静脉。患者取仰卧位，探头置于剑突下。矢状位纵断扫查，探头朝向后上方用于显示肝中静脉；若将探头朝向左上方则用于显示肝左静脉

右肋缘下斜断扫查：主要用于显示肝右静脉、肝中静脉。患者取仰卧位，探头置于右肋缘下，朝向右上方，可显示肝右静脉、肝中静脉

三、检查内容

检查内容

肝静脉扩张：显示肝静脉内径明显增宽，均可在 10mm 以上。由于三尖瓣关闭不全所致者，三支肝静脉明显扩张且在心动周期中的搏动幅度增大。右心衰竭也使三支肝静脉明显扩大，但心动周期中搏动变化较小。下腔静脉开口处膜样狭窄使三支肝静脉内径扩张，但心搏对内径变化的影响极小

肝静脉血栓形成：可在肝静脉一支、两支或三支中发现部分或整支内腔闭塞并伴弥漫性肝实质回声增强，常伴发腹腔积液。应加用彩色多普勒血流成像设备以确定肝静脉内血流中断的确切证据

重度肝硬化患者因肝静脉变细，二维超声常不能显示肝静脉部位及行径。必须加用彩色多普勒血流成像追踪其细而曲折的肝静脉

肝静脉癌栓：常为细长条状回声，往往占据部分管腔，形成部分性阻塞。在声像图上多可发现肝内原发性癌灶。肝静脉癌栓可进一步延伸至下腔静脉

布-加综合征：可显示下腔静脉或肝静脉变窄或阻塞，肝静脉之间可形成交通，须应用彩色多普勒血流成像方能明确诊断

肝静脉瘤：常位于肝静脉属支处，呈圆形，彩色多普勒血流成像可见其内部充满彩色血流信号，并与肝静脉相通，脉冲多普勒可显示静脉血流信号

四、注意事项

注意事项

对肝静脉有异常改变者，应根据临床需要观察与之相关的血管或脏器

由于肝静脉及其属支的血流流速常较低，在用彩色多普勒血流成像时，应将彩色血流条件调至最敏感状态，以尽量避免假阴性结果的出现

第六章

胆道系统超声检查操作常规

第一节　胆道系统超声检查

胆道系统是指将肝脏排泌的胆汁输入到十二指肠所经过的管道结构，由毛细胆管开始，在肝内依次汇合成区域性胆管、肝段胆管、肝叶胆管、左右肝管，出肝后汇入肝总管，与胆囊、胆囊管汇合成胆总管，最终进入十二指肠。超声检查无放射性辐射，不受胆囊收缩功能的影响，无需静脉注射造影剂，能够实时地清晰显示胆囊和胆道系统，显示胆系结石、肿瘤等病变，还能进行胆囊收缩功能的检查。

一、适应证

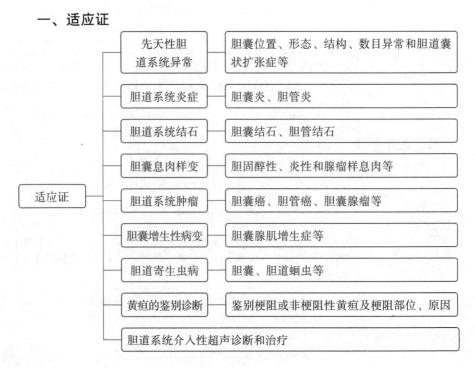

适应证	先天性胆道系统异常	胆囊位置、形态、结构、数目异常和胆道囊状扩张症等
	胆道系统炎症	胆囊炎、胆管炎
	胆道系统结石	胆囊结石、胆管结石
	胆囊息肉样变	胆固醇性、炎性和腺瘤样息肉等
	胆道系统肿瘤	胆囊癌、胆管癌、胆囊腺瘤等
	胆囊增生性病变	胆囊腺肌增生症等
	胆道寄生虫病	胆囊、胆道蛔虫等
	黄疸的鉴别诊断	鉴别梗阻或非梗阻性黄疸及梗阻部位、原因
	胆道系统介入性超声诊断和治疗	

二、检查方法

【患者准备】

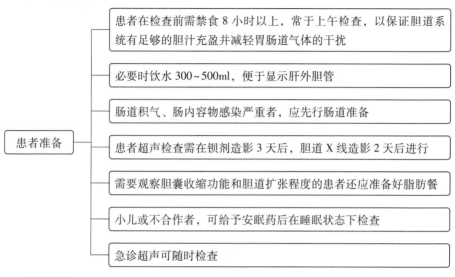

患者准备

- 患者在检查前需禁食 8 小时以上，常于上午检查，以保证胆道系统有足够的胆汁充盈并减轻胃肠道气体的干扰
- 必要时饮水 300~500ml，便于显示肝外胆管
- 肠道积气、肠内容物感染严重者，应先行肠道准备
- 患者超声检查需在钡剂造影 3 天后，胆道 X 线造影 2 天后进行
- 需要观察胆囊收缩功能和胆道扩张程度的患者还应准备好脂肪餐
- 小儿或不合作者，可给予安眠药后在睡眠状态下检查
- 急诊超声可随时检查

【体位】

胆道系统的超声检查根据患者情况差别，病变部位的不同随时调整体位，以清晰显示病灶为目的。一般采取仰卧位，暴露上腹部，平静呼吸。必要时可采取左或右侧卧位、半卧位、胸膝卧位、坐位或站立位。

【仪器条件】

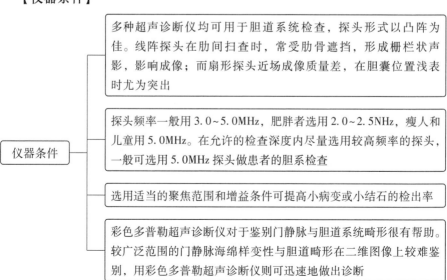

仪器条件

- 多种超声诊断仪均可用于胆道系统检查，探头形式以凸阵为佳。线阵探头在肋间扫查时，常受肋骨遮挡，形成栅栏状声影，影响成像；而扇形探头近场成像质量差，在胆囊位置浅表时尤为突出
- 探头频率一般用 3.0~5.0MHz，肥胖者选用 2.0~2.5NHz，瘦人和儿童用 5.0MHz。在允许的检查深度内尽量选用较高频率的探头，一般可选用 5.0MHz 探头做患者的胆系检查
- 选用适当的聚焦范围和增益条件可提高小病变或小结石的检出率
- 彩色多普勒超声诊断仪对于鉴别门静脉与胆道系统畸形很有帮助。较广泛范围的门静脉海绵样变性与胆道畸形在二维图像上较难鉴别，用彩色多普勒超声诊断仪则可迅速地做出诊断

【扫查方法】

扫查方法

胆囊

> 嘱患者深吸气后屏气，沿右上腹第四肋间向下，到第六七肋间处，可以找到胆囊。先行胆囊的纵切面，观察胆囊的底部、体部及颈部。然后再将探头旋转90°，从胆囊底部向颈部扫查，全面观察整个胆囊的全貌。特别要注意胆囊的底部及颈部是最容易遗漏的部位，要注意充分显示和观察，纵切时可显示胆囊长轴切面，测量长径和前后径；横切时可显示胆囊横切面，测量胆囊横径；然后沿肋间斜切，此时可清晰显示胆囊颈部、胆囊颈管等结构

肝内外胆管

> 肋缘下显示胆囊长轴切面后将探头稍向左上方逆时针转动即可清晰显示胆总管长轴切面，通常位于门静脉前方，两者之间还可见小圆形的肝动脉横断面，CDFI可明确鉴别无血流信号的胆总管和有彩色血流充盈的肝动脉、门静脉。观察左肝内胆管时，于深吸气后在剑突下横切，探头指向患者头侧，此时可显示左肝内"工"字形的门脉矢状部及分支，左肝管若扩张时可见一垂直跨过矢状部的无回声管状结构，可测量其宽度。观察右肝管时，于呼气后沿肋间斜切可于门脉右支旁显示扩张的右肝管。CDFI可以区分肝内门静脉、代偿增粗的肝动脉及扩张的左、右肝管等

三、附加检查法

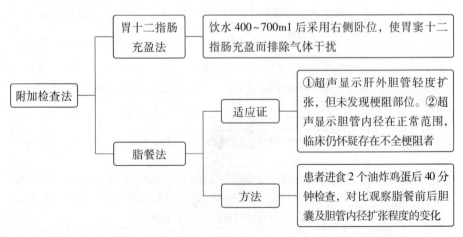

附加检查法

胃十二指肠充盈法

> 饮水400~700ml后采用右侧卧位，使胃窦十二指肠充盈而排除气体干扰

脂餐法

适应证

> ①超声显示肝外胆管轻度扩张，但未发现梗阻部位。②超声显示胆管内径在正常范围，临床仍怀疑存在不全梗阻者

方法

> 患者进食2个油炸鸡蛋后40分钟检查，对比观察脂餐前后胆囊及胆管内径扩张程度的变化

续流程

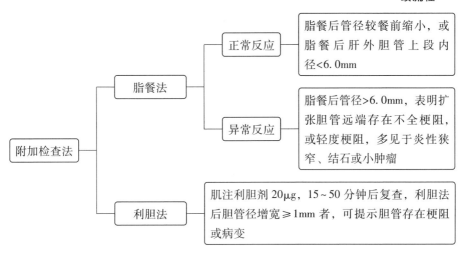

四、检查内容

胆囊位置、形态、大小、宽径与长径的比例，胆囊壁厚度、均匀性、局部异常回声，胆囊腔胆汁回声特征、有无异常回声、异常回声的声学特征及活动度和与胆囊壁的关系，胆囊周围异常回声等

胆囊内有无胆泥、结石、息肉性病变或肿瘤

疑有胆囊炎或胆囊颈部梗阻者，用脂餐试验观察胆囊收缩功能

肝内外胆管管径；胆管有无扩张，扩张程度、范围、部位

胆管有无结石、肿瘤、局部壁增厚或囊状扩张

检查内容　——　胆管系统走行是否正常，管壁回声、管腔内径及有无扩张、管腔内及其周围有无异常回声及异常回声的部位、声学特征和与管壁的关系等

观察病变胆囊壁的血供情况，鉴别血管和胆管，了解胆道系统占位性病变的血供特点，必要时，测量占位性病变的动脉峰值流速和阻力指数

观察胆道系统以外脏器如肝脏、胰腺的声像图等有无变化

五、注意事项

注意事项	检查患者前需空腹 8 小时以上。若病情紧急则应及时检查，不必进行上述准备
	观察胆囊及胆道系统时，应根据不同患者的具体情况选择最适宜的体位，并配合适当的吸气、呼气状态，尽量利用肝脏做透声窗，以减少胃肠气体的干扰，清晰显示病灶
	有时位于近场胆囊底部的混响伪像较明显，会严重影响胆囊底部病变的显示效果，此时应移动探头，改变声束入射方向，或改变患者体位，避免声束垂直于胆囊壁入射，以减少伪像
	胆囊为腹腔内脏器，位置变化较大，站立位或体型瘦长者，正常胆囊可能位于髂前上棘下方，也可能异位于左侧，特别是对于肝大、肝周腹腔积液、胆囊窝处肝囊肿的患者，胆囊的位置和周围组织的关系可能会发生变化，需仔细进行鉴别
	胆囊检查应安排在 X 线胃肠造影及胆道造影前进行，否则应于 X 线胃肠造影后 3 小时、胆道造影后 2 小时以上进行

第二节　先天性胆囊异常

胆囊的先天性异常较多，一般临床意义不大。皱褶胆囊是先天性胆囊异常中最常见的一种，该畸形一般不影响胆囊的功能。超声易于发现先天性胆囊异常，且易于和胆囊其他疾病鉴别，同时可发现并发的胆道系疾病，并指导临床医师确定手术方式。

一、适应证

先天性胆囊异常一般无明显的临床症状，仅在合并胆囊炎症和胆囊结石时出现相应的症状，多在体检时被发现。

二、检查内容

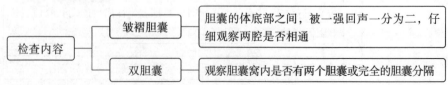

检查内容	皱褶胆囊	胆囊的体底部之间，被一强回声一分为二，仔细观察两腔是否相通
	双胆囊	观察胆囊窝内是否有两个胆囊或完全的胆囊分隔

续流程

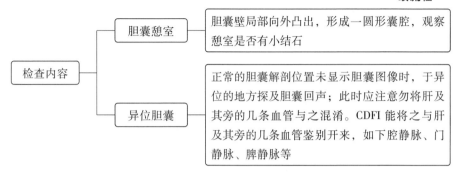

| | 胆囊憩室 | 胆囊壁局部向外凸出，形成一圆形囊腔，观察憩室是否有小结石 |
| 检查内容 | 异位胆囊 | 正常的胆囊解剖位置未显示胆囊图像时，于异位的地方探及胆囊回声；此时应注意勿将肝及其旁的几条血管与之混淆。CDFI能将之与肝及其旁的几条血管鉴别开来，如下腔静脉、门静脉、脾静脉等 |

三、注意事项

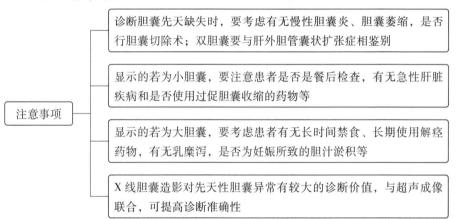

	诊断胆囊先天缺失时，要考虑有无慢性胆囊炎、胆囊萎缩，是否行胆囊切除术；双胆囊要与肝外胆管囊状扩张症相鉴别
注意事项	显示的若为小胆囊，要注意患者是否是餐后检查，有无急性肝脏疾病和是否使用过促胆囊收缩的药物等
	显示的若为大胆囊，要考虑患者有无长时间禁食、长期使用解痉药物，有无乳糜泻，是否为妊娠所致的胆汁淤积等
	X线胆囊造影对先天性胆囊异常有较大的诊断价值，与超声成像联合，可提高诊断准确性

第三节　急性胆囊炎

急性胆囊炎是胆囊管的阻塞加上细菌感染而引起的炎症病变。超声检查急性胆囊炎不受患者条件限制，诊断准确率高，可清晰显示胆囊大小、轮廓、壁水肿及胆囊内外情况，为临床诊断和选择治疗方案提供可靠依据，是临床首选的检查方法。

一、适应证

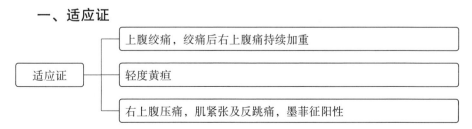

	上腹绞痛，绞痛后右上腹痛持续加重
适应证	轻度黄疸
	右上腹压痛，肌紧张及反跳痛，墨菲征阳性

二、检查内容

检查内容
- 胆囊各径线是否增大
- 胆囊壁是否增厚，呈双层
- 胆囊内有无结石、蛔虫，有无絮状物漂浮，细点状沉淀物是否随体位变化
- 探头在胆囊区扫查时有无加压痛反应
- 胆囊有无穿孔征象，如囊壁是否缺损、胆囊周围积液

三、注意事项

注意事项
- 胆囊壁增厚呈双层，不是急性胆囊炎特有的表现，肝硬化合并低蛋白血症和腹腔积液、急性重症肝炎时都可出现
- 初期单纯性胆囊炎超声表现不典型，仅有胆囊稍增大，囊壁轻度增厚
- 化脓性胆管炎合并胆囊炎时，胆囊不大，仅显示囊壁增厚、模糊，内有沉积物
- 胆囊壁外肝组织有低回声带可能为严重胆囊炎的炎性渗出
- 糖尿病患者可发生胆囊气性坏疽，胆囊增大，囊壁显著增厚，囊内含有气体，后方显示不清
- 长期禁食或胃切除术后，常见胆囊增大伴沉积物回声，但囊壁不增厚，无压痛，有助于鉴别
- 急性胆囊炎可合并或伴发胆管炎、胰腺炎或肝脓肿，故应常规检查相关脏器，以减少或避免对相关疾病的漏诊

第四节　慢性胆囊炎

慢性胆囊炎是急性胆囊炎反复发作的结果，与急性胆囊炎是同一疾病的不同阶段的表现。对于轻症或早期，慢性胆囊炎超声诊断价值有限，但对于炎症严重者绝大多数可做出正确诊断。

一、适应证

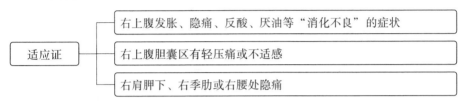

适应证
- 右上腹发胀、隐痛、反酸、厌油等"消化不良"的症状
- 右上腹胆囊区有轻压痛或不适感
- 右肩胛下、右季肋或右腰处隐痛

二、检查内容

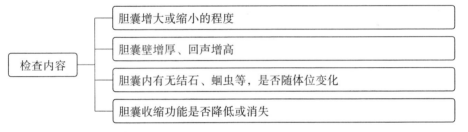

检查内容
- 胆囊增大或缩小的程度
- 胆囊壁增厚、回声增高
- 胆囊内有无结石、蛔虫等，是否随体位变化
- 胆囊收缩功能是否降低或消失

三、注意事项

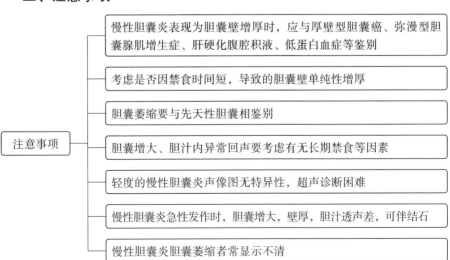

注意事项
- 慢性胆囊炎表现为胆囊壁增厚时，应与厚壁型胆囊癌、弥漫型胆囊腺肌增生症、肝硬化腹腔积液、低蛋白血症等鉴别
- 考虑是否因禁食时间短，导致的胆囊壁单纯性增厚
- 胆囊萎缩要与先天性胆囊相鉴别
- 胆囊增大、胆汁内异常回声要考虑有无长期禁食等因素
- 轻度的慢性胆囊炎声像图无特异性，超声诊断困难
- 慢性胆囊炎急性发作时，胆囊增大，壁厚，胆汁透声差，可伴结石
- 慢性胆囊炎胆囊萎缩者常显示不清

第五节　胆囊结石

胆囊结石是最常见的胆囊疾病，是引起急腹症的常见病因之一，发病率仅次于阑尾炎。超声对胆囊结石的诊断正确率高，无创、简便，成为临床首选的诊断方法。在胆汁充盈的状态下，超声可显示直径 0.2mm 的结石，且具典型的声像图特征，但是容易受肥胖、胃肠道气体影响，导致诊断困难。

一、适应证

适应证	突然发生的右上腹绞痛，呈阵发性加剧，同时向右肩或胸背部放射，可伴有恶心及呕吐
	饭后上腹饱胀或隐痛，且多与吃油腻食物有关
	平时有上腹不适及嗳气等消化不良症状，有时感右上腹及肝区隐痛，多为持续性，同时出现一些胃肠道症状

二、检查内容

检查内容	胆囊或胆道内有无团块状、斑点状强回声；后方有无声影
	结石的大小与数量；有多发结石或伴胆囊炎时，难以准确判断结石的大小和数目
	结石是否随体位改变沿重力方向移动；结石有无嵌顿在胆囊颈管部
	泥沙样结石：可见多个细小强回声堆积，形成沉积于胆囊后壁的带状强回声，后方伴有声影，随体位改变而移动
	充满型结石：胆囊内呈弧形强回声带，后伴声影，无回声囊腔不显示，强回声带前方有时可显示胆囊壁，后方结构则完全被声影所掩盖

三、注意事项

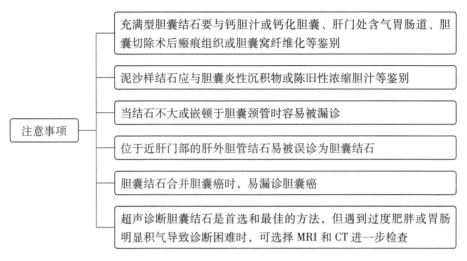

注意事项

- 充满型胆囊结石要与钙胆汁或钙化胆囊、肝门处含气胃肠道、胆囊切除术后瘢痕组织或胆囊窝纤维化等鉴别
- 泥沙样结石应与胆囊炎性沉积物或陈旧性浓缩胆汁等鉴别
- 当结石不大或嵌顿于胆囊颈管时容易被漏诊
- 位于近肝门部的肝外胆管结石易被误诊为胆囊结石
- 胆囊结石合并胆囊癌时，易漏诊胆囊癌
- 超声诊断胆囊结石是首选和最佳的方法，但遇到过度肥胖或胃肠明显积气导致诊断困难时，可选择 MRI 和 CT 进一步检查

第六节　胆　囊　癌

胆囊癌是胆道系统最常见的恶性肿瘤，早期无临床表现，肿瘤浸润周围组织可引起胆囊区疼痛、黄疸、食欲缺乏和体重下降，发现时多为晚期。大多数肿瘤呈浸润性生长，好发于颈、体部。超声检查是本病的首选诊断方法，对部分病例可在早期做出诊断。当诊断困难时可选用 CT、MRI 进一步检查，必要时可进行超声引导下穿刺活检确诊。

一、适应证

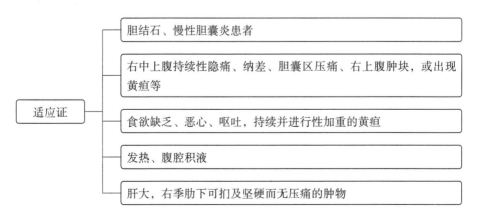

适应证

- 胆结石、慢性胆囊炎患者
- 右中上腹持续性隐痛、纳差、胆囊区压痛、右上腹肿块，或出现黄疸等
- 食欲缺乏、恶心、呕吐，持续并进行性加重的黄疸
- 发热、腹腔积液
- 肝大，右季肋下可扪及坚硬而无压痛的肿物

二、检查方法

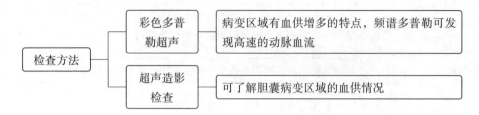

检查方法
- 彩色多普勒超声 —— 病变区域有血供增多的特点，频谱多普勒可发现高速的动脉血流
- 超声造影检查 —— 可了解胆囊病变区域的血供情况

三、检查内容

1. 胆囊癌声像图

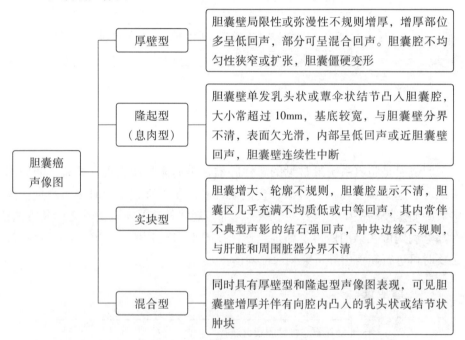

胆囊癌声像图
- 厚壁型 —— 胆囊壁局限性或弥漫性不规则增厚，增厚部位多呈低回声，部分可呈混合回声。胆囊腔不均匀性狭窄或扩张，胆囊僵硬变形
- 隆起型（息肉型）—— 胆囊壁单发乳头状或蕈伞状结节凸入胆囊腔，大小常超过 10mm，基底较宽，与胆囊壁分界不清，表面欠光滑，内部呈低回声或近胆囊壁回声，胆囊壁连续性中断
- 实块型 —— 胆囊增大、轮廓不规则，胆囊腔显示不清，胆囊区几乎充满不均质低或中等回声，其内常伴不典型声影的结石强回声，肿块边缘不规则，与肝脏和周围脏器分界不清
- 混合型 —— 同时具有厚壁型和隆起型声像图表现，可见胆囊壁增厚并伴有向腔内凸入的乳头状或结节状肿块

2. CDFI 显示肿块内血流信号较丰富，动脉血流为高速高阻型。

3. 胆囊癌间接声像图表现　胆囊癌转移侵犯肝脏、肝门时，可见肝内转移灶、肝门部胆管梗阻、肝内胆管扩张、肝门部淋巴结肿大等。

四、注意事项

充满型结石并发早期胆囊癌最易被漏诊。由于结石的宽大声影的掩盖，使肿瘤不易被发现。要强调多体位、多切面观察，并对可疑病例定期随访，动态监测。

第七节　胆囊息肉样病变

胆囊息肉样病变是超声检查发现直径<15mm 的胆囊壁局限性增厚凸入胆囊腔内的小结节样病变的总称。包括肿瘤性息肉（如腺瘤及腺癌）和非肿瘤性息肉（如胆固醇息肉、炎性息肉、腺瘤样增生等）。由于病变小，一般无临床症状，多于体检时发现。超声对于息肉样病变的检出率很高，可以清楚显示息肉样病变的部位、大小、数量、形态。因多数病例属良性病变，故超声可作为随访观察的重要手段。对其中少数有恶性可能的病例，超声检出后可提示临床手术治疗。

一、适应证

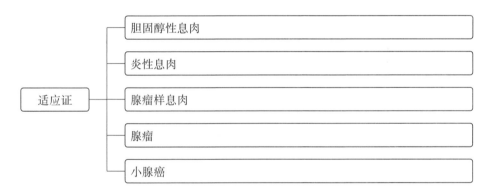

二、检查内容

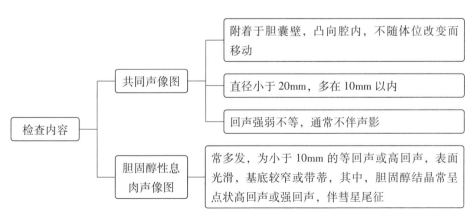

续流程

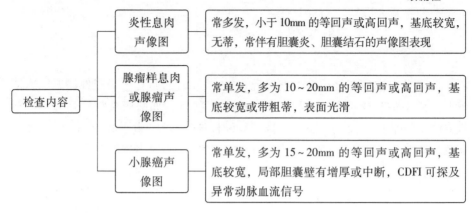

检查内容

- **炎性息肉声像图**：常多发，小于 10mm 的等回声或高回声，基底较宽，无蒂，常伴有胆囊炎、胆囊结石的声像图表现
- **腺瘤样息肉或腺瘤声像图**：常单发，多为 10~20mm 的等回声或高回声，基底较宽或带粗蒂，表面光滑
- **小腺癌声像图**：常单发，多为 15~20mm 的等回声或高回声，基底较宽，局部胆囊壁有增厚或中断，CDFI 可探及异常动脉血流信号

三、注意事项

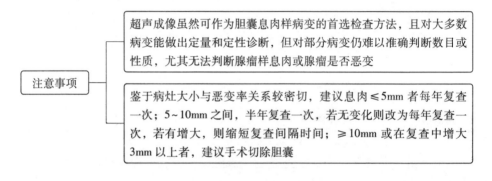

注意事项

- 超声成像虽然可作为胆囊息肉样病变的首选检查方法，且对大多数病变能做出定量和定性诊断，但对部分病变仍难以准确判断数目或性质，尤其无法判断腺瘤样息肉或腺瘤是否恶变
- 鉴于病灶大小与恶变率关系较密切，建议息肉≤5mm 者每年复查一次；5~10mm 之间，半年复查一次，若无变化则改为每年复查一次，若有增大，则缩短复查间隔时间；≥10mm 或在复查中增大 3mm 以上者，建议手术切除胆囊

第八节　先天性胆管囊状扩张症

先天性胆管囊状扩张症是一种伴有胆汁淤积的胆道疾病，可发生于除胆囊外的肝内、外胆管的任何部位。超声可明确诊断并判断其类型及有否并发症。与 ERCP、PTC 等比较，具有简单、无创等优点。

一、适应证

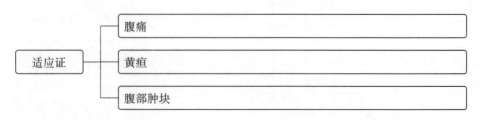

适应证

- 腹痛
- 黄疸
- 腹部肿块

二、检查内容

典型者在肝门部见类球形或梭形囊性无回声，边界清楚，沿胆管主干分布，扩张的两端与相对正常的胆管延续，近端胆管不扩张或轻度扩张。一般囊壁很薄，合并感染或囊壁癌变时，囊壁可增厚，部分囊腔可见胆泥或结石。

肝总管、胆总管的囊性扩张，显示为右上腹部椭圆形或梭形的液性暗区，位于胆囊颈内后方、门静脉前方，其长径与胆总管的走向一致。液性暗区内部清晰，后回声增强。

三、注意事项

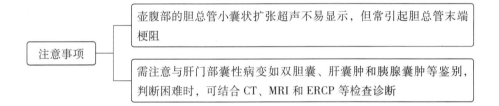

注意事项

壶腹部的胆总管小囊状扩张超声不易显示，但常引起胆总管末端梗阻

需注意与肝门部囊性病变如双胆囊、肝囊肿和胰腺囊肿等鉴别，判断困难时，可结合 CT、MRI 和 ERCP 等检查诊断

第九节　化脓性胆管炎

化脓性胆管炎是在原有结石等阻塞性疾病的基础上发生胆管感染，在含有脓性胆汁的胆管高压的作用下，肝内小胆管及其周围的肝实质细胞发生炎性改变，产生大片坏死，形成肝内多发性小脓肿。超声诊断化脓性胆管炎准确、直观，并可与其他急腹症鉴别，对疾病早期诊断临床价值大，并可在超声引导下行胆管穿刺置管引流减压术，是临床诊断化脓性胆管炎首选的影像检查方法。

一、适应证

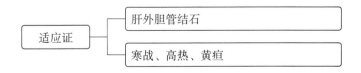

适应证

肝外胆管结石

寒战、高热、黄疸

二、检查内容

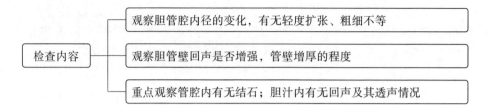

检查内容
- 观察胆管腔内径的变化，有无轻度扩张、粗细不等
- 观察胆管壁回声是否增强，管壁增厚的程度
- 重点观察管腔内有无结石；胆汁内有无回声及其透声情况

三、注意事项

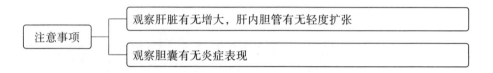

注意事项
- 观察肝脏有无增大，肝内胆管有无轻度扩张
- 观察胆囊有无炎症表现

第十节　胆　管　结　石

胆管结石按其发生部位不同可分为肝外胆管结石和肝内胆管结石。超声对胆管结石的诊断准确性较高，为首选方法。

一、适应证

反复发作的腹痛甚至绞痛、黄疸、高热和寒战患者。

二、检查方法

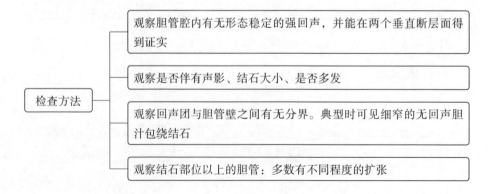

检查方法
- 观察胆管腔内有无形态稳定的强回声，并能在两个垂直断层面得到证实
- 观察是否伴有声影、结石大小、是否多发
- 观察回声团与胆管壁之间有无分界。典型时可见细窄的无回声胆汁包绕结石
- 观察结石部位以上的胆管：多数有不同程度的扩张

三、检查内容

```
                    ┌─ 胆总管内形态稳定的强回声伴声影
                    │
          肝外胆管 ──┼─ 强回声所在的胆总管近段胆管扩张，与其后
          结石声像图 │  方的门静脉形成双管征
                    │
                    └─ 强回声与管壁分界清晰，可见胆汁的细窄无
                       回声带，明显扩张的胆总管内强回声可随体
检查内容 ──┤          位改变而移动

                    ┌─ 沿肝内胆管分布、贴近门静脉的斑点状或条
                    │  索状强回声，伴有声影
          肝内胆管   │
          结石典型 ──┼─ 当结石所在胆管胆汁淤积时，强回声周围可
          声像图     │  见无回声
                    │
                    └─ 结石近端小胆管扩张，与伴行门静脉形成平
                       行管征或多管征
```

四、注意事项

```
          ┌─ 肝外胆管的检查有时受胃肠气体影响，可采用饮水法等提高其显示率
          │
          ├─ 肝外胆管结石的超声诊断有时比较困难
          │
          ├─ 胆囊颈管部结石、粘连瘢痕组织、癌肿、胆囊颈部淋巴结钙化灶
          │  等易被误诊为胆管结石
          │
          ├─ 胆总管末端的癌肿、蛔虫尸体碎块和黏稠胆汁、脓性胆汁、胆管
          │  乳头部溃疡炎症等也有同结石相似的超声表现
          │
注意事项 ──┼─ 胃肠道气体干扰胆管结石，显示不清时，饮水充盈胃十二指肠及
          │  脂餐有助于检查
          │
          ├─ 局部肝胆管内大量结石或肝脏边缘组织局部萎缩被多量结石填满
          │  肝胆管时，声像图不典型，易被忽略
          │
          ├─ 胆管内较小结石易被漏诊
          │
          ├─ 钙化灶及肝组织局部坏死纤维化改变与结石容易混淆
          │
          └─ 肝胆管积气及后方多重反射易被误诊为结石声影，应注意鉴别
```

第十一节　肝外胆管癌

肝外胆管癌是指原发于肝左右管汇合部至胆总管下端的肝外胆管恶性肿瘤。超声易发现胆管扩张，能对大多数胆管癌做出准确诊断，在临床上有重要的应用价值。

一、适应证

黄疸并进行性加重者。

二、检查方法

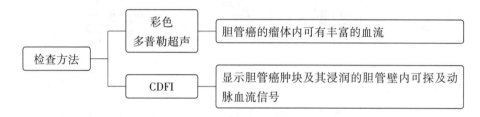

三、检查内容

1. 肝外胆管癌声像图

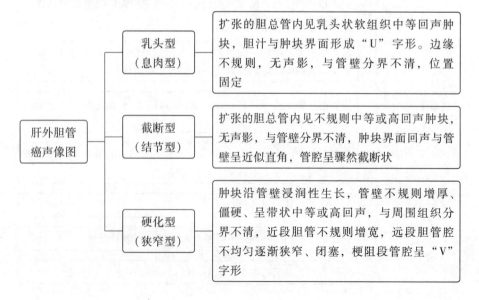

2. 肿块近端以上肝内、外胆管有不同程度的扩张，胆囊有不同程度的增大；肿块所在部位的胆管壁连续性中断，肿块远端胆管腔显示不清晰。

四、注意事项

注意与胆管结石或胆管内沉积物、胰头癌、壶腹周围癌、硬化性胆管炎等引起胆管梗阻性扩张的疾病相鉴别。超声诊断困难时，采用 PTC、ERCP、MRCP 和胆道镜等可明确诊断。

第七章

胰腺超声检查操作常规

第一节　胰腺超声检查

胰腺是腹膜后位器官，质软无纤维包膜，除胰尾被浆膜包绕外，其余大部分位于腹膜后。近年来，由于胰腺肿瘤发病率有上升趋势，对其早期发现和早期诊断、对治疗和预后具有重要意义。超声检查具有非侵入性、简便、可重复性、费用低等优点，已成为诊断胰腺疾病的首选影像学检查方法。特别是应用高分辨力实时显像仪器，对发现胰腺肿物、胰管扩张、梗阻部位、回声特点等，起到了重要作用，具有较高的价值，为早期诊断胰腺疾病创造了条件。此外，超声引导下经皮穿刺，对胰腺肿瘤的活检、囊肿或脓肿的引流治疗，或注射抗生素等药物治疗，具有重要的临床意义。

在胰腺超声检查中，由于胃肠道气体的干扰、超声对肥胖患者穿透力差、肝硬化腹腔积液以及患者术后的创面绷带、引流管、伤口或瘢痕等，均影响对胰腺的观察。尽管随着超声仪器及扫查技术的改进，胰腺显示率有了提高，但仍有 10% 左右的胰腺检查不满意。因此，熟练的操作技术，熟悉解剖、病理、临床知识，掌握检查中的要领及注意事项，是获得胰腺清晰图像的关键。

一、适应证

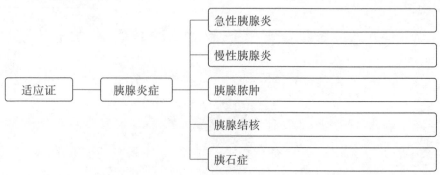

续流程

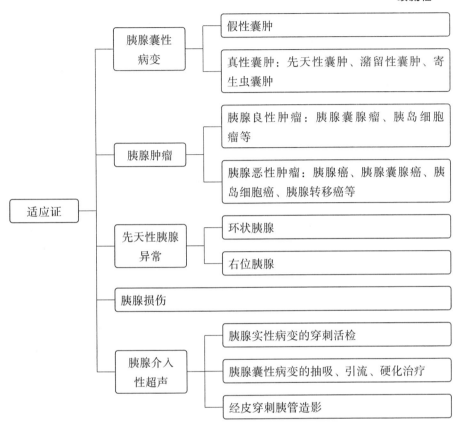

二、检查方法

【患者准备】

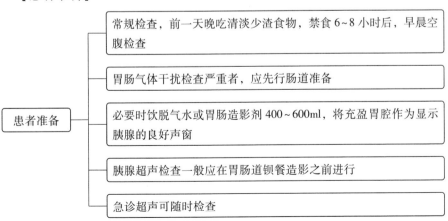

【体位】

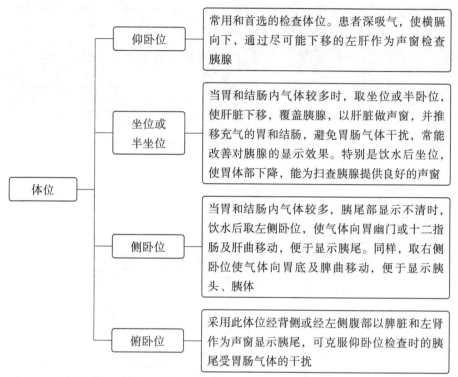

体位	仰卧位	常用和首选的检查体位。患者深吸气，使横膈向下，通过尽可能下移的左肝作为声窗检查胰腺
	坐位或半坐位	当胃和结肠内气体较多时，取坐位或半卧位，使肝脏下移，覆盖胰腺，以肝脏做声窗，并推移充气的胃和结肠，避免胃肠气体干扰，常能改善对胰腺的显示效果。特别是饮水后坐位，使胃体部下降，能为扫查胰腺提供良好的声窗
	侧卧位	当胃和结肠内气体较多，胰尾部显示不清时，饮水后取左侧卧位，使气体向胃幽门或十二指肠及肝曲移动，便于显示胰尾。同样，取右侧卧位使气体向胃底及脾曲移动，便于显示胰头、胰体
	俯卧位	采用此体位经背侧或经左侧腹部以脾脏和左肾作为声窗显示胰尾，可克服仰卧位检查时的胰尾受胃肠气体的干扰

【仪器条件】

一般采用具备凸阵或扇扫探头的彩色多普勒超声仪器，必要时可选用线阵探头，探头频率一般为 3~3.5MHz，小儿或瘦弱者可选用 5MHz 探头。

【扫查方法】

腹部横向和纵向（矢状）扫查，最常用。左侧腹斜冠状扫查较少用，但由于利用脾脏和左肾为声窗，对于胰腺尾及其病变显示可能非常有用。

1. 实时超声扫查

> 先进行上腹部横断扫查，可按胰腺体表投影方法使探头倾斜 20°~30°，将探头自上而下缓慢移动，寻找脊柱和大血管前方横跨的条状胰腺图形，此切面易于观察到肠系膜上动脉和静脉、脾静脉、下腔静脉以及腹主动脉，胰腺正好位于上述血管之前，肝和胃之后

↓

> 然后进行矢状扫查，自右至左缓慢滑行，依次通过胰头、胰体、胰尾部，补充横断扫查之不足

2. 静态扫查

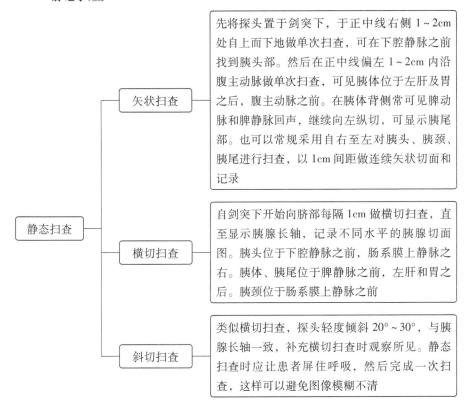

先将探头置于剑突下，于正中线右侧 1～2cm 处自上而下地做单次扫查，可在下腔静脉之前找到胰头部。然后在正中线偏左 1～2cm 内沿腹主动脉做单次扫查，可见胰体位于左肝及胃之后，腹主动脉之前。在胰体背侧常可见脾动脉和脾静脉回声，继续向左纵切，可显示胰尾部。也可以常规采用自右至左对胰头、胰颈、胰尾进行扫查，以 1cm 间距做连续矢状切面和记录

自剑突下开始向脐部每隔 1cm 做横切扫查，直至显示胰腺长轴，记录不同水平的胰腺切面图。胰头位于下腔静脉之前，肠系膜上静脉之右。胰体、胰尾位于脾静脉之前，左肝和胃之后。胰颈位于肠系膜上静脉之前

类似横切扫查，探头轻度倾斜 20°～30°，与胰腺长轴一致，补充横切扫查时观察所见。静态扫查时应让患者屏住呼吸，然后完成一次扫查，这样可以避免图像模糊不清

3. 通过 CDFI 显示胰腺周围的血管，如脾和肠系膜上动、静脉，门静脉，下腔静脉和腹主动脉等，进一步确定胰腺的位置。

4. 上述扫查方法均不能显示胰腺时应采用饮水法扫查。患者取坐位，饮水 500ml，胃内充满液体后，通过胃作为声窗观察胰腺，可明显改善胰腺的显像而取得满意效果。

三、检查内容

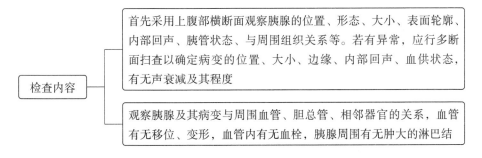

首先采用上腹部横断面观察胰腺的位置、形态、大小、表面轮廓、内部回声、胰管状态、与周围组织关系等。若有异常，应行多断面扫查以确定病变的位置、大小、边缘、内部回声、血供状态，有无声衰减及其程度

观察胰腺及其病变与周围血管、胆总管、相邻器官的关系，血管有无移位、变形，血管内有无血栓，胰腺周围有无肿大的淋巴结

续流程

检查内容	对于急性胰腺炎，还应仔细观察胆道系统有无结石强回声等其他病变。胰周积液、网膜囊、肾前间隙积液，不仅是急性胰腺炎常见的伴随声像图征象，而且是急性重症胰腺炎的佐证，必须仔细观察。此外，还需注意有无腹腔积液、胸腔积液、肠麻痹等征象

四、注意事项

注意事项	对于部分口服造影剂困难的患者，应首先确定脾静脉的位置，然后再在其前上方寻找胰腺
	胰腺的形态和位置：约 1/4 的人胰腺形态或位置有变异。熟悉胰腺形态的各种类型和位置，对选择扫查断面和判定是否异常特别重要
	当进行横断面扫查时，注意看清脾静脉的走行，常位于胰腺的后方。不要将头侧的脾动脉或足侧的左肾静脉误认为脾静脉
	当胰头部肿瘤等病变不明显，而胰管均匀性扩张时，勿将扩张的胰管看作脾静脉而漏诊。彩色多普勒有利于鉴别
	与胰头紧贴的肝尾叶，容易被误认为胰腺肿瘤。多断面扫查可判定肝尾叶与肝左叶背侧的连续关系
	胰周围肿大的淋巴结与胰腺紧贴时，很容易被误认为胰腺肿瘤
	后腹膜纤维化时声像图显示为近似胰腺的回声带，勿误认为胰腺。纤维化常发生于胰腺下部，腹主动脉与肠系膜上动脉之间，脾静脉后方，不符合胰腺的解剖位置
	部分患者胰头和钩突部的原始腹胰呈低回声，可能被误认为肿瘤，但多断面检查发现其为非球形结构
	胰头区的无回声病变，应注意是否为十二指肠积液，观察有无蠕动或改变体位来加以分辨

续流程

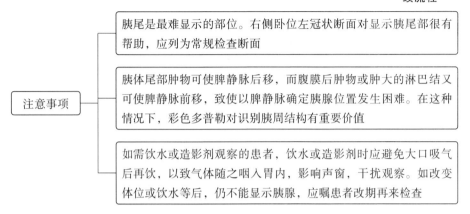

注意事项	胰尾是最难显示的部位。右侧卧位左冠状断面对显示胰尾部很有帮助，应列为常规检查断面
	胰体尾部肿物可使脾静脉后移，而腹膜后肿物或肿大的淋巴结又可使脾静脉前移，致使以脾静脉确定胰腺位置发生困难。在这种情况下，彩色多普勒对识别胰周结构有重要价值
	如需饮水或造影剂观察的患者，饮水或造影剂时应避免大口吸气后再饮，以致气体随之咽入胃内，影响声窗，干扰观察。如改变体位或饮水等后，仍不能显示胰腺，应嘱患者改期再来检查

第二节　急性胰腺炎

急性胰腺炎是临床常见急腹症之一，是胰酶消化胰腺自身及其周围组织引起的急性炎症，据病理分为急性水肿型（轻型）胰腺炎和急性出血坏死型（重型）胰腺炎两种。急性膜腺炎急性期超声检查可明确诊断，评估胰腺肿胀程度，发现并发症，为临床选择治疗方案提供可靠信息，但易受急性胰腺炎后麻痹性肠梗阻致胃肠胀气的影响，使部分患者检查受限。

一、适应证

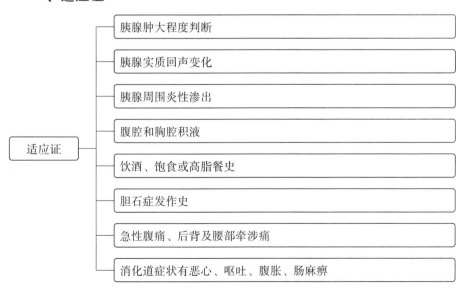

适应证	胰腺肿大程度判断
	胰腺实质回声变化
	胰腺周围炎性渗出
	腹腔和胸腔积液
	饮酒、饱食或高脂餐史
	胆石症发作史
	急性腹痛、后背及腰部牵涉痛
	消化道症状有恶心、呕吐、腹胀、肠麻痹

二、检查方法

检查方法

- 胰腺检查常规采用 3.5MHz 探头，其中凸阵探头效果较佳。对小儿和瘦弱体型者还可加用 5.0MHz 探头

- 被检查者取平卧位、侧卧位和坐位以及立位

- 探头常规沿胰腺长轴走行检查，同时辅以胰腺各部位的短轴超声扫查

- 在左第 8~9 肋间以脾脏为透声窗，在脾门脾静脉旁观察胰尾

- 注意胰腺和周围脏器如肝脏、脾脏、胆囊和胆道、胃与十二指肠、胰腺周围的血管和胰腺的关系

- 肝外胆道扩张者须观察胰腺及胆道的全长

- 对于较胖体型者，胰腺超声显像不理想者，可在患者饮水 500~600ml 后在坐位和右侧卧位下检查

- 注意对全腹和双侧胸腔的检查

三、检查内容

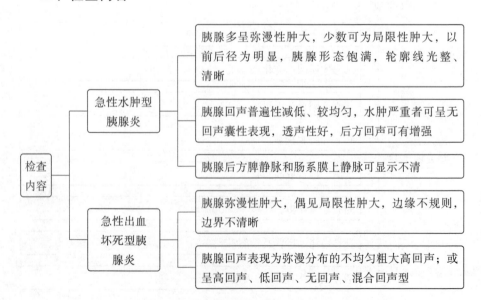

检查内容

- 急性水肿型胰腺炎
  - 胰腺多呈弥漫性肿大，少数可为局限性肿大，以前后径为明显，胰腺形态饱满，轮廓线光整、清晰
  - 胰腺回声普遍性减低、较均匀，水肿严重者可呈无回声囊性表现，透声性好，后方回声可有增强
  - 胰腺后方脾静脉和肠系膜上静脉可显示不清

- 急性出血坏死型胰腺炎
  - 胰腺弥漫性肿大，偶见局限性肿大，边缘不规则，边界不清晰
  - 胰腺回声表现为弥漫分布的不均匀粗大高回声；或呈高回声、低回声、无回声、混合回声型

续流程

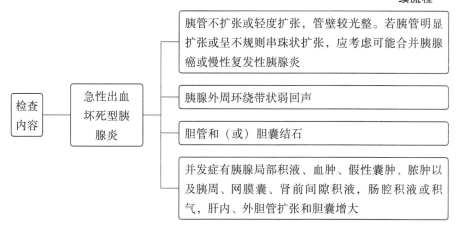

检查内容 — 急性出血坏死型胰腺炎：
- 胰管不扩张或轻度扩张，管壁较光整。若胰管明显扩张或呈不规则串珠状扩张，应考虑可能合并胰腺癌或慢性复发性胰腺炎
- 胰腺外周环绕带状弱回声
- 胆管和（或）胆囊结石
- 并发症有胰腺局部积液、血肿、假性囊肿、脓肿以及胰周、网膜囊、肾前间隙积液，肠腔积液或积气，肝内、外胆管扩张和胆囊增大

四、注意事项

注意事项：
- 一般情况下，根据临床表现、血及尿淀粉酶增高和声像图改变，可以诊断本病。但由于其声像图缺乏特异性，胰腺其他非炎症性疾病也可有相似的声像图改变，而且部分患者的声像图表现可以正常。因此，诊断本病必须密切结合临床资料和其他影像检查综合分析
- 虽然急性水肿型和出血坏死型胰腺炎的声像图有些区别，但还不能作为二者鉴别诊断的依据。C-反应蛋白测定结合增强CT，是诊断本病最敏感和可靠的方法
- 急性胰腺炎还要注意与胰腺癌、胰腺囊肿、慢性胰腺炎急性发作和淋巴瘤等鉴别
- 超声检查可作为随访急性胰腺炎及其并发症转归的良好方法，CDFI可用于检测胰腺、肠管有无缺血坏死和周围有无血栓形成等
- 急性胰腺炎时不宜做胃饮水充盈下超声检查
- 急性胰腺炎病情发展较快，必要时须以小时为单位进行超声监测
- 早期急性胰腺炎的肿大程度和回声变化不明显
- 胰腺炎时周围肠管积气将影响胰腺的超声显示
- 患者剧烈腹痛、腹肌紧张等不适及探头加压检查，也会影响胰腺的显像

第三节 慢性胰腺炎

慢性胰腺炎是由不同病因最终导致胰腺细胞破坏、纤维组织广泛增生的一类病变。临床上有由于急性胰腺炎迁延所致的慢性复发性胰腺炎与可能由自身免疫所致的慢性硬化性胰腺炎两种。慢性胰腺炎的临床诊断比较困难，超声能直接显示胰腺有慢性胰腺炎的声像图表现，对明确诊断有较大的帮助。对于胰腺局限性肿块做超声引导下细针穿刺活检，可提供病理组织学诊断。研究表明超声显像对慢性胰腺炎诊断灵敏性较高，为一种有价值的诊断方法。

一、适应证

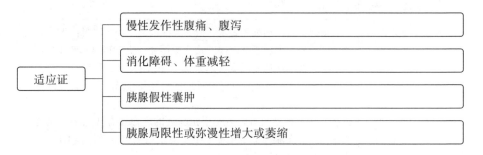

适应证
- 慢性发作性腹痛、腹泻
- 消化障碍、体重减轻
- 胰腺假性囊肿
- 胰腺局限性或弥漫性增大或萎缩

二、检查方法

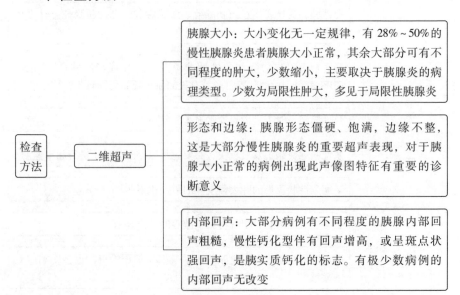

检查方法 — 二维超声
- 胰腺大小：大小变化无一定规律，有28%～50%的慢性胰腺炎患者胰腺大小正常，其余大部分可有不同程度的肿大，少数缩小，主要取决于胰腺炎的病理类型。少数为局限性肿大，多见于局限性胰腺炎
- 形态和边缘：胰腺形态僵硬、饱满，边缘不整，这是大部分慢性胰腺炎的重要超声表现，对于胰腺大小正常的病例出现此声像图特征有重要的诊断意义
- 内部回声：大部分病例有不同程度的胰腺内部回声粗糙，慢性钙化型伴有回声增高，或呈斑点状强回声，是胰实质钙化的标志。有极少数病例的内部回声无改变

续流程

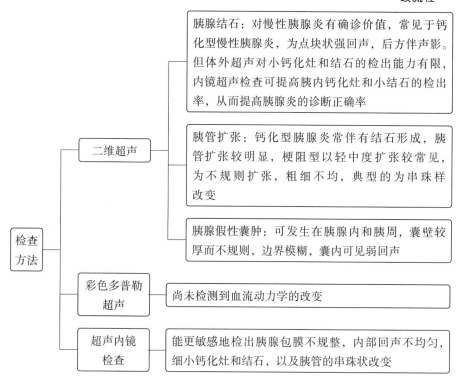

检查方法

二维超声

胰腺结石：对慢性胰腺炎有确诊价值，常见于钙化型慢性胰腺炎，为点块状强回声，后方伴声影。但体外超声对小钙化灶和结石的检出能力有限，内镜超声检查可提高胰内钙化灶和小结石的检出率，从而提高胰腺炎的诊断正确率

胰管扩张：钙化型胰腺炎常伴有结石形成，胰管扩张较明显，梗阻型以轻中度扩张较常见，为不规则扩张，粗细不均，典型的为串珠样改变

胰腺假性囊肿：可发生在胰腺内和胰周，囊壁较厚而不规则，边界模糊，囊内可见弱回声

彩色多普勒超声

尚未检测到血流动力学的改变

超声内镜检查

能更敏感地检出胰腺包膜不规整，内部回声不均匀，细小钙化灶和结石，以及胰管的串珠状改变

三、检查内容

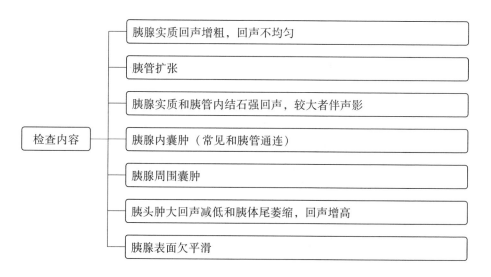

检查内容

胰腺实质回声增粗，回声不均匀

胰管扩张

胰腺实质和胰管内结石强回声，较大者伴声影

胰腺内囊肿（常见和胰管通连）

胰腺周围囊肿

胰头肿大回声减低和胰体尾萎缩，回声增高

胰腺表面欠平滑

四、注意事项

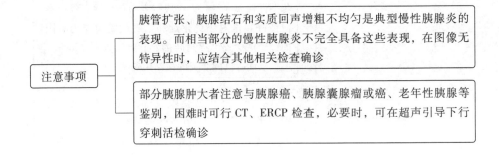

注意事项
- 胰管扩张、胰腺结石和实质回声增粗不均匀是典型慢性胰腺炎的表现。而相当部分的慢性胰腺炎不完全具备这些表现，在图像无特异性时，应结合其他相关检查确诊
- 部分胰腺肿大者注意与胰腺癌、胰腺囊腺瘤或癌、老年性胰腺等鉴别，困难时可行 CT、ERCP 检查，必要时，可在超声引导下行穿刺活检确诊

第四节　胰 腺 囊 肿

胰腺囊肿是由于多种原因造成的胰腺囊性病变，可分为真性囊肿和假性囊肿两类，后者占大多数。超声检查对胰腺囊肿有较高的诊断符合率，可检出直径 1~2cm 的胰腺囊肿，应作为首选方法。对于假性囊肿的发生、发展、破裂等演变可动态观察，并能在超声引导下经皮穿刺囊肿抽液行淀粉酶检查，帮助确诊本病，同时还具有治疗作用。

一、适应证

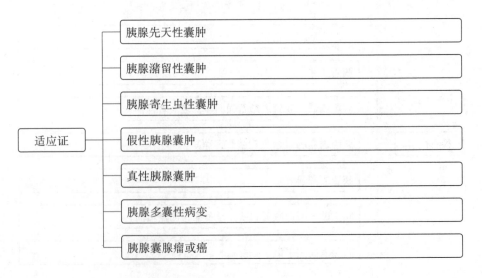

适应证
- 胰腺先天性囊肿
- 胰腺潴留性囊肿
- 胰腺寄生虫性囊肿
- 假性胰腺囊肿
- 真性胰腺囊肿
- 胰腺多囊性病变
- 胰腺囊腺瘤或癌

二、检查方法

检查方法	胰腺检查常规采用 3.5MHz 探头，其中凸阵探头效果较佳。对小儿和瘦弱体型者还可加用 5.0MHz 探头
	被检查者取平卧位、侧卧位和坐位以及立位
	探头常规沿胰腺长轴走行检查，同时辅以胰腺各部位的短轴超声扫查
	在左第 8~9 肋间以脾脏为透声窗，在脾门脾静脉旁观察胰尾
	注意胰腺和周围脏器如肝脏、脾脏、胆囊和胆道、胃与十二指肠、胰腺周围的血管和胰腺的关系
	肝外胆道扩张者须观察胰腺及胆道的全长
	对于较胖体型者，胰腺超声显像不理想者，可在患者饮水 500~600ml 后在坐位和右侧卧位下检查

三、检查内容

1. 胰腺真性囊肿

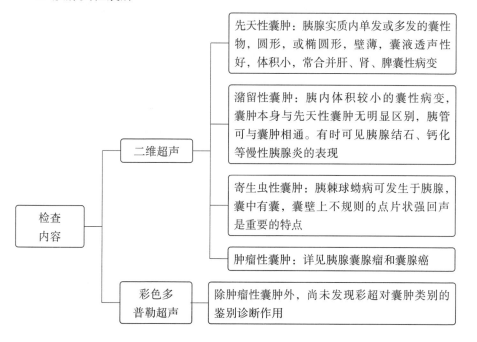

检查内容
- 二维超声
  - 先天性囊肿：胰腺实质内单发或多发的囊性物，圆形，或椭圆形，壁薄，囊液透声性好，体积小，常合并肝、肾、脾囊性病变
  - 潴留性囊肿：胰内体积较小的囊性病变，囊肿本身与先天性囊肿无明显区别，胰管可与囊肿相通。有时可见胰腺结石、钙化等慢性胰腺炎的表现
  - 寄生虫性囊肿：胰棘球蚴病可发生于胰腺，囊中有囊，囊壁上不规则的点片状强回声是重要的特点
  - 肿瘤性囊肿：详见胰腺囊腺瘤和囊腺癌
- 彩色多普勒超声
  - 除肿瘤性囊肿外，尚未发现彩超对囊肿类别的鉴别诊断作用

2. 胰腺假性囊肿

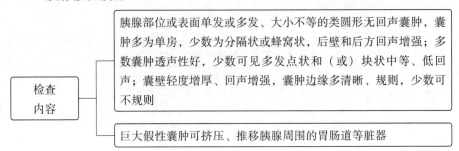

检查内容 ─┬─ 胰腺部位或表面单发或多发、大小不等的类圆形无回声囊肿，囊肿多为单房，少数为分隔状或蜂窝状，后壁和后方回声增强；多数囊肿透声性好，少数可见多发点状和（或）块状中等、低回声；囊壁轻度增厚、回声增强，囊肿边缘多清晰、规则，少数可不规则

└─ 巨大假性囊肿可挤压、推移胰腺周围的胃肠道等脏器

四、注意事项

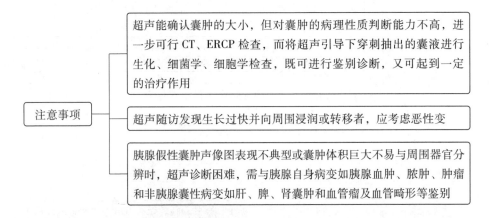

注意事项 ─┬─ 超声能确认囊肿的大小，但对囊肿的病理性质判断能力不高，进一步可行 CT、ERCP 检查，而将超声引导下穿刺抽出的囊液进行生化、细菌学、细胞学检查，既可进行鉴别诊断，又可起到一定的治疗作用

├─ 超声随访发现生长过快并向周围浸润或转移者，应考虑恶性变

└─ 胰腺假性囊肿声像图表现不典型或囊肿体积巨大不易与周围器官分辨时，超声诊断困难，需与胰腺自身病变如胰腺血肿、脓肿、肿瘤和非胰腺囊性病变如肝、脾、肾囊肿和血管瘤及血管畸形等鉴别

第五节　胰腺实性肿瘤

胰腺实性肿瘤常见的有胰腺癌、壶腹周围癌、胰腺转移癌、胰岛素瘤、胰岛细胞瘤、胰岛细胞癌等。应用超声检查易于检出和确诊。

一、适应证

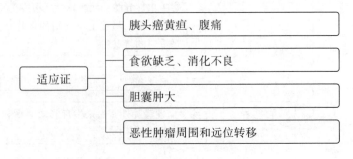

适应证 ─┬─ 胰头癌黄疸、腹痛

├─ 食欲缺乏、消化不良

├─ 胆囊肿大

└─ 恶性肿瘤周围和远位转移

二、检查方法

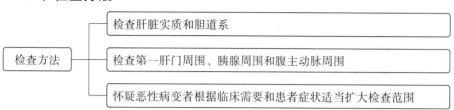

检查方法	检查肝脏实质和胆道系
	检查第一肝门周围、胰腺周围和腹主动脉周围
	怀疑恶性病变者根据临床需要和患者症状适当扩大检查范围

三、检查内容

1. 胰腺癌

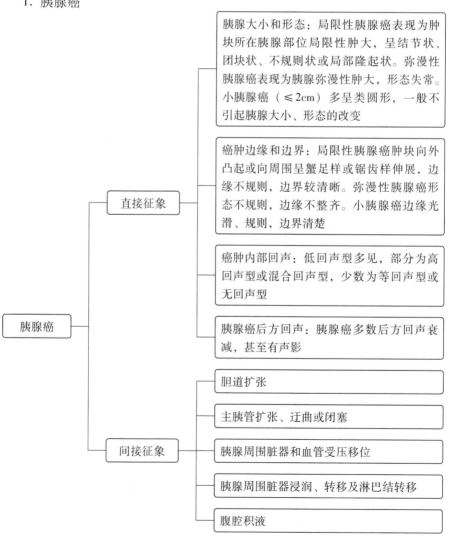

胰腺大小和形态：局限性胰腺癌表现为肿块所在胰腺部位局限性肿大，呈结节状、团块状、不规则状或局部隆起状。弥漫性胰腺癌表现为胰腺弥漫性肿大，形态失常。小胰腺癌（≤2cm）多呈类圆形，一般不引起胰腺大小、形态的改变

癌肿边缘和边界：局限性胰腺癌肿块向外凸起或向周围呈蟹足样或锯齿样伸展，边缘不规则，边界较清晰。弥漫性胰腺癌形态不规则，边缘不整齐。小胰腺癌边缘光滑、规则，边界清楚

癌肿内部回声：低回声型多见，部分为高回声型或混合回声型，少数为等回声型或无回声型

胰腺癌后方回声：胰腺癌多数后方回声衰减，甚至有声影

（直接征象）

胆道扩张

主胰管扩张、迂曲或闭塞

胰腺周围脏器和血管受压移位

胰腺周围脏器浸润、转移及淋巴结转移

腹腔积液

（间接征象）

（胰腺癌）

2. 壶腹周围癌

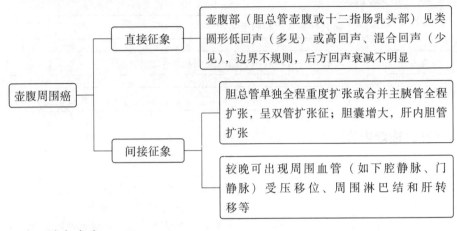

```
                                    ┌─────────────┐     壶腹部（胆总管壶腹或十二指肠乳头部）见类
                              ┌─────│  直接征象   │─────圆形低回声（多见）或高回声、混合回声（少
                              │     └─────────────┘     见），边界不规则，后方回声衰减不明显
              ┌──────────┐    │
              │  壶腹   │────┤
              │  周围癌 │    │                          胆总管单独全程重度扩张或合并主胰管全程
              └──────────┘    │     ┌─────────────┐─────扩张，呈双管扩张征；胆囊增大，肝内胆管
                              └─────│  间接征象   │     扩张
                                    └─────────────┘
                                                    └────较晚可出现周围血管（如下腔静脉、门
                                                         静脉）受压移位、周围淋巴结和肝转
                                                         移等
```

3. 胰岛素瘤

```
                     ┌────────────────────────────────────────────────┐
                ┌────│ 多为边界清晰、规则、光滑的圆形低回声肿瘤。少数为强回声或 │
                │    │ 高回声                                          │
                │    └────────────────────────────────────────────────┘
                │    ┌────────────────────────────────────────────────┐
                ├────│ 肿瘤尾侧胰管无明显扩张                          │
                │    └────────────────────────────────────────────────┘
  ┌──────────┐  │    ┌────────────────────────────────────────────────┐
  │  胰岛素瘤 │──┼────│ 肿瘤体积较小，体外超声不易显示，EUB 有助于检出病变 │
  └──────────┘  │    └────────────────────────────────────────────────┘
                │    ┌────────────────────────────────────────────────┐
                ├────│ 肿瘤内部血流信号丰富                            │
                │    └────────────────────────────────────────────────┘
                │    ┌────────────────────────────────────────────────┐
                └────│ 恶性胰岛细胞瘤体积较大，边界不整，有浸润性生长趋势，并有 │
                     │ 淋巴结和远处器官转移                            │
                     └────────────────────────────────────────────────┘
```

4. 胰岛细胞瘤

```
                     ┌────────────────────────────────────────────────┐
                ┌────│ 胰腺实质（多为体尾部）圆形或椭圆形肿瘤，大小为数毫米 │
                │    │ 到数厘米，多小于 3cm，边缘规则、光滑，边界清晰，可有弱 │
                │    │ 回声晕和侧方声影；内部多呈均匀低弱或无回声，透声性好。 │
                │    │ 较大肿瘤内部可见边缘不整的无回声区、高回声区或钙化强 │
  ┌──────────┐  │    │ 回声                                            │
  │  胰岛   │──┤    └────────────────────────────────────────────────┘
  │  细胞瘤 │  │    ┌────────────────────────────────────────────────┐
  └──────────┘  ├────│ 一般无胰管或和（或）胆管扩张及周围脏器受压的征象 │
                │    └────────────────────────────────────────────────┘
                │    ┌────────────────────────────────────────────────┐
                └────│ 恶性胰岛素瘤体积大，边缘不规则，瘤体内常有出血、坏死和周 │
                     │ 围淋巴结、肝转移征象                            │
                     └────────────────────────────────────────────────┘
```

四、注意事项

注意事项

- 肿瘤边缘不整，界限不清，出现蟹足样浸润；内部低回声，夹杂散在不均质高回声常为恶性肿瘤表现；对图像表现不典型者的良恶性判断的特异性不高

- 注意胰头部有占位性病变的患者胆道系统、胰管受压狭窄闭塞或扩张的范围、程度

- 注意周围有无肿大淋巴结

- 严重黄疸伴胆囊与胆道全程扩张，而胰头未发现明确病灶者，应考虑十二指肠壶腹部病变

- 超声对胰尾部和较小胰腺肿瘤的敏感性较差

- 胰腺和周围肿瘤之间分界不清楚时超声定位不容易

- 超声提示注意参考既往和近期检查资料

- CDFI 对判断受癌肿挤压或浸润的腹腔大血管走行及宫腔有无异常有较大作用，但对胰腺实质性肿块性质的判断作用有限

- 胰腺肿瘤声像图缺乏特异性，应与胰腺其他肿瘤、慢性胰腺炎、壶腹部癌、胆总管下段癌、腹膜后肿瘤和胃肿瘤等鉴别。超声诊断困难时，可选用 CT 进一步检查。必要时，可在超声引导下行穿刺活检确诊

第 八 章

脾脏超声检查操作常规

第一节　脾脏超声检查

脾具有极丰富的血液循环，是人体内最大的淋巴器官，也是一个重要的免疫器官，全身性疾病如感染性疾病、血液系统疾病、肝脏疾病等均可引起脾脏病变。

一、适应证

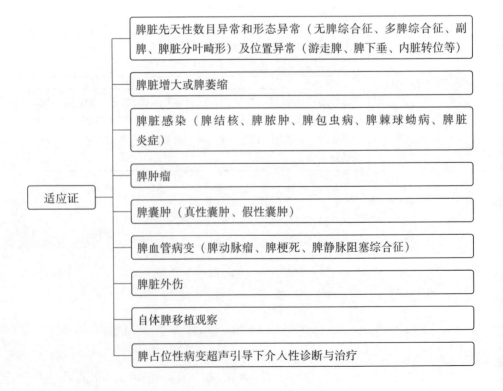

脾脏先天性数目异常和形态异常（无脾综合征、多脾综合征、副脾、脾脏分叶畸形）及位置异常（游走脾、脾下垂、内脏转位等）

脾脏增大或脾萎缩

脾脏感染（脾结核、脾脓肿、脾包虫病、脾棘球蚴病、脾脏炎症）

脾肿瘤

适应证

脾囊肿（真性囊肿、假性囊肿）

脾血管病变（脾动脉瘤、脾梗死、脾静脉阻塞综合征）

脾脏外伤

自体脾移植观察

脾占位性病变超声引导下介入性诊断与治疗

二、检查方法

【患者准备】

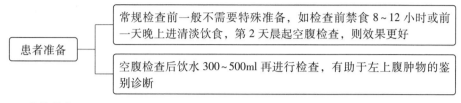

患者准备 —— 常规检查前一般不需要特殊准备，如检查前禁食 8~12 小时或前一天晚上进清淡饮食，第 2 天晨起空腹检查，则效果更好

空腹检查后饮水 300~500ml 再进行检查，有助于左上腹肿物的鉴别诊断

【体位】

常规体位为右侧卧位或右侧 45°卧位，左上肢上举使肋间隙增宽，有利于脾脏显示，亦可采用仰卧位，肋间及肋下观察；脾脏较小或右侧卧位、仰卧位显示不满意或找不到脾脏时，可辅以俯卧位。

【仪器条件】

带有凸阵探头的二维实时灰阶超声仪或彩色多普勒超声仪在脾脏检查中较为方便、实用，常用探头频率为 3~3.5MHz，儿童可以应用 5MHz 的线阵探头，肥胖者可以应用 2.5MHz 凸阵探头。

【扫查方法】

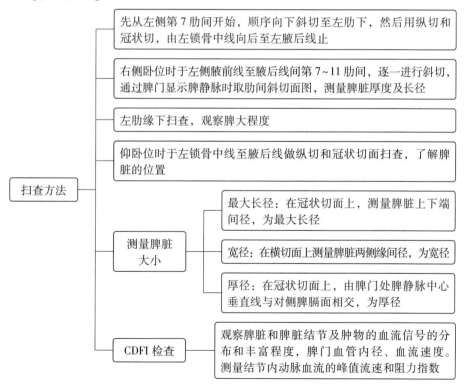

扫查方法 —— 先从左侧第 7 肋间开始，顺序向下斜切至左肋下，然后用纵切和冠状切，由左锁骨中线向后至左腋后线止

右侧卧位时于左侧腋前线至腋后线间第 7~11 肋间，逐一进行斜切，通过脾门显示脾静脉时取肋间斜切面图，测量脾脏厚度及长径

左肋缘下扫查，观察脾大程度

仰卧位时于左锁骨中线至腋后线做纵切和冠状切面扫查，了解脾脏的位置

测量脾脏大小 —— 最大长径：在冠状切面上，测量脾脏上下端间径，为最大长径

宽径：在横切面上测量脾脏两侧缘间径，为宽径

厚径：在冠状切面上，由脾门处脾静脉中心垂直线与对侧脾膈面相交，为厚径

CDFI 检查 —— 观察脾脏和脾脏结节及肿物的血流信号的分布和丰富程度，脾门血管内径、血流速度。测量结节内动脉血流的峰值流速和阻力指数

三、检查内容

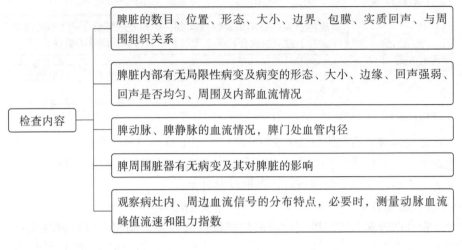

检查内容

- 脾脏的数目、位置、形态、大小、边界、包膜、实质回声、与周围组织关系
- 脾脏内部有无局限性病变及病变的形态、大小、边缘、回声强弱、回声是否均匀、周围及内部血流情况
- 脾动脉、脾静脉的血流情况，脾门处血管内径
- 脾周围脏器有无病变及其对脾脏的影响
- 观察病灶内、周边血流信号的分布特点，必要时，测量动脉血流峰值流速和阻力指数

四、注意事项

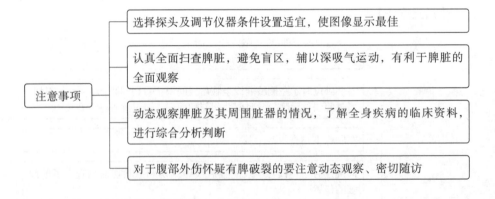

注意事项

- 选择探头及调节仪器条件设置适宜，使图像显示最佳
- 认真全面扫查脾脏，避免盲区，辅以深吸气运动，有利于脾脏的全面观察
- 动态观察脾脏及其周围脏器的情况，了解全身疾病的临床资料，进行综合分析判断
- 对于腹部外伤怀疑有脾破裂的要注意动态观察、密切随访

第二节　脾脏先天性异常

脾脏先天性异常主要有无脾综合征、副脾、游走脾等。

一、适应证

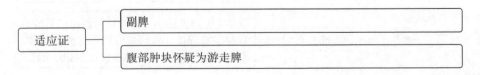

适应证

- 副脾
- 腹部肿块怀疑为游走脾

二、检查方法

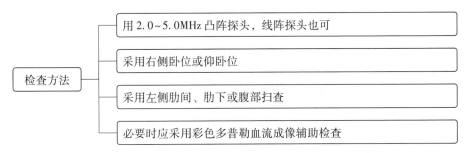

检查方法
- 用 2.0~5.0MHz 凸阵探头，线阵探头也可
- 采用右侧卧位或仰卧位
- 采用左侧肋间、肋下或腹部扫查
- 必要时应采用彩色多普勒血流成像辅助检查

三、检查内容

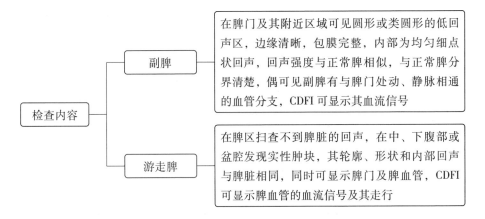

检查内容
- 副脾：在脾门及其附近区域可见圆形或类圆形的低回声区，边缘清晰，包膜完整，内部为均匀细点状回声，回声强度与正常脾相似，与正常脾分界清楚，偶可见副脾有与脾门处动、静脉相通的血管分支，CDFI 可显示其血流信号
- 游走脾：在脾区扫查不到脾脏的回声，在中、下腹部或盆腔发现实性肿块，其轮廓、形状和内部回声与脾脏相同，同时可显示脾门及脾血管，CDFI 可显示脾血管的血流信号及其走行

四、注意事项

注意事项
- 副脾可见于肝硬化脾大的患者。做脾切除的患者，明确其增大的副脾个数对临床有重要意义
- 游走脾可发生扭转而行急腹症检查，超声检查时应考虑到此种疾病的可能
- 治疗血液病或肝硬化要求切除脾脏时，需要彻底切除。但是由于副脾体积小，位置不定，因而超声检查较易漏诊，而且副脾也可多发，以致不易发现全部的副脾，使超声的应用受到一定的限制
- 应注意副脾与脾门淋巴结肿大、肾上腺肿瘤的鉴别

第三节 脾 大

脾大多数是全身性疾病的表现。因此临床表现除有不同程度的脾大外，主要是全身性疾病的表现。超声检查很容易确定有无脾大，但对病因的鉴别诊断价值有限。超声检查可以对脾大程度的变化进行监测，了解病程进展和评价疗效。

一、适应证

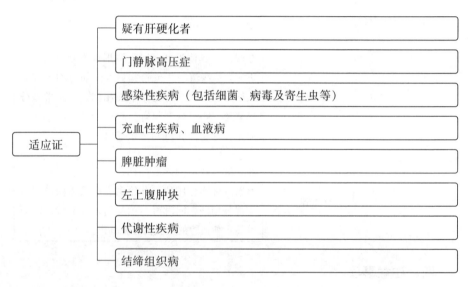

适应证
- 疑有肝硬化者
- 门静脉高压症
- 感染性疾病（包括细菌、病毒及寄生虫等）
- 充血性疾病、血液病
- 脾脏肿瘤
- 左上腹肿块
- 代谢性疾病
- 结缔组织病

二、检查方法

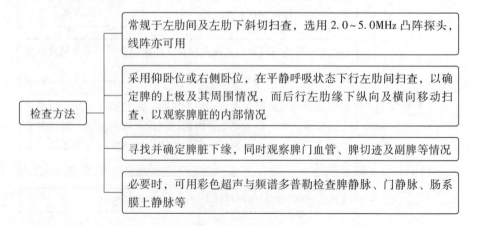

检查方法
- 常规于左肋间及左肋下斜切扫查，选用 2.0~5.0MHz 凸阵探头，线阵亦可用
- 采用仰卧位或右侧卧位，在平静呼吸状态下行左肋间扫查，以确定脾的上极及其周围情况，而后行左肋缘下纵向及横向移动扫查，以观察脾脏的内部情况
- 寻找并确定脾脏下缘，同时观察脾门血管、脾切迹及副脾等情况
- 必要时，可用彩色超声与频谱多普勒检查脾静脉、门静脉、肠系膜上静脉等

三、检查内容

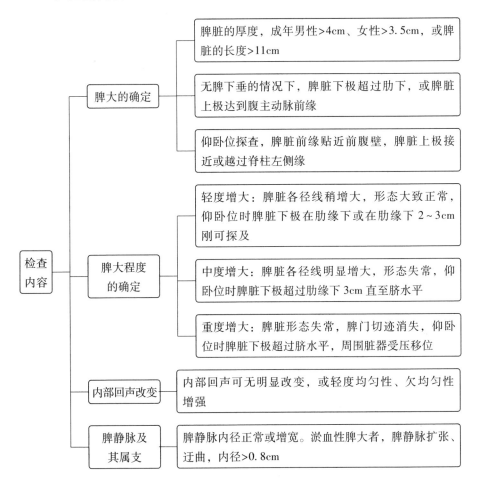

检查内容
- 脾大的确定
  - 脾脏的厚度，成年男性>4cm、女性>3.5cm，或脾脏的长度>11cm
  - 无脾下垂的情况下，脾脏下极超过肋下，或脾脏上极达到腹主动脉前缘
  - 仰卧位探查，脾脏前缘贴近前腹壁，脾脏上极接近或越过脊柱左侧缘
- 脾大程度的确定
  - 轻度增大：脾脏各径线稍增大，形态大致正常，仰卧位时脾脏下极在肋缘下或在肋缘下2~3cm刚可探及
  - 中度增大：脾脏各径线明显增大，形态失常，仰卧位时脾脏下极超过肋缘下3cm直至脐水平
  - 重度增大：脾脏形态失常，脾门切迹消失，仰卧位时脾脏下极超过脐水平，周围脏器受压移位
- 内部回声改变
  - 内部回声可无明显改变，或轻度均匀性、欠均匀性增强
- 脾静脉及其属支
  - 脾静脉内径正常或增宽。淤血性脾大者，脾静脉扩张、迂曲，内径>0.8cm

四、注意事项

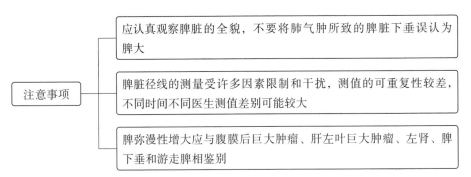

注意事项
- 应认真观察脾脏的全貌，不要将肺气肿所致的脾脏下垂误认为脾大
- 脾脏径线的测量受许多因素限制和干扰，测值的可重复性较差，不同时间不同医生测值差别可能较大
- 脾弥漫性增大应与腹膜后巨大肿瘤、肝左叶巨大肿瘤、左肾、脾下垂和游走脾相鉴别

第四节 脾 破 裂

脾破裂可分为自发性和外伤性两种。自发性脾破裂可见于血友病患者或接受抗凝治疗者；外伤性脾破裂为常见腹部损伤之一。超声检查有助于临床对脾外伤做及时而明确的诊断，协助临床判断脾外伤的类型和程度，估计腹膜腔的出血量。此外超声检查还有助于同时发现其他较复杂的并发症和内脏损伤，为选择合理的治疗方案提供可靠依据。对于进行保守治疗的患者，超声检查可以监测病情进展和判断预后，脾周血肿难以自行消散者，超声引导下穿刺引流可以取得良好的效果。

一、适应证

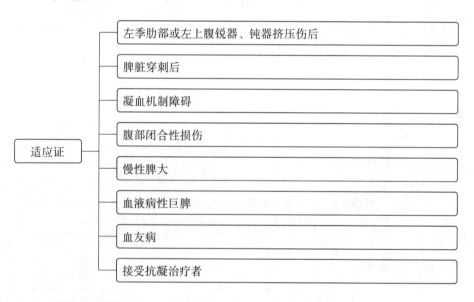

适应证
- 左季肋部或左上腹锐器、钝器挤压伤后
- 脾脏穿刺后
- 凝血机制障碍
- 腹部闭合性损伤
- 慢性脾大
- 血液病性巨脾
- 血友病
- 接受抗凝治疗者

二、检查方法

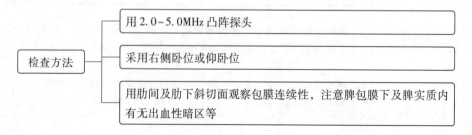

检查方法
- 用2.0~5.0MHz凸阵探头
- 采用右侧卧位或仰卧位
- 用肋间及肋下斜切面观察包膜连续性，注意脾包膜下及脾实质内有无出血性暗区等

续流程

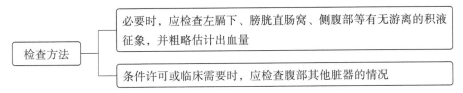

检查方法 ── 必要时，应检查左膈下、膀胱直肠窝、侧腹部等有无游离的积液征象，并粗略估计出血量

检查方法 ── 条件许可或临床需要时，应检查腹部其他脏器的情况

三、检查内容

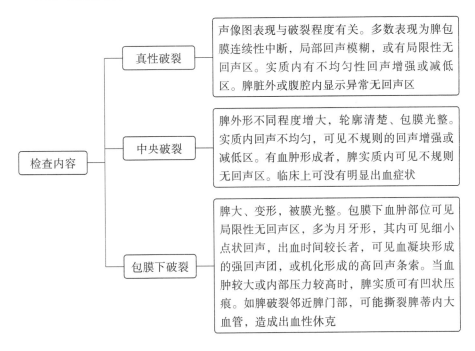

检查内容

真性破裂 ── 声像图表现与破裂程度有关。多数表现为脾包膜连续性中断，局部回声模糊，或有局限性无回声区。实质内有不均匀性回声增强或减低区。脾脏外或腹腔内显示异常无回声区

中央破裂 ── 脾外形不同程度增大，轮廓清楚、包膜光整。实质内回声不均匀，可见不规则的回声增强或减低区。有血肿形成者，脾实质内可见不规则无回声区。临床上可没有明显出血症状

包膜下破裂 ── 脾大、变形，被膜光整。包膜下血肿部位可见局限性无回声区，多为月牙形，其内可见细小点状回声，出血时间较长者，可见血凝块形成的强回声团，或机化形成的高回声条索。当血肿较大或内部压力较高时，脾实质可有凹状压痕。如脾破裂邻近脾门部，可能撕裂脾蒂内大血管，造成出血性休克

四、注意事项

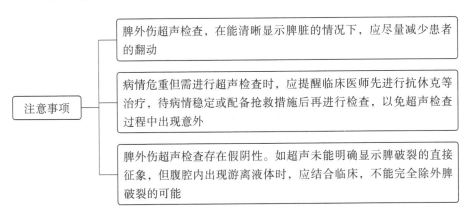

注意事项

脾外伤超声检查，在能清晰显示脾脏的情况下，应尽量减少患者的翻动

病情危重但需进行超声检查时，应提醒临床医师先进行抗休克等治疗，待病情稳定或配备抢救措施后再进行检查，以免超声检查过程中出现意外

脾外伤超声检查存在假阴性。如超声未能明确显示脾破裂的直接征象，但腹腔内出现游离液体时，应结合临床，不能完全除外脾破裂的可能

续流程

部分脾外伤患者可出现延迟性脾破裂，常在外伤后数天至两周间出现，而在外伤后的当时超声检查常无异常发现，因此必要时应重复检查

脾破裂的临床表现与破裂类型、失血量和速度有关。由于脾外伤属于腹部脏器闭合性损伤，超声检查除应注意脾脏及其周围外，还应检查肝脏、胆囊、胰腺、双肾、腹膜后区，甚至还应观察有无胸腔积血

注意事项

患者局部疼痛时体位受限，会给超声扫查带来一定困难；病程较长或无明显外伤史的陈旧性脾破裂有时与脾肿瘤难以鉴别，因此必须结合临床和其他检查综合分析

应注意脾破裂与脾脏囊肿性疾病、脾分叶畸形的鉴别

对于进行保守治疗的患者，超声检查可以监测病情进展和判断预后，脾周血肿难以自行消散者，超声引导下穿刺引流可以取得良好效果

第五节　脾　梗　死

　　脾梗死是脾内的动脉分支梗死，形成脾局部组织的缺血坏死。超声检查不仅能及时发现脾梗死，而且可以准确了解梗死的部位和范围，判断其严重程度，估计发生梗死的时间，监视病情变化，为合理制订治疗方案提供临床依据。

一、适应证

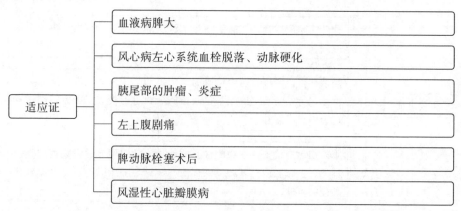

血液病脾大

风心病左心系统血栓脱落、动脉硬化

胰尾部的肿瘤、炎症

适应证　左上腹剧痛

脾动脉栓塞术后

风湿性心脏瓣膜病

二、检查内容

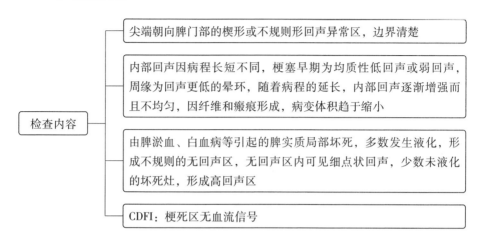

检查内容
- 尖端朝向脾门部的楔形或不规则形回声异常区，边界清楚
- 内部回声因病程长短不同，梗塞早期为均质性低回声或弱回声，周缘为回声更低的晕环，随着病程的延长，内部回声逐渐增强而且不均匀，因纤维和瘢痕形成，病变体积趋于缩小
- 由脾淤血、白血病等引起的脾实质局部坏死，多数发生液化，形成不规则的无回声区，无回声区内可见细点状回声，少数未液化的坏死灶，形成高回声区
- CDFI：梗死区无血流信号

三、注意事项

应注意与脾脏占位性病变的鉴别。

第六节　脾脏含液性病变

超声对脾脏含液性病变具有很高的诊断敏感性和特异性，为目前诊断脾囊肿的首选检查方法。

一、适应证

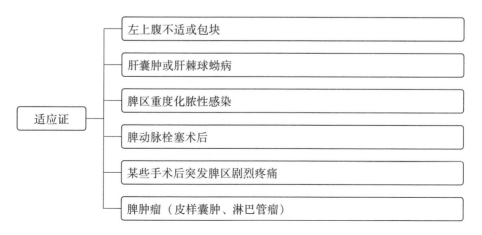

适应证
- 左上腹不适或包块
- 肝囊肿或肝棘球蚴病
- 脾区重度化脓性感染
- 脾动脉栓塞术后
- 某些手术后突发脾区剧烈疼痛
- 脾肿瘤（皮样囊肿、淋巴管瘤）

二、检查方法

检查方法	用 2.0~5.0MHz 凸阵探头，线阵探头亦可
	多采用右侧卧位
	在左侧第 9~11 肋间及肋下逐一扫查，观察全部脾区
	应用彩色多普勒血流成像可显示病变区的血流情况

三、检查内容

1. 脾囊肿　脾囊肿按有无内衬上皮成分可分为真性囊肿和假性囊肿。

脾囊肿	脾实质内可见边界清晰的无回声区，囊肿壁较薄且厚度均匀。合并出血、感染时，内部可有弥漫性低、中强回声；囊壁钙化时，可见斑块状强回声后伴声影，其后壁及后方组织回声增强，CDFI：内未见血流信号
	脾内可见大小不等的圆形无回声区，合并出血、感染时，内部可有弥漫性低、中强度回声
	囊壁锐利清晰，若囊壁钙化，可显示斑块状强回声伴声影
	其后壁及后方组织回声增强
	脾脏外形可不规则或明显畸变，囊肿周围的正常脾组织被挤压变形

2. 多囊脾

| 多囊脾 | 脾脏明显增大，脾内布满大小不等的无回声，囊肿之间无正常脾组织回声，CDFI：内未见血流信号。常合并多囊肝、多囊肾 |
| | 小而散在的多发性脾脓肿，早期超声显像可无特殊改变；较大的脓肿早期在脾实质内表现为单个或多个圆形或不定形的回声增强或减低区，边缘不规则，其内回声不均匀。随着病情的进展，病灶内坏死、液化，内部出现不规则无回声区，其间有散在的小点状及斑片状高回声，随体位改变而浮动，偶尔有气体强回声。无回声区壁厚且不规则，后方回声增强。当病灶回声介于脾被膜与实质之间，并使脾表面局部隆起时，应考虑脾被膜下脓肿。超声导向下，穿刺引流可抽出脓液 |

四、注意事项

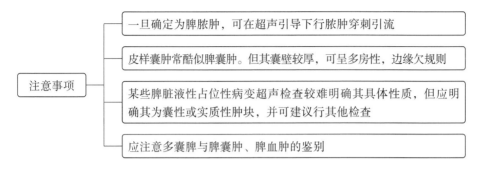

注意事项 ┬ 一旦确定为脾脓肿，可在超声引导下行脓肿穿刺引流

├ 皮样囊肿常酷似脾囊肿。但其囊壁较厚，可呈多房性，边缘欠规则

├ 某些脾脏液性占位性病变超声检查较难明确其具体性质，但应明确其为囊性或实质性肿块，并可建议行其他检查

└ 应注意多囊脾与脾囊肿、脾血肿的鉴别

第七节　脾脏实性肿瘤

超声检查能迅速确定肿瘤，是脾脏实性肿瘤诊断的首选检查方法。

一、适应证

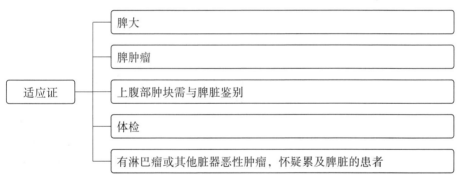

适应证 ┬ 脾大

├ 脾肿瘤

├ 上腹部肿块需与脾脏鉴别

├ 体检

└ 有淋巴瘤或其他脏器恶性肿瘤，怀疑累及脾脏的患者

二、检查方法

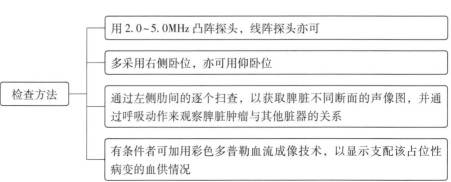

检查方法 ┬ 用 2.0~5.0MHz 凸阵探头，线阵探头亦可

├ 多采用右侧卧位，亦可用仰卧位

├ 通过左侧肋间的逐个扫查，以获取脾脏不同断面的声像图，并通过呼吸动作来观察脾脏肿瘤与其他脏器的关系

└ 有条件者可加用彩色多普勒血流成像技术，以显示支配该占位性病变的血供情况

三、检查内容

超声可发现 0.5cm 以上的肿瘤，多表现为脾实质回声异常，内显示圆形、椭圆形或不规则形实性肿瘤回声，肿瘤大小、数目及内部回声不一，常见有以下几种肿瘤。

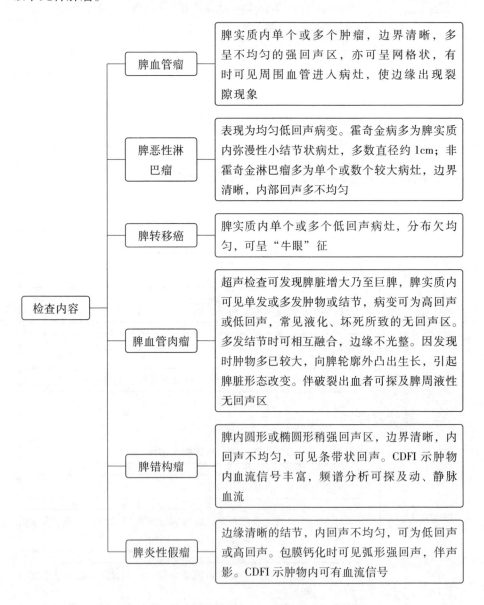

脾血管瘤	脾实质内单个或多个肿瘤，边界清晰，多呈不均匀的强回声区，亦可呈网格状，有时可见周围血管进入病灶，使边缘出现裂隙现象
脾恶性淋巴瘤	表现为均匀低回声病变。霍奇金病多为脾实质内弥漫性小结节状病灶，多数直径约 1cm；非霍奇金淋巴瘤多为单个或数个较大病灶，边界清晰，内部回声多不均匀
脾转移癌	脾实质内单个或多个低回声病灶，分布欠均匀，可呈"牛眼"征
脾血管肉瘤	超声检查可发现脾脏增大乃至巨脾，脾实质内可见单发或多发肿物或结节，病变可为高回声或低回声，常见液化、坏死所致的无回声区。多发结节时可相互融合，边缘不光整。因发现时肿物多已较大，向脾轮廓外凸出生长，引起脾脏形态改变。伴破裂出血者可探及脾周液性无回声区
脾错构瘤	脾内圆形或椭圆形稍强回声区，边界清晰，内回声不均匀，可见条带状回声。CDFI 示肿物内血流信号丰富，频谱分析可探及动、静脉血流
脾炎性假瘤	边缘清晰的结节，内回声不均匀，可为低回声或高回声。包膜钙化时可见弧形强回声，伴声影。CDFI 示肿物内可有血流信号

（检查内容）

续流程

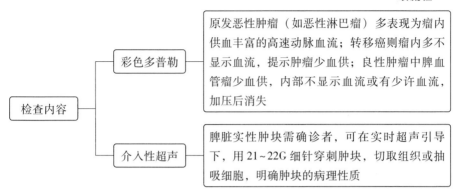

四、注意事项

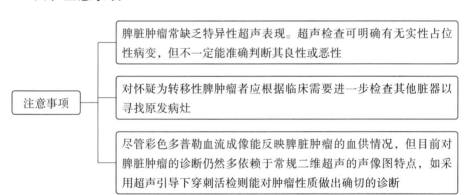

第九章

泌尿系统超声检查操作常规

第一节　肾　　脏

一、肾脏超声检查

【适应证】

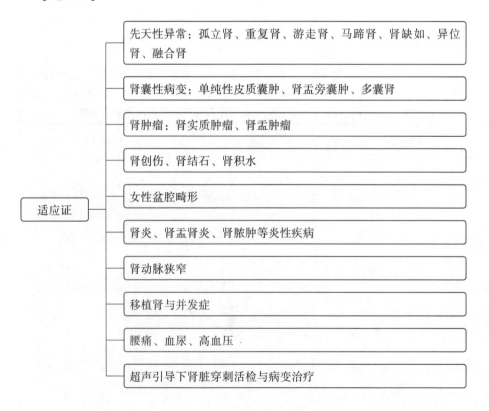

适应证

- 先天性异常：孤立肾、重复肾、游走肾、马蹄肾、肾缺如、异位肾、融合肾
- 肾囊性病变：单纯性皮质囊肿、肾盂旁囊肿、多囊肾
- 肾肿瘤：肾实质肿瘤、肾盂肿瘤
- 肾创伤、肾结石、肾积水
- 女性盆腔畸形
- 肾炎、肾盂肾炎、肾脓肿等炎性疾病
- 肾动脉狭窄
- 移植肾与并发症
- 腰痛、血尿、高血压
- 超声引导下肾脏穿刺活检与病变治疗

【检查方法】

1. 患者准备　肾超声检查一般不需要做特殊的准备。

2. 体位

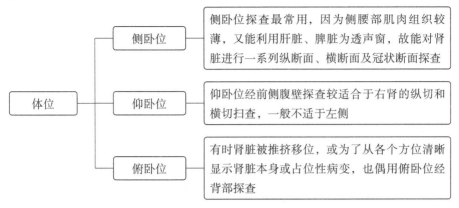

体位
- 侧卧位：侧卧位探查最常用，因为侧腰部肌肉组织较薄，又能利用肝脏、脾脏为透声窗，故能对肾脏进行一系列纵断面、横断面及冠状断面探查
- 仰卧位：仰卧位经前侧腹壁探查较适合于右肾的纵切和横切扫查，一般不适于左侧
- 俯卧位：有时肾脏被推挤移位，或为了从各个方位清晰显示肾脏本身或占位性病变，也偶用俯卧位经背部探查

3. 仪器条件　成人选用频率为 3~3.5MHz，以凸阵探头为佳，儿童及较瘦者可选用频率为 5MHz 的探头，新生儿选用频率为 7.5MHz 的探头。

4. 扫查方法

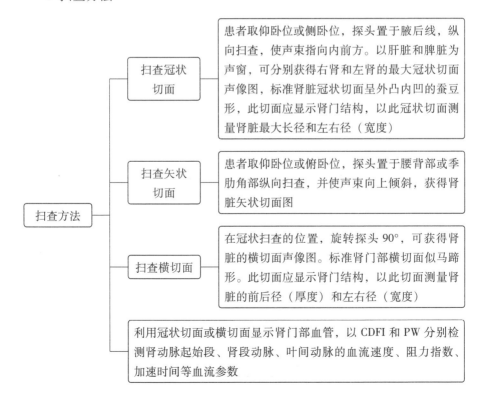

扫查方法
- 扫查冠状切面：患者取仰卧位或侧卧位，探头置于腋后线，纵向扫查，使声束指向内前方。以肝脏和脾脏为声窗，可分别获得右肾和左肾的最大冠状切面声像图，标准肾脏冠状切面呈外凸内凹的蚕豆形，此切面应显示肾门结构，以此冠状切面测量肾脏最大长径和左右径（宽度）
- 扫查矢状切面：患者取仰卧位或俯卧位，探头置于腰背部或季肋角部纵向扫查，并使声束向上倾斜，获得肾脏矢状切面图
- 扫查横切面：在冠状扫查的位置，旋转探头 90°，可获得肾脏的横切面声像图。标准肾门部横切面似马蹄形。此切面应显示肾门结构，以此切面测量肾脏的前后径（厚度）和左右径（宽度）
- 利用冠状切面或横切面显示肾门部血管，以 CDFI 和 PW 分别检测肾动脉起始段、肾段动脉、叶间动脉的血流速度、阻力指数、加速时间等血流参数

【检查内容】

检查内容 ——
- 肾脏的位置、形态、大小、包膜回声是否正常。如果一侧找不到肾脏，则应了解有无手术史，注意有无异位肾（盆腔、腹腔、胸腔）、萎缩肾或先天性肾发育不全、肾缺如（单肾），并做仔细检查和鉴别
- 注意肾皮质、髓质（锥体）的厚薄和回声强度有无异常改变；有无集合系统（肾盂、肾盏）扩张征象
- 若发现局限性回声异常，应确定其部位（肾实质、锥体或肾窦区）、大小、形态和回声特征
- 观察肾周有无积液或其他异常征象
- 怀疑肾脏恶性肿瘤时，应常规检查肿瘤周边、内部血管分布情况、血流参数，检查肾门部、主动脉、下腔静脉周围有无肿大的淋巴结，肾静脉和下腔静脉内有无瘤栓

【注意事项】

注意事项 ——
- 探查肾脏时，如有肠气干扰，须探头加压，从而尽可能排除肠气的干扰
- 测量时需嘱患者深吸气后屏气，以便取得肾脏的最大长径，测另两径时，需在标准横断面测量
- 探查肾脏时应注意肾周有无异常回声
- 部分肾脏轮廓呈分叶状（分叶肾），部分肾柱肥大，勿将其误诊为肾占位性病变
- 肾盂增宽时，需行 CDFI 除外肾静脉；过度充盈膀胱者，排尿后需再次行肾盂检查
- 决定有无肾内限局性病变，必须从肾长轴断面（冠状、纵断）和短轴系列断面来观察，以免漏诊或误诊，对于肾的赘生性肿物（囊肿、肾癌等）尤应如此

续流程

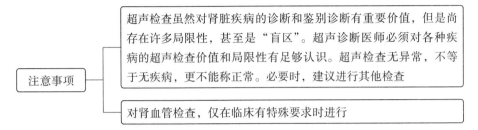

注意事项	超声检查虽然对肾脏疾病的诊断和鉴别诊断有重要价值，但是尚存在许多局限性，甚至是"盲区"。超声诊断医师必须对各种疾病的超声检查价值和局限性有足够认识。超声检查无异常，不等于无疾病，更不能称正常。必要时，建议进行其他检查
	对肾血管检查，仅在临床有特殊要求时进行

二、肾脏先天性畸形

超声检查能确定肾脏的各种先天性畸形，对临床诊断及治疗有帮助。

【检查内容】

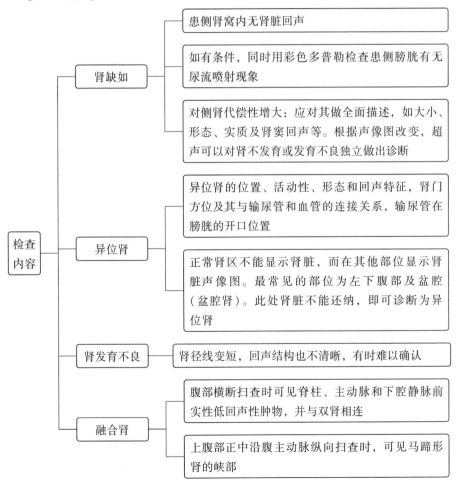

检查内容	肾缺如	患侧肾窝内无肾脏回声
		如有条件，同时用彩色多普勒检查患侧膀胱有无尿流喷射现象
		对侧肾代偿性增大：应对其做全面描述，如大小、形态、实质及肾窦回声等。根据声像图改变，超声可以对肾不发育或发育不良独立做出诊断
	异位肾	异位肾的位置、活动性、形态和回声特征，肾门方位及其与输尿管和血管的连接关系，输尿管在膀胱的开口位置
		正常肾区不能显示肾脏，而在其他部位显示肾脏声像图。最常见的部位为左下腹部及盆腔（盆腔肾）。此处肾脏不能还纳，即可诊断为异位肾
	肾发育不良	肾径线变短，回声结构也不清晰，有时难以确认
	融合肾	腹部横断扫查时可见脊柱、主动脉和下腔静脉前实性低回声性肿物，并与双肾相连
		上腹部正中沿腹主动脉纵向扫查时，可见马蹄形肾的峡部

续流程

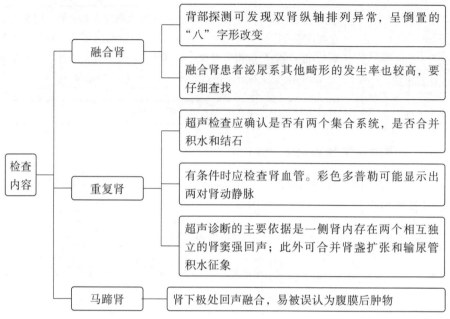

【注意事项】

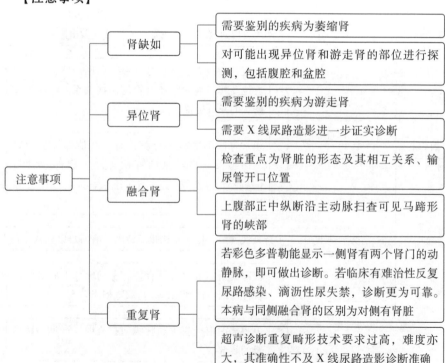

三、肾积水

超声对肾积水的显示非常敏感，能够发现 0.5cm 以上的肾盂分离，同时还能测量肾实质的厚度，了解肾积水引起的肾实质萎缩情况。而且超声对肾积水的诊断不需要使用造影剂，没有 X 线辐射，对无功能的肾也能很好地显示。

【检查内容】

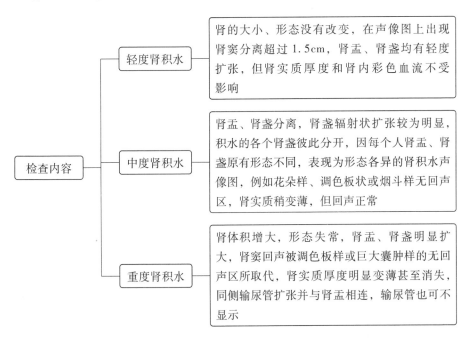

```
                    ┌─ 轻度肾积水 ── 肾的大小、形态没有改变，在声像图上出现
                    │                肾窦分离超过 1.5cm，肾盂、肾盏均有轻度
                    │                扩张，但肾实质厚度和肾内彩色血流不受
                    │                影响
                    │
检查内容 ───────────┼─ 中度肾积水 ── 肾盂、肾盏分离，肾盏辐射状扩张较为明显，
                    │                积水的各个肾盏彼此分开，因每个人肾盂、肾
                    │                盏原有形态不同，表现为形态各异的肾积水声
                    │                像图，例如花朵样、调色板状或烟斗样无回声
                    │                区，肾实质稍变薄，但回声正常
                    │
                    └─ 重度肾积水 ── 肾体积增大，形态失常，肾盂、肾盏明显扩
                                     大，肾窦回声被调色板样或巨大囊肿样的无回
                                     声区所取代，肾实质厚度明显变薄甚至消失，
                                     同侧输尿管扩张并与肾盂相连，输尿管也可不
                                     显示
```

【注意事项】

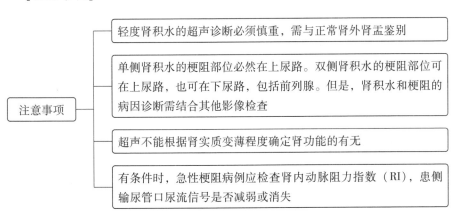

```
            ┌─ 轻度肾积水的超声诊断必须慎重，需与正常肾外肾盂鉴别
            │
            ├─ 单侧肾积水的梗阻部位必然在上尿路。双侧肾积水的梗阻部位可
            │   在上尿路，也可在下尿路，包括前列腺。但是，肾积水和梗阻的
注意事项 ───┤   病因诊断需结合其他影像检查
            │
            ├─ 超声不能根据肾实质变薄程度确定肾功能的有无
            │
            └─ 有条件时，急性梗阻病例应检查肾内动脉阻力指数（RI），患侧
                输尿管口尿流信号是否减弱或消失
```

四、肾囊性病变

肾囊性病变种类较多，多数是先天性的，也有后天发生的，其囊性占位的大小、形态、部位、数目各不相同。

【检查内容】

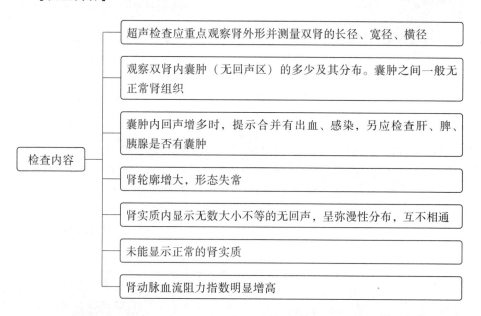

检查内容
- 超声检查应重点观察肾外形并测量双肾的长径、宽径、横径
- 观察双肾内囊肿（无回声区）的多少及其分布。囊肿之间一般无正常肾组织
- 囊肿内回声增多时，提示合并有出血、感染，另应检查肝、脾、胰腺是否有囊肿
- 肾轮廓增大，形态失常
- 肾实质内显示无数大小不等的无回声，呈弥漫性分布，互不相通
- 未能显示正常的肾实质
- 肾动脉血流阻力指数明显增高

【注意事项】

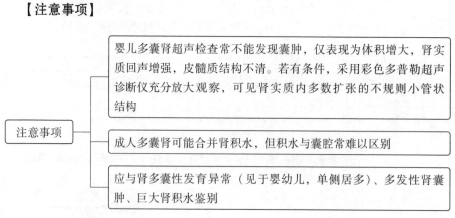

注意事项
- 婴儿多囊肾超声检查常不能发现囊肿，仅表现为体积增大，肾实质回声增强，皮髓质结构不清。若有条件，采用彩色多普勒超声诊断仪充分放大观察，可见肾实质内多数扩张的不规则小管状结构
- 成人多囊肾可能合并肾积水，但积水与囊腔常难以区别
- 应与肾多囊性发育异常（见于婴幼儿，单侧居多）、多发性肾囊肿、巨大肾积水鉴别

五、肾实质肿瘤

肾实质肿瘤有肾癌、肾母细胞瘤、肾淋巴瘤、平滑肌肉瘤、脂肪肉瘤及转移性肿瘤，其中以肾癌最为多见。超声检查能够基本区别出不同类型的肾

肿瘤，对临床判断肾肿瘤的良、恶性有较大的帮助。随着超声仪器分辨率的提高，对 1cm 左右大小的肾肿瘤，超声也能发现，为临床早期发现及早期治疗提供了有利的条件。

【检查内容】

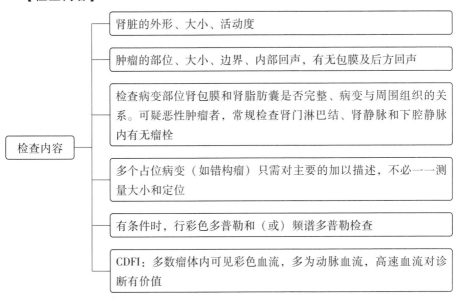

检查内容
- 肾脏的外形、大小、活动度
- 肿瘤的部位、大小、边界、内部回声，有无包膜及后方回声
- 检查病变部位肾包膜和肾脂肪囊是否完整、病变与周围组织的关系。可疑恶性肿瘤者，常规检查肾门淋巴结、肾静脉和下腔静脉内有无瘤栓
- 多个占位病变（如错构瘤）只需对主要的加以描述，不必一一测量大小和定位
- 有条件时，行彩色多普勒和（或）频谱多普勒检查
- CDFI：多数瘤体内可见彩色血流，多为动脉血流，高速血流对诊断有价值

【注意事项】

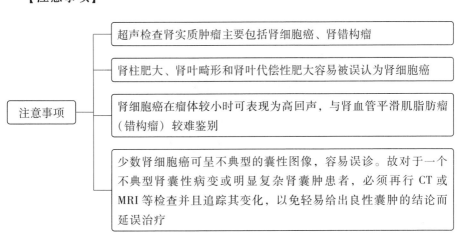

注意事项
- 超声检查肾实质肿瘤主要包括肾细胞癌、肾错构瘤
- 肾柱肥大、肾叶畸形和肾叶代偿性肥大容易被误认为肾细胞癌
- 肾细胞癌在瘤体较小时可表现为高回声，与肾血管平滑肌脂肪瘤（错构瘤）较难鉴别
- 少数肾细胞癌可呈不典型的囊性图像，容易误诊。故对于一个不典型肾囊性病变或明显复杂肾囊肿患者，必须再行 CT 或 MRI 等检查并且追踪其变化，以免轻易给出良性囊肿的结论而延误治疗

六、肾盂肿瘤

对肾盂肿瘤的诊断，超声显像优于肾动脉造影和核素肾扫描，与 CT 的诊断符合率相近，是肾盂肿瘤的首选诊断方法。

【检查内容】

检查内容	经超声检查的肾盂肿瘤主要是肾盂癌。肾盂癌分为乳头状和非乳头状两类。以前者最常见，有蒂，似乳头状，高分化，常向输尿管和膀胱转移。后者呈结节状或扁平浸润性生长，基底宽，黏膜局部增厚，低分化，常转移到肾门部淋巴结
	超声检查重点是肾盂或肾盏有无变形，其间肿瘤的部位、大小、内部回声、是否合并肾积水，肾盂和肾盏壁是否增厚、僵直，肾门淋巴结有无肿大，输尿管出口及膀胱三角区有无转移肿瘤
	肾窦内的实性低回声区，部分肾窦强回声中断或扩张，或直接看到分离的输尿管、肾盂内有不规则实性肿物存在
	CDFI：血流不丰富

【注意事项】

注意事项	有肉眼血尿的患者，要注意与肾盂内血块鉴别。待血尿停止后再复查超声
	肾盂小肿瘤或早中期非乳头状肿瘤很难被常规超声检查发现
	肾窦脂肪组织、坏死脱落的肾乳头、真菌团可能被误认为肿瘤，应注意鉴别
	超声检查肾实质性和肾盂肿瘤的价值有其局限性。超声检查肾肿瘤有阳性发现者对诊断有重要价值。但是检查阴性者并不能排除肿瘤的可能性，因为超声很难显示<2cm的肾细胞癌或浸润生长的集合系统肿瘤。对于部分实质性肿瘤，超声检查难以确定其性质，超声导向下穿刺活检是明确诊断的重要途径
	超声诊断肾盂肿瘤，敏感性较差，但是患者有血尿时，超声探查具有辅助诊断的作用

七、肾结石

虽然超声诊断肾结石起不到主要作用，但当泌尿系有不透光的结石，泌尿系造影难以区别时，超声有助于鉴别。

【检查内容】

| 检查内容 | 重点观察结石（团块状强回声）的部位、大小、形态、有无声影、大致数目，是否合并肾盏、肾积水和积水的程度 |
| | 对于较大的结石，要观察其透声性，因为尿酸结石和胱氨酸结石的透声性较好 |

【注意事项】

注意事项	较小肾结石可能仅显示点状强回声而无声影。此类结石多积聚于肾小盏的后部，若不伴有积水，容易被肾窦回声掩盖
	应注意与肾内钙化灶、肾动脉钙化、肾乳头坏死钙化等鉴别。肾产气菌感染引起的肾内气团，也可能被诊断为肾结石
	超声检查肾结石病的价值有其局限性。超声对肾结石诊断的敏感性较高，但常规超声检查在判定结石空间位置方面不够精确，对数目很多且较大的结石和鹿角状结石，超声常不能整体显示

八、肾结核

超声检查作为肾结核的影像学诊断方法之一，可通过多切面、多角度地观察肾及肾实质内的结核病灶，通过对肾实质的薄厚、病灶占整个肾的比例及输尿管的观察，估计肾功能受损程度和输尿管病变的轻重。

【检查内容】

检查内容	肾实质内结核结节干酪样坏死时表现为肾实质区内低回声区或无回声区，轮廓欠清晰、不规则
	肾实质内纤维化、钙化时可见强回声，呈团状或带状，后方有声影。全肾钙化者表现肾区呈带状强回声，后方为声影。当肾功能丧失时，临床称为肾自截
	有时仅表现为肾积水征象，但肾盂回声厚而不光滑。有的病例可伴有对侧肾积水征象
	混合型超声表现为肾脏内部回声复杂，实质及肾盏区内有多个低回声或无回声区，混杂点、团块状强回声，伴不同程度的肾积水
	肾形态饱满不规则，肾盂、肾盏扩张，肾内形态不规则的无回声区。肾结核的声像图特点变化多端

【注意事项】

应注意肾结核与肾盏结石的鉴别。

九、肾脓肿

肾脓肿是肾实质的化脓性感染，初始为肾局部感染，如果炎症没有及时得到治疗和控制，就会向周围扩散，引起肾周脓肿或脓肾。腹部超声检查能够了解肾脓肿的大小、位置和深度以及肾周围有无积液或积脓，彩色血流图及彩色能量图能够显示肾皮质血流灌注情况，发现肾脓肿引起的肾皮质缺血区域的范围，对肾脓肿的临床评估有较大的帮助。

【检查内容】

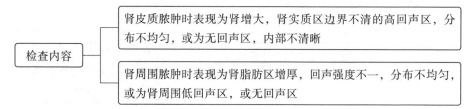

检查内容
- 肾皮质脓肿时表现为肾增大，肾实质区边界不清的高回声区，分布不均匀，或为无回声区，内部不清晰
- 肾周围脓肿时表现为肾脂肪区增厚，回声强度不一，分布不均匀，或为肾周围低回声区，或无回声区

【注意事项】

应注意肾脓肿与肾肿瘤的鉴别。

十、肾周围脓肿

肾周围脓肿的超声图像特点较为明显，明确诊断后，根据脓肿的位置、深度和大小，在超声引导下可行脓肿穿刺，或置管引流术。对临床治疗极为方便，并且还能实施病情监测。

【检查内容】

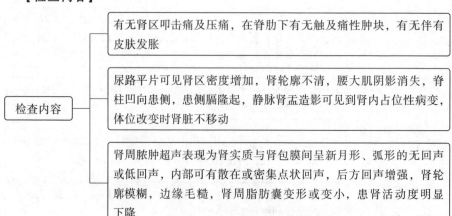

检查内容
- 有无肾区叩击痛及压痛，在脊肋下有无触及痛性肿块，有无伴有皮肤发胀
- 尿路平片可见肾区密度增加，肾轮廓不清，腰大肌阴影消失，脊柱凹向患侧，患侧膈隆起，静脉肾盂造影可见到肾内占位性病变，体位改变时肾脏不移动
- 肾周脓肿超声表现为肾实质与肾包膜间呈新月形、弧形的无回声或低回声，内部可有散在或密集点状回声，后方回声增强，肾轮廓模糊，边缘毛糙，肾周脂肪囊变形或变小，患肾活动度明显下降

【注意事项】

应注意肾周围脓肿与肾包膜下血肿的鉴别。

十一、肾移植

目前主要采用二维超声和彩色多普勒超声观测移植肾图像，测定肾血流阻力指数等方法来监测肾移植术后合并症，这些方法在临床的应用给肾移植术后合并症的监测提供了很大的帮助。

【检查内容】

检查内容

- 超声检查应注意移植肾大小、实质厚度、回声高低、实质与肾窦分界是否清楚
- 肾盂和输尿管有无积水
- 肾周围有无积液
- 彩色多普勒和脉冲多普勒检查肾血管应注意肾动脉和肾静脉的吻合口有无狭窄、肾静脉内有无血栓，肾各级动脉的血流速度、阻力指数、加速时间以及肾内有无异常血流信号
- 正常移植肾边界清楚，表面光滑，轮廓规则，实质区、肾锥体、中央集合系统等结构图像与正常肾脏表现相同

【注意事项】

注意事项

- 移植肾检查重点是发现有无并发症，如肾积水、肾周积液（积脓、血肿）、肾排斥和肾血管异常。吻合口附近的移植血管常明显弯曲，容易被误认为狭窄。在术后早期，因为有伤口、软组织水肿、肠管气体和移植肾周围软组织内夹杂的气体干扰，吻合口部有时难以显示。移植早期轻度肾盂扩张不能直接说明存在尿路梗阻。移植肾检查应注意测量吻合口部血流速度、阻力指数，以判断移植肾功能、吻合口有无狭窄等
- 移植肾超声鉴别诊断存在困难时，行超声引导下肾活检，有助于组织学鉴别
- 超声检查对急性排异的判断必须结合临床症状和实验室检查结果，不宜单独使用

第二节　输　尿　管

一、输尿管超声检查

【适应证】

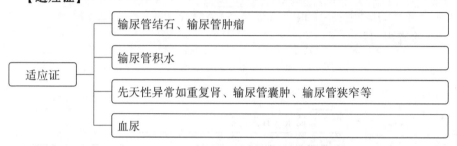

适应证 ——
- 输尿管结石、输尿管肿瘤
- 输尿管积水
- 先天性异常如重复肾、输尿管囊肿、输尿管狭窄等
- 血尿

【检查方法】

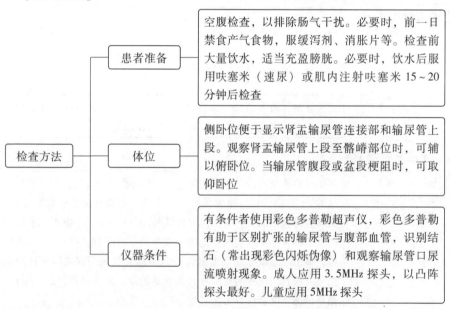

检查方法 ——

患者准备：空腹检查，以排除肠气干扰。必要时，前一日禁食产气食物，服缓泻剂、消胀片等。检查前大量饮水，适当充盈膀胱。必要时，饮水后服用呋塞米（速尿）或肌内注射呋塞米 15～20 分钟后检查

体位：侧卧位便于显示肾盂输尿管连接部和输尿管上段。观察肾盂输尿管上段至髂嵴部位时，可辅以俯卧位。当输尿管腹段或盆段梗阻时，可取仰卧位

仪器条件：有条件者使用彩色多普勒超声仪，彩色多普勒有助于区别扩张的输尿管与腹部血管，识别结石（常出现彩色闪烁伪像）和观察输尿管口尿流喷射现象。成人应用 3.5MHz 探头，以凸阵探头最好。儿童应用 5MHz 探头

【检查内容】

检查内容 ——
- 自肾盂开始向下扫查，观察输尿管是否有扩张、扩张的程度及部位
- 正常输尿管内径狭小，超声不能显示。大量饮水使膀胱高度充盈后检查，可显示输尿管下段和膀胱壁段及其蠕动，其内径可达 2～4mm

续流程

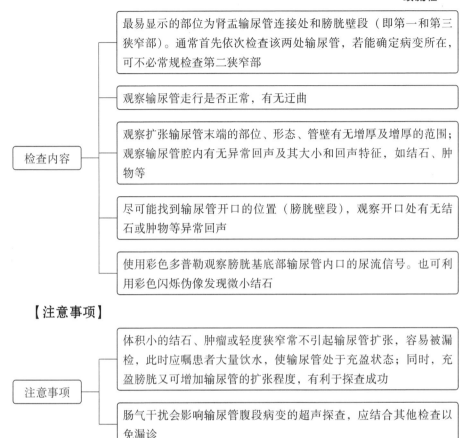

	最易显示的部位为肾盂输尿管连接处和膀胱壁段（即第一和第三狭窄部）。通常首先依次检查该两处输尿管，若能确定病变所在，可不必常规检查第二狭窄部
	观察输尿管走行是否正常，有无迂曲
检查内容	观察扩张输尿管末端的部位、形态、管壁有无增厚及增厚的范围；观察输尿管腔内有无异常回声及其大小和回声特征，如结石、肿物等
	尽可能找到输尿管开口的位置（膀胱壁段），观察开口处有无结石或肿物等异常回声
	使用彩色多普勒观察膀胱基底部输尿管内口的尿流信号。也可利用彩色闪烁伪像发现微小结石

【注意事项】

	体积小的结石、肿瘤或轻度狭窄常不引起输尿管扩张，容易被漏检，此时应嘱患者大量饮水，使输尿管处于充盈状态；同时，充盈膀胱又可增加输尿管的扩张程度，有利于探查成功
注意事项	肠气干扰会影响输尿管腹段病变的超声探查，应结合其他检查以免漏诊

二、输尿管结石

　　腹部超声对输尿管上段及下段的结石显示率较高，但对于中段输尿管结石，由于肠道气体干扰以及输尿管位置较深，显示率较低，所以探测中段输尿管结石要尽量多切面探测，并停留观察一段时间，以排除肠道气体伪影。对于超声无法显示结石的患者，可让其进一步做其他影像学检查。

【检查内容】

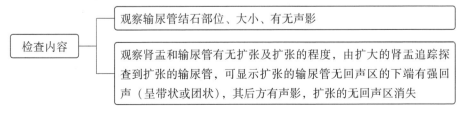

	观察输尿管结石部位、大小、有无声影
检查内容	观察肾盂和输尿管有无扩张及扩张的程度，由扩大的肾盂追踪探查到扩张的输尿管，可显示扩张的输尿管无回声区的下端有强回声（呈带状或团状），其后方有声影，扩张的无回声区消失

续流程

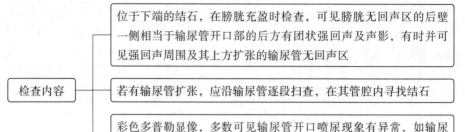

检查内容	位于下端的结石，在膀胱充盈时检查，可见膀胱无回声区的后壁一侧相当于输尿管开口部的后方有团状强回声及声影，有时并可见强回声周围及其上方扩张的输尿管无回声区
	若有输尿管扩张，应沿输尿管逐段扫查，在其管腔内寻找结石
	彩色多普勒显像，多数可见输尿管开口喷尿现象有异常，如输尿管开口喷尿现象消失、频率减少、形态异常（形态细、流速低、喷射距离短）等

【注意事项】

注意事项	不伴输尿管扩张的中、上段小结石，尤其是在非急性疼痛发作期，声像图很难显示，需进行腹部 X 线平片或其他检查。临床有典型输尿管结石表现，即使声像图正常者，也不能排除输尿管结石
	部分透声较好的结石可以不伴有声影，并注意与肿瘤鉴别
	用膀胱彩色多普勒检查，观察到输尿管尿流减弱显著和伴有闪烁伪像强回声，提示结石可能性大

三、输尿管囊肿

输尿管囊肿患者早期因无症状，一般不会做膀胱镜检查，不容易被发现，晚期的患者因肾功能损害，静脉肾盂造影不显影，因此，也不能明确诊断。超声对本病不论哪一期均能做出明确诊断，是首选的影像学检查方法。

【检查内容】

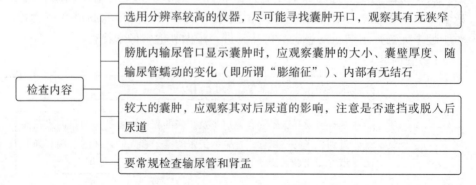

检查内容	选用分辨率较高的仪器，尽可能寻找囊肿开口，观察其有无狭窄
	膀胱内输尿管口显示囊肿时，应观察囊肿的大小、囊壁厚度、随输尿管蠕动的变化（即所谓"膨缩征"）、内部有无结石
	较大的囊肿，应观察其对后尿道的影响，注意是否遮挡或脱入后尿道
	要常规检查输尿管和肾盂

【注意事项】

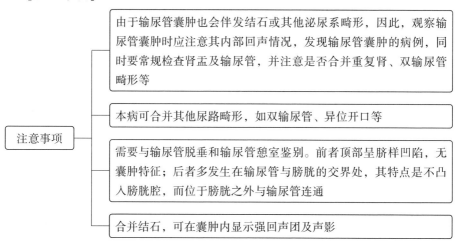

注意事项

由于输尿管囊肿也会伴发结石或其他泌尿系畸形，因此，观察输尿管囊肿时应注意其内部回声情况，发现输尿管囊肿的病例，同时要常规检查肾盂及输尿管，并注意是否合并重复肾、双输尿管畸形等

本病可合并其他尿路畸形，如双输尿管、异位开口等

需要与输尿管脱垂和输尿管憩室鉴别。前者顶部呈脐样凹陷，无囊肿特征；后者多发生在输尿管与膀胱的交界处，其特点是不凸入膀胱腔，而位于膀胱之外与输尿管连通

合并结石，可在囊肿内显示强回声团及声影

四、输尿管肿瘤

【检查内容】

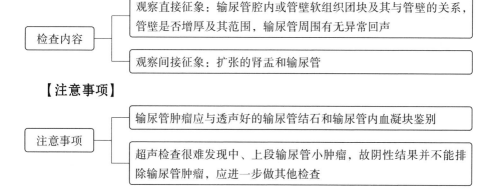

检查内容

观察直接征象：输尿管腔内或管壁软组织团块及其与管壁的关系，管壁是否增厚及其范围，输尿管周围有无异常回声

观察间接征象：扩张的肾盂和输尿管

【注意事项】

注意事项

输尿管肿瘤应与透声好的输尿管结石和输尿管内血凝块鉴别

超声检查很难发现中、上段输尿管小肿瘤，故阴性结果并不能排除输尿管肿瘤，应进一步做其他检查

第三节　膀　　胱

一、膀胱超声检查

【适应证】

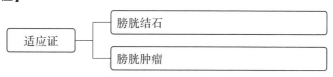

适应证

膀胱结石

膀胱肿瘤

续流程

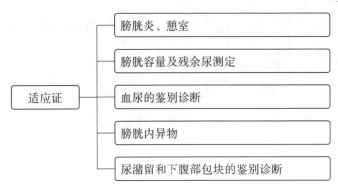

【检查方法】

1. 患者准备　经腹部和经直肠扫查需适度充盈膀胱。嘱患者憋尿，或在检查前 1 小时左右饮水 500~800ml，直至有尿意。必要时可通过导尿管向膀胱注入无菌生理盐水 250~400ml。经尿道扫查应对探头和器械按规定进行浸泡消毒。经直肠扫查时，检查前应排空大便，局部清洁，探头套上一次性乳胶套以保护探头并防止交叉感染。

2. 体位　经腹部扫查时患者采用仰卧位，充分暴露下腹部至耻骨联合；经直肠扫查患者一般采用左侧卧位，暴露臀部和肛门区；经尿道扫查采用膀胱截石位。

3. 仪器条件　采用实时超声诊断仪，经腹部膀胱超声检查，首选凸阵探头，频率为 3.5~5MHz，可疑膀胱顶区或输尿管病变时，可选用高频线阵探头，如果经直肠进行膀胱超声检查，则使用腔内线阵或双平面探头，频率 5MHz，适用于对膀胱颈部、三角区和后尿道细微病变的观察，当采用经尿道膀胱内超声检查时，主要用于膀胱癌的术前分期。早年采用配有尿道探头的超声仪，须由泌尿科医生通过膀胱镜插入带球囊旋转式高频探头，频率可达 10~12MHz，做 360°旋转式扫查。

4. 扫查方法

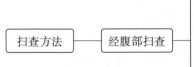

在耻骨联合上方涂耦合剂。首先进行正中纵断扫查，在清晰显示膀胱和尿道内口后，将探头分别向左右两侧缓慢移动，直至膀胱图像消失。然后进行横断，先朝足侧方向扫查膀胱颈部及三角区，随后将探头向上滑动直至膀胱顶部

续流程

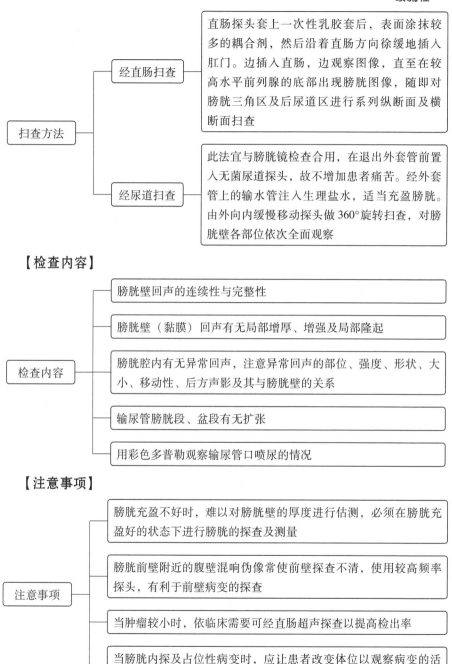

扫查方法

　经直肠扫查：直肠探头套上一次性乳胶套后，表面涂抹较多的耦合剂，然后沿着直肠方向徐缓地插入肛门。边插入直肠，边观察图像，直至在较高水平前列腺的底部出现膀胱图像，随即对膀胱三角区及后尿道区进行系列纵断面及横断面扫查

　经尿道扫查：此法宜与膀胱镜检查合用，在退出外套管前置入无菌尿道探头，故不增加患者痛苦。经外套管上的输水管注入生理盐水，适当充盈膀胱。由外向内缓慢移动探头做360°旋转扫查，对膀胱壁各部位依次全面观察

【检查内容】

检查内容

　膀胱壁回声的连续性与完整性

　膀胱壁（黏膜）回声有无局部增厚、增强及局部隆起

　膀胱腔内有无异常回声，注意异常回声的部位、强度、形状、大小、移动性、后方声影及其与膀胱壁的关系

　输尿管膀胱段、盆段有无扩张

　用彩色多普勒观察输尿管口喷尿的情况

【注意事项】

注意事项

　膀胱充盈不好时，难以对膀胱壁的厚度进行估测，必须在膀胱充盈好的状态下进行膀胱的探查及测量

　膀胱前壁附近的腹壁混响伪像常使前壁探查不清，使用较高频率探头，有利于前壁病变的探查

　当肿瘤较小时，依临床需要可经直肠超声探查以提高检出率

　当膀胱内探及占位性病变时，应让患者改变体位以观察病变的活动性，从而有助于对病变性质做出较准确的判断

二、膀胱肿瘤

相比膀胱镜检查，超声不受肉眼血尿和尿道狭窄等因素的限制，能够较好地观察膀胱镜容易遗漏的地方，并能对膀胱肿瘤进行分期，是临床首选的一种无创检查方法。同时还能显示盆腔淋巴结转移的情况，是膀胱镜检查的良好补充。

【检查内容】

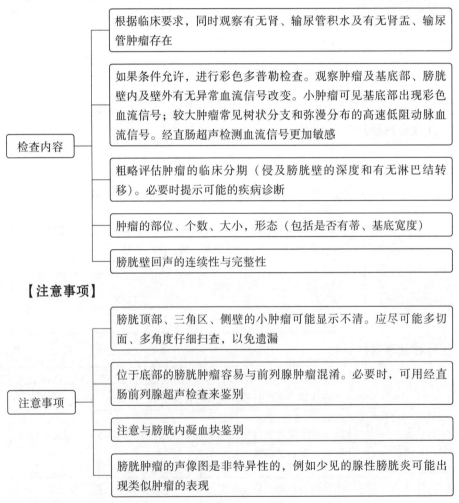

检查内容

- 根据临床要求，同时观察有无肾、输尿管积水及有无肾盂、输尿管肿瘤存在
- 如果条件允许，进行彩色多普勒检查。观察肿瘤及基底部、膀胱壁内及壁外有无异常血流信号改变。小肿瘤可见基底部出现彩色血流信号；较大肿瘤常见树状分支和弥漫分布的高速低阻动脉血流信号。经直肠超声检测血流信号更加敏感
- 粗略评估肿瘤的临床分期（侵及膀胱壁的深度和有无淋巴结转移）。必要时提示可能的疾病诊断
- 肿瘤的部位、个数、大小，形态（包括是否有蒂、基底宽度）
- 膀胱壁回声的连续性与完整性

【注意事项】

注意事项

- 膀胱顶部、三角区、侧壁的小肿瘤可能显示不清。应尽可能多切面、多角度仔细扫查，以免遗漏
- 位于底部的膀胱肿瘤容易与前列腺肿瘤混淆。必要时，可用经直肠前列腺超声检查来鉴别
- 注意与膀胱内凝血块鉴别
- 膀胱肿瘤的声像图是非特异性的，例如少见的腺性膀胱炎可能出现类似肿瘤的表现

三、膀胱结石

超声能显示 X 线平片和 CT 不能显示的透光性结石，并能检出 0.5cm 或

更小的小结石，是对放射诊断的一个补充。

【检查内容】

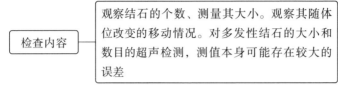

检查内容 —— 观察结石的个数、测量其大小。观察其随体位改变的移动情况。对多发性结石的大小和数目的超声检测，测值本身可能存在较大的误差

【注意事项】

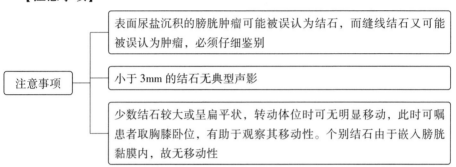

注意事项 ——

表面尿盐沉积的膀胱肿瘤可能被误认为结石，而缝线结石又可能被误认为肿瘤，必须仔细鉴别

小于3mm的结石无典型声影

少数结石较大或呈扁平状，转动体位时可无明显移动，此时可嘱患者取胸膝卧位，有助于观察其移动性。个别结石由于嵌入膀胱黏膜内，故无移动性

四、膀胱憩室

超声检查诊断膀胱憩室准确可靠，还可了解憩室的数目及有无并发症等情况，是首选的检查方法。

【检查内容】

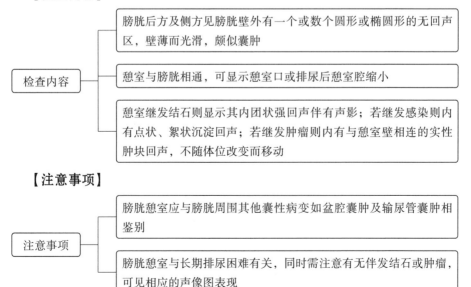

检查内容 ——

膀胱后方及侧方见膀胱壁外有一个或数个圆形或椭圆形的无回声区，壁薄而光滑，颇似囊肿

憩室与膀胱相通，可显示憩室口或排尿后憩室腔缩小

憩室继发结石则显示其内团状强回声伴有声影；若继发感染则内有点状、絮状沉淀回声；若继发肿瘤则内有与憩室壁相连的实性肿块回声，不随体位改变而移动

【注意事项】

注意事项 ——

膀胱憩室应与膀胱周围其他囊性病变如盆腔囊肿及输尿管囊肿相鉴别

膀胱憩室与长期排尿困难有关，同时需注意有无伴发结石或肿瘤，可见相应的声像图表现

五、膀胱异物与血块

超声检查能清楚显示各种异物及血凝块的形态、大小，是首选的检查方法。

【检查内容】

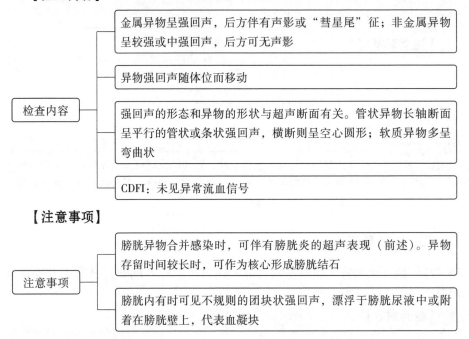

检查内容——
- 金属异物呈强回声，后方伴有声影或"彗星尾"征；非金属异物呈较强或中强回声，后方可无声影
- 异物强回声随体位而移动
- 强回声的形态和异物的形状与超声断面有关。管状异物长轴断面呈平行的管状或条状强回声，横断则呈空心圆形；软质异物多呈弯曲状
- CDFI：未见异常流血信号

【注意事项】

注意事项——
- 膀胱异物合并感染时，可伴有膀胱炎的超声表现（前述）。异物存留时间较长时，可作为核心形成膀胱结石
- 膀胱内有时可见不规则的团块状强回声，漂浮于膀胱尿液中或附着在膀胱壁上，代表血凝块

第四节　前　列　腺

一、前列腺检查

【适应证】

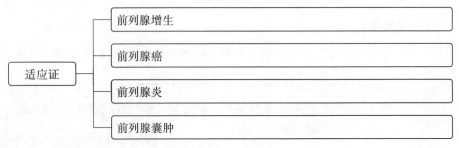

适应证——
- 前列腺增生
- 前列腺癌
- 前列腺炎
- 前列腺囊肿

续流程

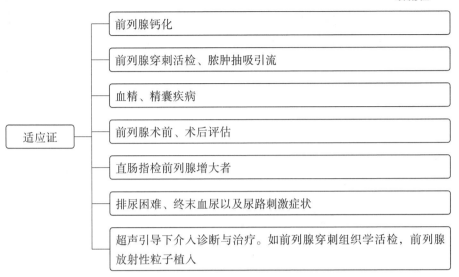

适应证
- 前列腺钙化
- 前列腺穿刺活检、脓肿抽吸引流
- 血精、精囊疾病
- 前列腺术前、术后评估
- 直肠指检前列腺增大者
- 排尿困难、终末血尿以及尿路刺激症状
- 超声引导下介入诊断与治疗。如前列腺穿刺组织学活检，前列腺放射性粒子植入

【检查方法】

1. 患者准备

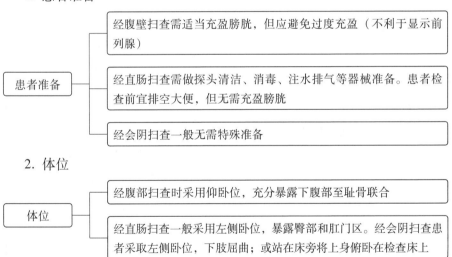

患者准备
- 经腹壁扫查需适当充盈膀胱，但应避免过度充盈（不利于显示前列腺）
- 经直肠扫查需做探头清洁、消毒、注水排气等器械准备。患者检查前宜排空大便，但无需充盈膀胱
- 经会阴扫查一般无需特殊准备

2. 体位

体位
- 经腹部扫查时采用仰卧位，充分暴露下腹部至耻骨联合
- 经直肠扫查一般采用左侧卧位，暴露臀部和肛门区。经会阴扫查患者采取左侧卧位，下肢屈曲；或站在床旁将上身俯卧在检查床上

3. 仪器条件　采用实时超声诊断仪，经腹部前列腺超声检查，首选凸阵探头，频率为 3.5～5.0MHz。如果经直肠进行膀胱超声检查，用 5～8MHz 直肠探头。宜首选端扫式探头，或双平面（纵断面、横断面）探头；旋转式腔内探头（利用水囊做辐射式横断扫查，可较大范围观察盆腔结构包括直肠黏膜）。其中，端扫式探头最为多用，也最方便。经会阴扫查选用 3～5MHz 的小凸阵式探头或相控阵探头，以便做矢状断面、冠状断面和斜冠状断面扫查。

线阵或凸阵式只适用于纵断扫查。本方法适用于因肥胖、腹壁瘢痕、膀胱无法充盈等经腹壁扫查困难的患者，图像质量优于经腹壁超声，但不及经直肠超声。目前本方法已经较少应用，主要用于缺乏直肠探头等设备的单位及严重外痔和无肛门患者（直肠切除术后）。

4. 扫查方法

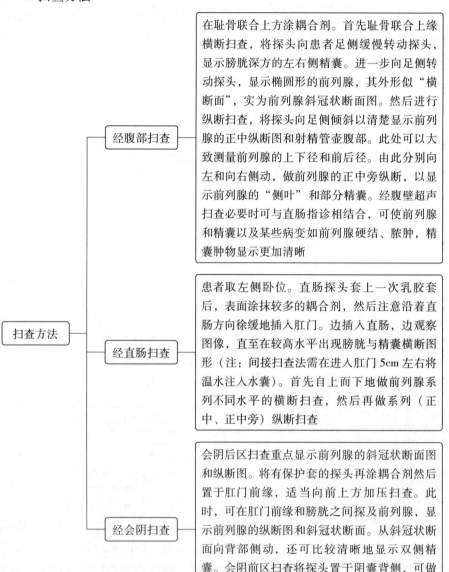

扫查方法	经腹部扫查	在耻骨联合上方涂耦合剂。首先耻骨联合上缘横断扫查，将探头向患者足侧缓慢转动探头，显示膀胱深方的左右侧精囊。进一步向足侧转动探头，显示椭圆形的前列腺，其外形似"横断面"，实为前列腺斜冠状断面图。然后进行纵断扫查，将探头向足侧倾斜以清楚显示前列腺的正中纵断图和射精管壶腹部。此处可以大致测量前列腺的上下径和前后径。由此分别向左和向右侧动，做前列腺的正中旁纵断，以显示前列腺的"侧叶"和部分精囊。经腹壁超声扫查必要时可与直肠指诊相结合，可使前列腺和精囊以及某些病变如前列腺硬结、脓肿，精囊肿物显示更加清晰
	经直肠扫查	患者取左侧卧位。直肠探头套上一次乳胶套后，表面涂抹较多的耦合剂，然后注意沿着直肠方向徐缓地插入肛门。边插入直肠，边观察图像，直至在较高水平出现膀胱与精囊横断图形（注：间接扫查法需在进入肛门 5cm 左右将温水注入水囊）。首先自上而下地做前列腺系列不同水平的横断扫查，然后再做系列（正中、正中旁）纵断扫查
	经会阴扫查	会阴后区扫查重点显示前列腺的斜冠状断面图和纵断图。将有保护套的探头再涂耦合剂然后置于肛门前缘，适当向前上方加压扫查。此时，可在肛门前缘和膀胱之间探及前列腺，显示前列腺的纵断图和斜冠状断面。从斜冠状断面向背部侧动，还可比较清晰地显示双侧精囊。会阴前区扫查将探头置于阴囊背侧，可做前列腺的冠状断面和纵断面，但图像质量不及上述会阴后区扫查

【检查内容】

检查内容

- 前列腺的大小（径线测量）、长径（上下径）和厚径（前后径），利用矢状切面测量；宽径利用前列腺横切面或斜冠状切面测量
- 前列腺的形状、包膜是否完整，左右侧是否对称
- 内部回声有无异常，有无局限性回声异常，如囊性或实性病变，有无点状、斑点状或团块状强回声及其分布
- 彩色多普勒检查：正常前列腺血流信号左右两侧对称，注意有无弥漫性或限局性血流信号增多或减少

【注意事项】

注意事项

- 经腹超声检查前列腺的图像分辨力远不及经直肠检查法。如有腹壁厚、局部瘢痕、膀胱充盈不良等情况，常使前列腺检查不能满意进行
- 经直肠前列腺检查时，探头和乳胶套表面应有耦合剂以充分润滑。插入肛门时动作必须轻巧，避免疼痛。有外痔和肛裂的患者慎用

二、前列腺炎

二维超声结合彩色多普勒超声能够诊断典型的前列腺急、慢性炎症，有助于前列腺炎治疗疗效的评估。

【检查内容】

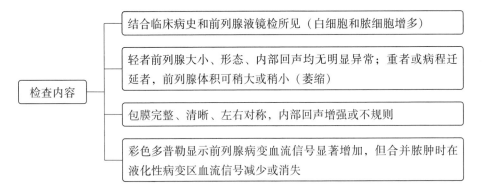

检查内容

- 结合临床病史和前列腺液镜检所见（白细胞和脓细胞增多）
- 轻者前列腺大小、形态、内部回声均无明显异常；重者或病程迁延者，前列腺体积可稍大或稍小（萎缩）
- 包膜完整、清晰、左右对称，内部回声增强或不规则
- 彩色多普勒显示前列腺病变血流信号显著增加，但合并脓肿时在液化性病变区血流信号减少或消失

【注意事项】

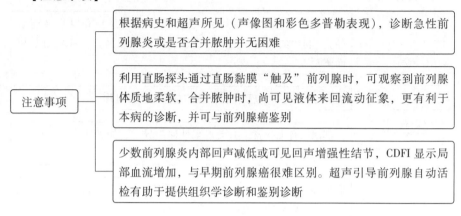

根据病史和超声所见（声像图和彩色多普勒表现），诊断急性前列腺炎或是否合并脓肿并无困难

利用直肠探头通过直肠黏膜"触及"前列腺时，可观察到前列腺体质地柔软，合并脓肿时，尚可见液体来回流动征象，更有利于本病的诊断，并可与前列腺癌鉴别

少数前列腺炎内部回声减低或可见回声增强性结节，CDFI 显示局部血流增加，与早期前列腺癌很难区别。超声引导前列腺自动活检有助于提供组织学诊断和鉴别诊断

三、前列腺囊肿

前列腺囊肿超声表现特异，易于诊断。
【检查内容】

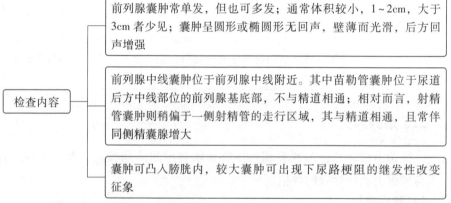

前列腺囊肿常单发，但也可多发；通常体积较小，1~2cm，大于 3cm 者少见；囊肿呈圆形或椭圆形无回声，壁薄而光滑，后方回声增强

前列腺中线囊肿位于前列腺中线附近。其中苗勒管囊肿位于尿道后方中线部位的前列腺基底部，不与精道相通；相对而言，射精管囊肿则稍偏于一侧射精管的走行区域，其与精道相通，且常伴同侧精囊腺增大

囊肿可凸入膀胱内，较大囊肿可出现下尿路梗阻的继发性改变征象

【注意事项】
对于较大囊肿，超声引导下穿刺硬化治疗是最有效的疗法。

四、前列腺增生

前列腺增生容易诊断，直肠指诊及超声等方法都能显示增大的腺体。
【检查内容】

重点观察前列腺的形态、大小，做好前列腺径线测量

记录前列腺内腺（移行区）的大小有无明显增大，外腺是否受挤压

续流程

内外腺之间界限是否清晰，有无合并小结石或钙化斑

注意增大的内腺（移行区）是否向膀胱腔隆起及其程度

前列腺增大，各径线均大于正常，横径大于前后径。其形态失常，近似球形，两侧对称，边界整齐清晰

前列腺向膀胱凸出，膀胱颈部抬高变形

检查内容

前列腺内腺呈瘤样增大，呈圆形或椭圆形，经直肠超声显示内腺呈均匀等回声或高回声，亦可见多个高回声的增生小结节。外腺受压变薄，回声相对偏低。内、外腺比值为 2.5:1 ~ 7:1，正常前列腺该比值为 1:1

前列腺结石，内外腺交界处显示细点状或斑片状强回声，串珠样或成堆排列，可能伴有声影

继发征象：长期下尿路梗阻显示膀胱壁增厚，表面不平，形成多个呈小光团突起的肌小梁。甚者膀胱壁变薄、扩张、假憩室形成、双侧肾积水等

CDFI 显示内腺区弥漫性血流增多，对称性分布

【注意事项】

注意膀胱壁有无增厚和不平滑（假憩室）

前列腺增生向膀胱内凸起的声像图表现，经腹壁超声有时酷似膀胱肿瘤，应注意鉴别。改用经直肠超声易于做出鉴别诊断

注意事项

对于经腹壁超声检查前列腺声像图模糊不清的患者，有条件者应改用经直肠超声检查，而经腹壁扫查很难区别良性前列腺增生或前列腺癌

对于重度前列腺增生排尿困难者，应根据需要同时进行双肾输尿管检查

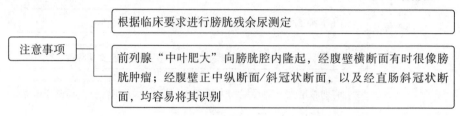

续流程

注意事项
- 根据临床要求进行膀胱残余尿测定
- 前列腺"中叶肥大"向膀胱腔内隆起，经腹壁横断面有时很像膀胱肿瘤；经腹壁正中纵断面/斜冠状断面，以及经直肠斜冠状断面，均容易将其识别

五、前列腺结石

超声检查可清楚显示前列腺结石的大小、数目、性状和位置，对前列腺结石的检出率明显优于 X 线平片和 CT 扫描。

【检查内容】

检查内容
- 结石的位置和大小，是否对尿道产生压迫
- 前列腺内外腺交界处及沿射精管和尿道周围见多个点状或团块状强回声，可伴声影

【注意事项】

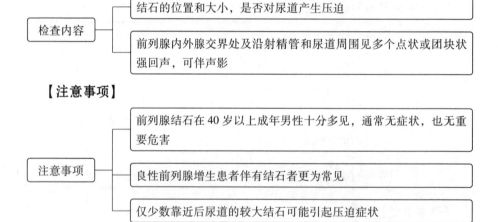

注意事项
- 前列腺结石在 40 岁以上成年男性十分多见，通常无症状，也无重要危害
- 良性前列腺增生患者伴有结石者更为常见
- 仅少数靠近后尿道的较大结石可能引起压迫症状

六、前列腺癌

前列腺癌早期诊断较为困难，发展至中晚期时，超声易于诊断，经直肠超声检查能更清楚了解邻近组织受侵情况。前列腺癌合并前列腺增生时，声像图表现复杂，可结合直肠指诊、前列腺特异性抗原（PSA）等检查进行诊断。对还不能确诊的病例，行超声引导下前列腺针刺活检。

【检查内容】

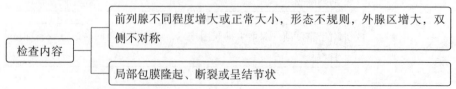

检查内容
- 前列腺不同程度增大或正常大小，形态不规则，外腺区增大，双侧不对称
- 局部包膜隆起、断裂或呈结节状

续流程

检查内容
- 早期癌在外腺区通常为低回声结节，少数为等回声或非均质性回声；晚期癌内部回声不均匀，低回声区有散在强回声团块，有声衰减，内腺受压，与外腺分界不清
- 邻近脏器受累征象：膀胱颈部壁回声不规则增厚、隆起；精囊回声、形态及位置改变，与前列腺分界不清；直肠周围见多个低回声肿大的淋巴结
- CDFI 显示局限性血流异常，即癌肿内部及周边血流增多
- 介入性超声：在超声引导下经直肠或经会阴做前列腺病灶穿刺活检，明确病理性质
- 检查双侧精囊和膀胱壁有无肿瘤侵犯征象。彩色多普勒观察病变局部有无血流信号
- 注意直肠壁和直肠周围组织有无肿瘤侵犯征象

【注意事项】

注意事项
- 部分前列腺增生患者合并前列腺癌，内腺发生的肿瘤常为等回声，必要时需进行前列腺活检
- 极少数良性前列腺增生的小结节发生在外腺，低回声，酷似 PCA
- 前列腺癌需与前列腺肉瘤、前列腺结核和慢性前列腺炎等鉴别
- 早期前列腺癌典型者呈低回声结节，位于外腺者居多，彩色多普勒显示局部血流信号增多
- 因为等回声性肿物不易发现，前列腺癌检出的假阴性率高，故经直肠超声不作为前列腺癌的普查方法
- 前列腺癌声像图及彩色多普勒表现均非特异性。与慢性限局性炎症、结核、梗死灶等有时难以鉴别，确诊有赖于超声引导下的前列腺活检

第五节　精　囊　腺

一、精囊腺检查

【适应证】

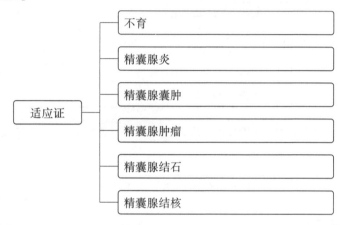

适应证
- 不育
- 精囊腺炎
- 精囊腺囊肿
- 精囊腺肿瘤
- 精囊腺结石
- 精囊腺结核

【检查方法】

1. 患者准备　无需特殊准备,受检查者需禁性生活3天以上为佳。

2. 体位　依据所采用的探测径路的不同,而采取不同的检查体位。经腹扫查常取仰卧位,经直肠扫查取膀胱截石位、侧卧位或膝胸卧位,而经会阴扫查取膀胱截石位。

3. 仪器条件　采用实时超声诊断仪,经腹部前列腺超声检查,首选凸阵探头,频率为3.5~5.0MHz。如果经直肠进行膀胱超声检查,用5~8MHz直肠探头。宜首选端扫式探头,或双平面(纵断面,横断面)探头;旋转式腔内探头(利用水囊做辐射式横断扫查,可较大范围地观察盆腔结构包括直肠黏膜)。其中,端扫式探头最为多用,也最方便。经会阴扫查选用3~5MHz的小凸阵式探头或相控阵探头,以便做矢状断面、冠状断面和斜冠状断面扫查。线阵或凸阵式只适用于纵断扫查。本方法适用于因肥胖、腹壁瘢痕、膀胱无法充盈等经腹壁扫查困难的患者,图像质量优于经腹壁超声,但不及经直肠超声。目前本方法已经较少应用,主要用于缺乏直肠探头等的单位及严重外痔和无肛门患者(直肠切除术后)。

4. 检查方法

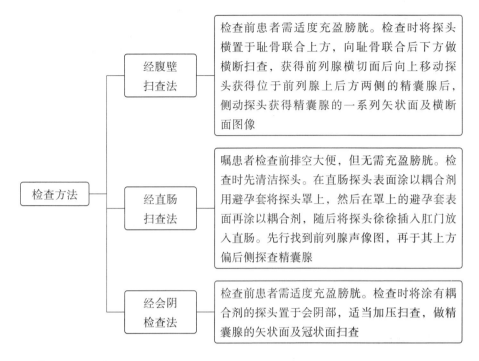

【检查内容】

经腹壁和经直肠扫查时，于精囊腺最大长轴切面测量精囊腺长径与厚径；并于最大横断面测量精囊腺宽径。观察精囊腺的形态、边界、内部结构和血供情况。

二、精囊腺炎

【检查内容】

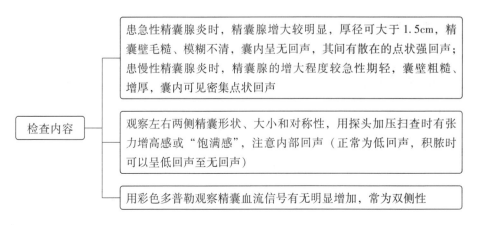

【注意事项】

注意事项
- 正常精囊内呈点状中低回声而非无回声，故超声诊断精囊炎时必须结合临床
- 典型急性精囊炎声像图明显或轻度肿大。也可一侧肿胀，失去对称性。用探头"触动"精囊或加压扫查，若出现张力增高感有助于提示诊断
- 急性精囊炎时彩色多普勒往往表现为血流信号明显增加
- 横断声像图测量精囊大小，因技术因素限制难以做到十分准确
- 急性精囊炎常与急性前列腺炎合并存在；慢性精囊炎声像图改变不及急性精囊炎显著

三、精囊腺囊肿

【检查内容】

检查内容
- 精囊腺囊肿多位于一侧精囊腺
- 囊肿形态呈圆形或椭圆形，内部为无回声区，合并出血时可见点状回声漂浮
- 囊肿常占据精囊腺的大部分或全部区域
- 囊壁多数菲薄，少数可薄厚不均。也可见多房性精囊腺囊肿，囊肿后方回声增强

【注意事项】

需要注意与其他来源囊肿鉴别，必要时可行尿路造影或膀胱镜检查。

四、精囊腺肿瘤

【检查内容】

检查内容
- 一侧精囊肿大，形态失常，内部失去正常条索状结构
- 精囊肿瘤显示精囊边界模糊不清，并出现相应部位肿瘤图像；精囊囊肿示精囊一部分或全部为无回声区，囊壁薄，后方回声加强

第十章

胃肠道超声检查操作常规

第一节　胃肠道超声检查

一、适应证

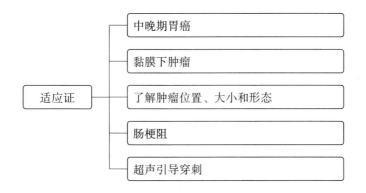

适应证
- 中晚期胃癌
- 黏膜下肿瘤
- 了解肿瘤位置、大小和形态
- 肠梗阻
- 超声引导穿刺

二、检查方法

【患者准备】

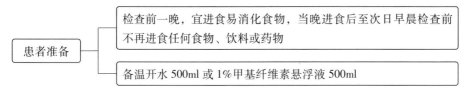

患者准备
- 检查前一晚，宜进食易消化食物，当晚进食后至次日早晨检查前不再进食任何食物、饮料或药物
- 备温开水 500ml 或 1% 甲基纤维素悬浮液 500ml

【体位】

胃检查开始可采取半卧位，然后取左侧卧位及右侧卧位；肠道检查常采取仰卧位。

【仪器条件】

采用线阵型实时显像仪或复合扫查 B 型显像仪，频率以 2.25～3.0MHz 为宜。线阵型换能器有效长度应大于 10cm。灵敏度调至各界面能清晰显示为度。

【扫查方法】

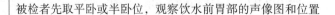

被检者先取平卧或半卧位，观察饮水前胃部的声像图和位置

一次饮用温开水 500ml，取半卧位或站立位探测胃部。观测胃的切面形态和位置、胃腔大小、胃壁厚度、胃蠕动波及其方向、胃内液体排空时间

探查时探头应在上腹部做纵向、横向扫查，扫查时应缓慢地平行顺次移动，仔细观察，并记录有关指标

三、检查内容

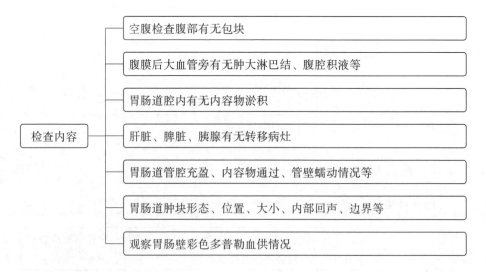

检查内容

空腹检查腹部有无包块

腹膜后大血管旁有无肿大淋巴结、腹腔积液等

胃肠道腔内有无内容物淤积

肝脏、脾脏、胰腺有无转移病灶

胃肠道管腔充盈、内容物通过、管壁蠕动情况等

胃肠道肿块形态、位置、大小、内部回声、边界等

观察胃肠壁彩色多普勒血供情况

四、注意事项

注意事项

胃肠道肿瘤超声检出率和肿瘤的大小、形态、生长位置等有关

体积较小、管壁增厚不明显、位置深的肿物，因受胃肠道腔内气体、食物遮挡，超声检查时容易被漏诊

续流程

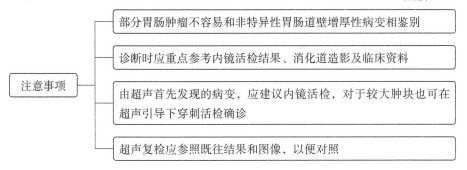

注意事项
- 部分胃肠肿瘤不容易和非特异性胃肠道壁增厚性病变相鉴别
- 诊断时应重点参考内镜活检结果、消化道造影及临床资料
- 由超声首先发现的病变，应建议内镜活检，对于较大肿块也可在超声引导下穿刺活检确诊
- 超声复检应参照既往结果和图像，以便对照

第二节　胃肠道非肿瘤性壁增厚性病变

【适应证】

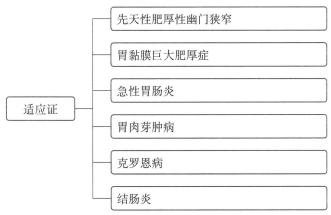

适应证
- 先天性肥厚性幽门狭窄
- 胃黏膜巨大肥厚症
- 急性胃肠炎
- 胃肉芽肿病
- 克罗恩病
- 结肠炎

【检查方法】

检查方法
- 空腹扫查全腹部一般情况，重点观察腹膜后大血管、肝、脾脏、胰腺
- 服用胃充盈超声检查剂400~600ml（成人），在胃充盈后依次检查胃各个区域
- 检查时，先使受检者呈仰卧位，在左肋弓下和左第8~10肋间沿胃体表投影，检查胃底、胃体
- 再使受检者改坐立位，从左肋弓下沿胃体表投影，检查胃体、胃窦、幽门区和十二指肠球部

续流程

检查方法	检查小肠者，再嘱受检者饮胃充盈超声检查剂 400~600ml，每间隔 15~20 分钟检查一次，重点为充盈各段肠管，直到回盲部
	需要灌肠超声检查者在一般准备（排大便、清洗灌肠）后，使受检者取仰卧位，插肛管，在超声观察下，徐徐灌入常温水
	直肠腔内超声检查，在一般准备（排大便、清洗灌肠）后，取左侧卧位。在直肠探头前端涂适量耦合剂、套以橡皮套（一次性使用）然后缓慢送入肛门，依次对直肠各个部位及其周围进行检查
	条件具备时，用彩色多普勒检查肿瘤内部和周围血流分布特点，用频谱多普勒了解血流性质、计测血流速度等

【检查内容】

检查内容	空腹检查胃肠道区有无管壁增厚
	病变周围、腹膜后大血管旁有无肿大淋巴结、腹腔积液等
	胃肠道腔内有无内容物淤积
	胃肠道管腔充盈、通过情况，管壁蠕动等
	胃肠管壁增厚的范围、位置、厚度、回声等
	胃黏膜及肌层等结构变化
	用彩色多普勒了解增厚管壁和周围有无血流

【注意事项】

注意事项	超声在各种非特异性炎症的管壁增厚和肿瘤鉴别上仍有一定困难
	超声检查对于管壁增厚的发现和壁增厚的程度、范围相关，轻微局限的增厚不容易发现，故超声对慢性胃肠道炎症无诊断价值
	病变的显示还受其所在位置、胃肠道腔内容物的影响，位于气体、食物、钡剂后方的病变不能显示

第三节 胃肠道管壁外压性病变

【适应证】

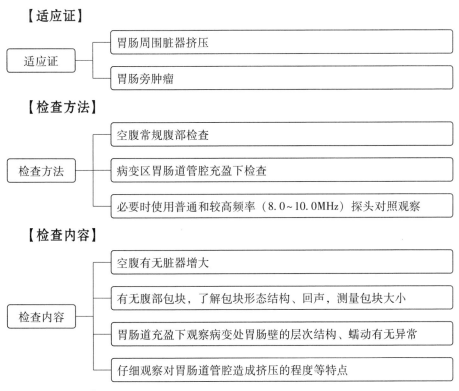

适应证 —
- 胃肠周围脏器挤压
- 胃肠旁肿瘤

【检查方法】

检查方法 —
- 空腹常规腹部检查
- 病变区胃肠道管腔充盈下检查
- 必要时使用普通和较高频率（8.0~10.0MHz）探头对照观察

【检查内容】

检查内容 —
- 空腹有无脏器增大
- 有无腹部包块，了解包块形态结构、回声，测量包块大小
- 胃肠道充盈下观察病变处胃肠壁的层次结构、蠕动有无异常
- 仔细观察对胃肠道管腔造成挤压的程度等特点

【注意事项】

如病变与胃肠壁粘连等，容易出现超声判断错误。

第四节 胃肠腔扩张和异常充盈性病变

【适应证】

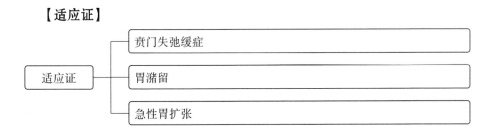

适应证 —
- 贲门失弛缓症
- 胃潴留
- 急性胃扩张

续流程

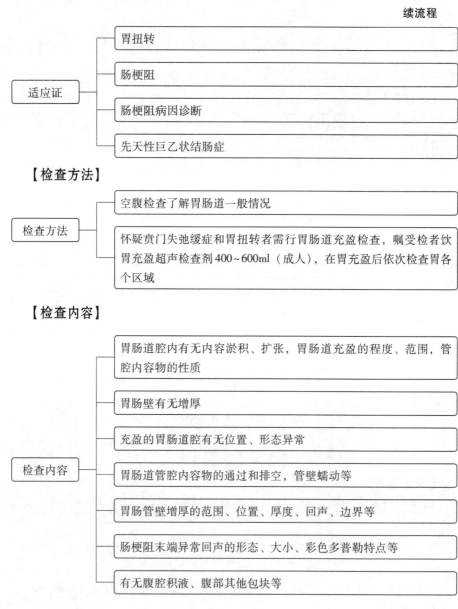

适应证
- 胃扭转
- 肠梗阻
- 肠梗阻病因诊断
- 先天性巨乙状结肠症

【检查方法】

检查方法
- 空腹检查了解胃肠道一般情况
- 怀疑贲门失弛缓症和胃扭转者需行胃肠道充盈检查，嘱受检者饮胃充盈超声检查剂400~600ml（成人），在胃充盈后依次检查胃各个区域

【检查内容】

检查内容
- 胃肠道腔内有无内容淤积、扩张，胃肠道充盈的程度、范围，管腔内容物的性质
- 胃肠壁有无增厚
- 充盈的胃肠道腔有无位置、形态异常
- 胃肠道管腔内容物的通过和排空，管壁蠕动等
- 胃肠管壁增厚的范围、位置、厚度、回声、边界等
- 肠梗阻末端异常回声的形态、大小、彩色多普勒特点等
- 有无腹腔积液、腹部其他包块等

【注意事项】

注意事项
- 参考必要的临床资料有利于对图像的理解和诊断提示
- 引起肠梗阻的病因很多，超声可能发现肿瘤、结石或异物，但是位置较深和较小的病变则容易漏诊

第五节　胃肠道肿瘤

【适应证】

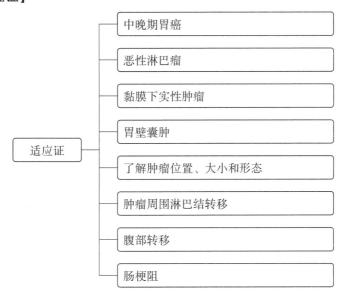

```
                        ┌─ 中晚期胃癌
                        │
                        ├─ 恶性淋巴瘤
                        │
                        ├─ 黏膜下实性肿瘤
                        │
                        ├─ 胃壁囊肿
              适应证 ────┤
                        ├─ 了解肿瘤位置、大小和形态
                        │
                        ├─ 肿瘤周围淋巴结转移
                        │
                        ├─ 腹部转移
                        │
                        └─ 肠梗阻
```

【检查方法】

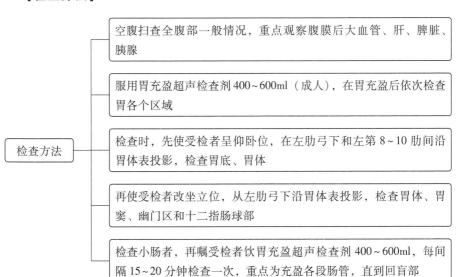

```
              ┌─ 空腹扫查全腹部一般情况，重点观察腹膜后大血管、肝、脾脏、
              │  胰腺
              │
              ├─ 服用胃充盈超声检查剂400~600ml（成人），在胃充盈后依次检查
              │  胃各个区域
              │
    检查方法 ──┤  检查时，先使受检者呈仰卧位，在左肋弓下和左第8~10肋间沿
              ├─ 胃体表投影，检查胃底、胃体
              │
              │  再使受检者改坐立位，从左肋弓下沿胃体表投影，检查胃体、胃
              ├─ 窦、幽门区和十二指肠球部
              │
              │  检查小肠者，再嘱受检者饮胃充盈超声检查剂400~600ml，每间
              └─ 隔15~20分钟检查一次，重点为充盈各段肠管，直到回盲部
```

续流程

检查方法	需要灌肠超声检查者在一般准备（排大便、清洗灌肠）后，使受检者取仰卧位，插肛管，在超声观察下，徐徐灌入常温水
	直肠腔内超声检查，在一般准备（排大便、清洗灌肠）后，取左侧卧位。在直肠探头前端涂适量耦合剂、套以橡皮套（一次性使用）然后缓慢送入肛门，依次对直肠各个部位及其周围进行检查
	条件具备时，用彩色多普勒检查肿瘤内部和周围血流分布特点，用频谱多普勒了解血流性质、计测血流速度等

【检查内容】

检查内容	空腹检查腹部有无包块
	腹膜后大血管旁有无肿大的淋巴结、腹腔积液等
	胃肠道腔内有无内容物淤积
	肝脏、脾脏、胰腺有无转移病灶
	胃肠道管腔充盈、内容物通过、管壁蠕动情况等
	胃肠道肿块形态、位置、大小、内部回声、边界等
	观察胃肠壁彩色多普勒血供情况

【注意事项】

注意事项	胃肠道肿瘤超声检出率和肿瘤的大小、形态、生长位置等有关
	体积较小、管壁增厚不明显、位置深的肿物，因受胃肠道腔内气体、食物遮挡，超声检查时容易被漏诊
	不容易和非特异性胃肠道壁增厚性病变鉴别
	诊断时应重点参考内镜活检结果、消化道造影及其临床资料
	经超声首先发现的病变，应建议内镜活检。对于较大肿块也可在超声引导下穿刺活检确诊
	超声复查应参照既往结果和图像，以便对照

第六节　肠　套　叠

超声对肠套叠诊断的准确率在 92% 以上，与传统采用的 X 线空气或钡剂灌肠检查比较，方法简便、迅速，结果准确、可靠。

【适应证】

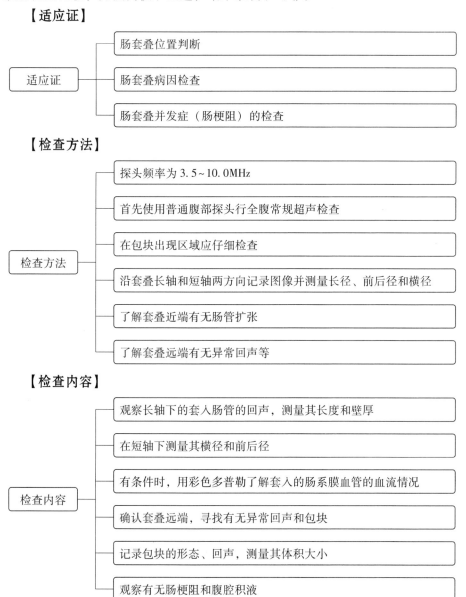

适应证
- 肠套叠位置判断
- 肠套叠病因检查
- 肠套叠并发症（肠梗阻）的检查

【检查方法】

检查方法
- 探头频率为 3.5~10.0MHz
- 首先使用普通腹部探头行全腹常规超声检查
- 在包块出现区域应仔细检查
- 沿套叠长轴和短轴两方向记录图像并测量长径、前后径和横径
- 了解套叠近端有无肠管扩张
- 了解套叠远端有无异常回声等

【检查内容】

检查内容
- 观察长轴下的套入肠管的回声，测量其长度和壁厚
- 在短轴下测量其横径和前后径
- 有条件时，用彩色多普勒了解套入的肠系膜血管的血流情况
- 确认套叠远端，寻找有无异常回声和包块
- 记录包块的形态、回声，测量其体积大小
- 观察有无肠梗阻和腹腔积液

续流程

检查内容	在套叠部位探及肿物，横切呈"同心圆"征（即多个强弱相同的同心圆）或"靶环"征，纵切呈"套筒"征或"假肾"征。强回声为黏膜表面及气体回声，弱回声为水肿的肠壁或肿瘤
	近端肠管扩张：超声监视下水压灌肠复位中可观察到随液体逐渐增多，套头向一侧移动，逐渐形成"半岛"征后复位

第七节　急性阑尾炎

高分辨力超声对急性阑尾炎的检出率较高，可提供许多客观的影像学依据，并可确定阑尾的变异位置，对指导手术、确定切口位置有一定帮助。

【适应证】

适应证	急性坏疽性阑尾炎
	阑尾和阑尾周围脓肿

【检查方法】

检查方法	首先使用普通腹部探头，对全腹行常规超声检查
	在压痛明显区域行重点检查
	再选频率为 5.0~10.0MHz 的探头在压痛明显区详查
	发现肿大阑尾或病变，根据其具体形态行长轴的长度测量；在典型短轴图像上测量最大横径和厚径；测量管壁增厚的程度
	二维超声：早期阶段可因肠壁水肿轻、肠管积气明显超声检查无阳性发现。典型者阑尾增大，通常内径>6mm，壁水肿增厚或呈双层，盲肠部肠壁也水肿增厚，阑尾腔内伴点状高回声或强回声（粪石），后方伴声影。当形成阑尾脓肿时表现右下腹混合型回声包块，内见阑尾腔增大或阑尾腔显示不清，回声强弱不等，外周由网膜包围形成团状或片状高回声，也可见炎性渗出的片状无回声，化脓性阑尾炎及阑尾穿孔时均可伴有局限性积液和周边肠系膜淋巴结肿大
	彩色多普勒：充血水肿的阑尾壁内可显示条状血流，当形成脓肿时包块内见散在杂乱的彩色血流信号

【检查内容】

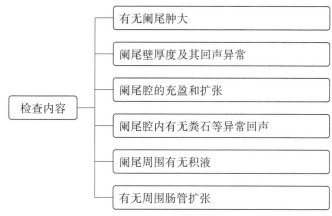

检查内容
- 有无阑尾肿大
- 阑尾壁厚度及其回声异常
- 阑尾腔的充盈和扩张
- 阑尾腔内有无粪石等异常回声
- 阑尾周围有无积液
- 有无周围肠管扩张

【注意事项】

注意事项
- 超声显示病变的能力同阑尾的肿大程度、局部有无回声干扰等因素有关
- 仪器的质量、探头分辨力和检查医师的技术也影响诊断准确率
- 对于阑尾肿大、囊腔扩张积液、阑尾结石、阑尾周围炎性渗出甚至脓肿形成，超声检查时，探头在有阳性征象的部位出现压痛和反跳痛，有助于确诊
- 在患者可以接受的情况下，探头适当加压，能提高阑尾的显示率
- 阑尾异位、位置较深、形体较小的病变，超声检查可呈假阴性

第十一章

肾上腺超声检查操作常规

第一节　肾上腺超声检查

一、适应证

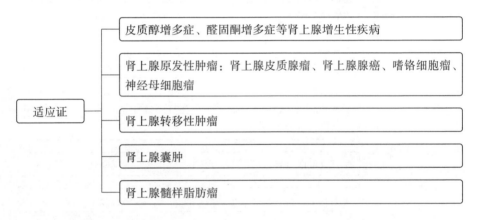

适应证
- 皮质醇增多症、醛固酮增多症等肾上腺增生性疾病
- 肾上腺原发性肿瘤：肾上腺皮质腺瘤、肾上腺腺癌、嗜铬细胞瘤、神经母细胞瘤
- 肾上腺转移性肿瘤
- 肾上腺囊肿
- 肾上腺髓样脂肪瘤

二、检查方法

【患者准备】

除患者病情危急，需立即行超声检查外，应常规嘱患者禁食 8 小时以上，必要时口服缓泻剂。

【体位】

患者常规取仰卧位、侧卧位或俯卧位，有时也可采用站立位。卧位时能更好地避开肠气的干扰，充分利用肝、脾为透声窗对肾上腺进行更好地显示。

【仪器条件】

成年人，选择 2.5~3.5MHz 凸阵探头为宜；儿童或体瘦的成年人，可采用 5MHz 探头；新生儿可选用频率 7.5MHz 线阵探头。

【扫查方法】

左肾上腺位于左侧肾脏上极、脾脏和腹主动脉间隙处，呈新月形；右肾上腺位于右侧肾脏上极、肝和下腔静脉构成的间隙中，呈三角形。纵切探查时，探及肾脏长轴后，将探头向内移动至其消失，右侧可显出肾与下腔静脉之间的间隙，左侧则可显出肾与腹主动脉之间的间隙，通过一系列纵断面充分显示此区域，观察有无肾上腺增大及占位性病变。进行横断面扫查时，先对肾脏上极进行横切探查，然后向头侧移动探头至其消失，此时患者宜于吸气末暂停呼吸，利用肝、脾为透声窗即可充分显示两侧肾上腺区域。当发现肾上腺区异常时，应依照不同病变进行一系列斜冠状切面等多方位的探查，以了解病灶的形态、结构及与周围组织、器官的关系。此外，左肾上腺的显示率较低，采用右侧位，利用脾为透声窗进行冠状切面扫查，可明显提高探查成功率。

三、检查内容

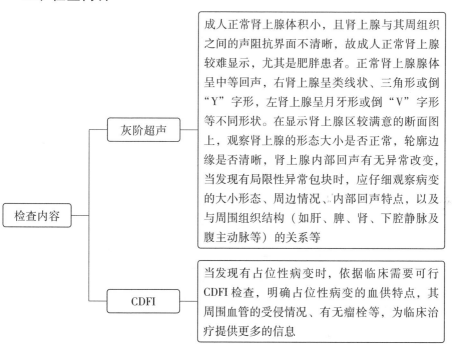

检查内容
- 灰阶超声：成人正常肾上腺体积小，且肾上腺与其周组织之间的声阻抗界面不清晰，故成人正常肾上腺较难显示，尤其是肥胖患者。正常肾上腺腺体呈中等回声，右肾上腺呈类线状、三角形或倒"Y"字形，左肾上腺呈月牙形或倒"V"字形等不同形状。在显示肾上腺区较满意的断面图上，观察肾上腺的形态大小是否正常，轮廓边缘是否清晰，肾上腺内部回声有无异常改变，当发现有局限性异常包块时，应仔细观察病变的大小形态、周边情况、内部回声特点，以及与周围组织结构（如肝、脾、肾、下腔静脉及腹主动脉等）的关系等
- CDFI：当发现有占位性病变时，依据临床需要可行CDFI检查，明确占位性病变的血供特点，其周围血管的受侵情况、有无瘤栓等，为临床治疗提供更多的信息

四、注意事项

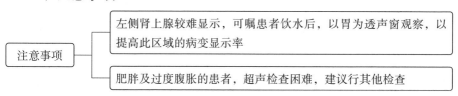

注意事项
- 左侧肾上腺较难显示，可嘱患者饮水后，以胃为透声窗观察，以提高此区域的病变显示率
- 肥胖及过度腹胀的患者，超声检查困难，建议行其他检查

续流程

	由于肾上腺体积小而分布范围却较大，因而当此区域发生病变时，识别较困难，易造成漏诊或误诊。应进行多方位的探查
注意事项	由于肾上腺位置较深或受肥胖等原因影响，CDFI 对病灶内血流显示的灵敏度受限
	正常肾上腺呈中等回声，显示的形状可因体位和扫查的断面而有所变化，故应从多个方位、多个断面进行扫查
	部分患者肾上腺在声像图上不能清晰显示

第二节 皮质醇增多症

对肾上腺皮质腺瘤和腺癌所引起的皮质醇增多症行超声检查，结合其临床症状和生化检查可做出明确的诊断。对于肾上腺皮质增生则较难鉴别，需要进一步结合其他影像学检查明确诊断。

【检查内容】

	主要观察双侧肾上腺的形态，是否有结节，及结节的大小、边界、内部回声
	皮质醇增多症者，肥胖使其声像图往往难以显示弥漫性增厚的肾上腺。若声像图能较好显示肾上腺，即应该认为有皮质增生
检查内容	肾上腺皮质轻度增生时声像图上肾上腺无肿大；中度以上增生表现为双侧肾上腺弥漫性肿大，也可呈结节样改变
	由肾上腺皮质腺瘤或腺癌引起。皮质腺瘤声像图表现为肾上腺区圆形或类圆形占位，多为单侧单发，直径 2~3cm，边界清晰，形态规则，内部为低回声。皮质腺癌多数体积较大，边界清楚，形态规则；如对周围浸润明显时，边界和形态将变得不清、不规则，内部为低回声或混合回声
	皮下脂肪、肾周围脂肪及肾上腺周围脂肪层常常增厚

【注意事项】

注意事项

- 很小的功能性肾上腺肿瘤易被误认为结节性增生。肿瘤绝大多数为单侧单发，内部回声通常较低，同侧和对侧肾上腺萎缩

- 曲张的肾上腺静脉也可能被误认为增生，彩色多普勒显示其为血管

- 超声检查对寻找或鉴别皮质醇增多症和肾上腺性征异常的病因有一定价值。阳性结果通常能够肯定是皮质增生或肿瘤；阴性结果不能排除皮质增生

- 超声检查诊断肾上腺皮质增生的敏感性不高，应多切面扫查以免遗漏。一般常用经肋部的冠状-斜切面、肋间扫查的斜-冠状切面、肋缘下斜-纵-横切面，同时采用侧卧位及俯卧位等多体位扫查，并结合临床表现与实验室检查进行判断

- 肾上腺皮质腺瘤的回声常常低于正常肾上腺的回声，且周围常可见正常肾上腺回声的存在；当结节同时伴有弥漫性腺体增大，多倾向于增生性结节（包括腺瘤样增生结节）

- 肾上腺皮质腺癌体积多较大，且内部回声不均匀或呈混杂状态

第三节　肾上腺皮质肿瘤

肾上腺皮质肿瘤有腺瘤及腺癌两种，多为良性瘤。皮质腺瘤为单侧性，多为单个，1~4cm，包膜整齐、完整、光滑，呈圆形或卵圆形，内部回声为分布均匀的细小光点，与肝脏回声相似，低于其周围脂肪回声。腺癌发展快、体积较大、包膜不规则、内部回声不均。皮质腺瘤因其生长来源部位不同（球状带、束状带、网状带）而产生皮质醇增多或醛固酮增多或性征异常等表现。皮质腺瘤或腺癌两者皆有因皮质醇过多而表现出向心性肥胖、满月脸、多毛、乏力、紫纹等库欣综合征征象，腺癌还有雄性激素增多所致的症状出现。

【检查内容】

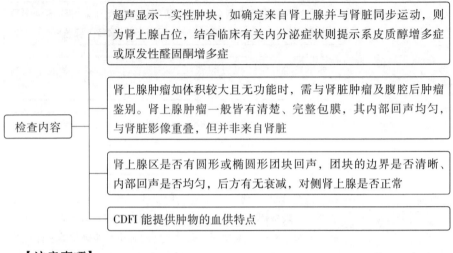

检查内容

> 超声显示一实性肿块，如确定来自肾上腺并与肾脏同步运动，则为肾上腺占位，结合临床有关内分泌症状则提示系皮质醇增多症或原发性醛固酮增多症

> 肾上腺肿瘤如体积较大且无功能时，需与肾脏肿瘤及腹腔后肿瘤鉴别。肾上腺肿瘤一般皆有清楚、完整包膜，其内部回声均匀，与肾脏影像重叠，但并非来自肾脏

> 肾上腺区是否有圆形或椭圆形团块回声，团块的边界是否清晰、内部回声是否均匀，后方有无衰减，对侧肾上腺是否正常

> CDFI 能提供肿物的血供特点

【注意事项】

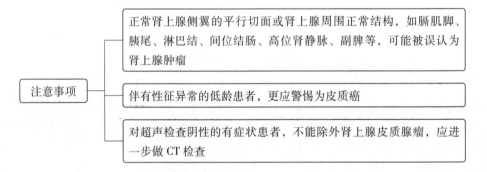

注意事项

> 正常肾上腺侧翼的平行切面或肾上腺周围正常结构，如膈肌脚、胰尾、淋巴结、间位结肠、高位肾静脉、副脾等，可能被误认为肾上腺肿瘤

> 伴有性征异常的低龄患者，更应警惕为皮质癌

> 对超声检查阴性的有症状患者，不能除外肾上腺皮质腺瘤，应进一步做 CT 检查

第四节　肾上腺髓质肿瘤

肾上腺髓质肿瘤主要是嗜铬细胞瘤，见于肾上腺髓质，28.5%~40%可发生在肾上腺外，如腹主动脉旁、肾门、膀胱等处。多为单侧单发，右侧的发病率是左侧的 2 倍。多发者多见于儿童和家族遗传患者。

【检查内容】

肾上腺区肿块的大小、边缘、包膜回声、内部回声。若为异位嗜铬细胞瘤，观察发生部位组织形态和回声的改变。恶性嗜铬细胞瘤包膜回声不完整，周围组织有浸润，注意内脏是否有转移病灶。

【注意事项】

注意事项

- 嗜铬细胞瘤具有大小悬殊、内部回声复杂、位置不定三大特点。所以，对儿茶酚胺增多症患者，在肾上腺区或肾上腺外的交感神经组织部位发现肿物，不论其大小，都高度提示为嗜铬细胞瘤。而在非神经组织内发现肿瘤，应想到恶性嗜铬细胞瘤转移的可能

- 由于嗜铬细胞瘤有多发性，所以不能满足于找到一处肿瘤

- 对声像图具有嗜铬细胞瘤特征，而临床症状不典型者，必须想到临床表现不典型的嗜铬细胞瘤，以免在手术切除时发生意外

- 发现嗜铬细胞瘤后，避免重压刺激，以防诱发危象

- 对较小的异位嗜铬细胞瘤，超声检查很难发现。检查结果阴性者，不能排除嗜铬细胞瘤

第十二章

腹膜后间隙及大血管超声检查操作常规

第一节　腹膜后间隙占位性病变

腹膜后间隙位于腹后壁的壁腹膜与其后方的腹内筋膜之间，上自横膈，下至盆隔膜。两侧续腹膜外脂肪，前面为后腹膜、右肝裸区和肠系膜根部、十二指肠、升结肠、降结肠和直肠；后面为椎体、骶骨及腰肌等。

一、适应证

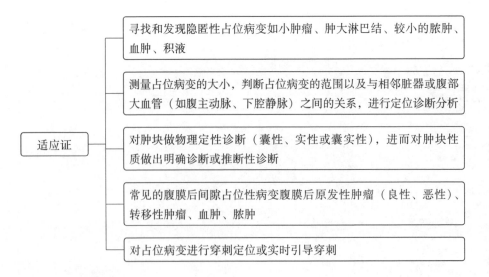

适应证
- 寻找和发现隐匿性占位病变如小肿瘤、肿大淋巴结、较小的脓肿、血肿、积液
- 测量占位病变的大小，判断占位病变的范围以及与相邻脏器或腹部大血管（如腹主动脉、下腔静脉）之间的关系，进行定位诊断分析
- 对肿块做物理定性诊断（囊性、实性或囊实性），进而对肿块性质做出明确诊断或推断性诊断
- 常见的腹膜后间隙占位性病变腹膜后原发性肿瘤（良性、恶性）、转移性肿瘤、血肿、脓肿
- 对占位病变进行穿刺定位或实时引导穿刺

二、检查方法

【患者准备】

检查前禁食 8~12 小时。必要时于检查前排净大便，以减少肠道气体干扰的影响。检查中可适量饮水或口服声学造影剂以充盈胃腔。对位于下腹部的病变，

必要时充盈膀胱后再做检查。钡剂 X 线检查宜安排在超声检查之后进行。

【体位】

一般取仰卧位，必要时为避开肠气干扰，观察病变的可移动性及与肠道的关系时，也可采取侧卧位、半卧位、俯卧位、立位或胸膝卧位等。

【仪器条件】

常规选用 3.5~5.0MHz 的凸阵探头。

【扫查方法】

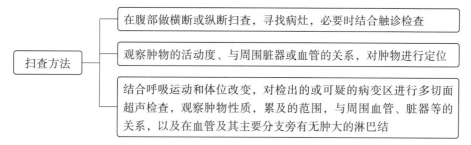

三、检查内容

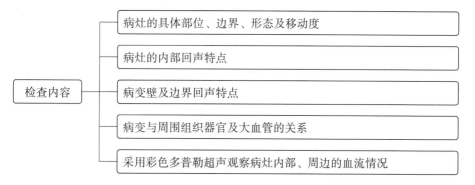

四、注意事项

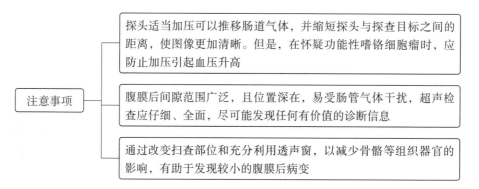

第二节　腹主动脉疾病

腹主动脉为主动脉穿过膈肌的主动脉裂孔（相当于 T_{12} 下缘高度）至脐平面（相当于 L_4 平面）分出左、右髂总动脉之前的一段，位于脊柱前方并稍偏中线左侧。

一、适应证

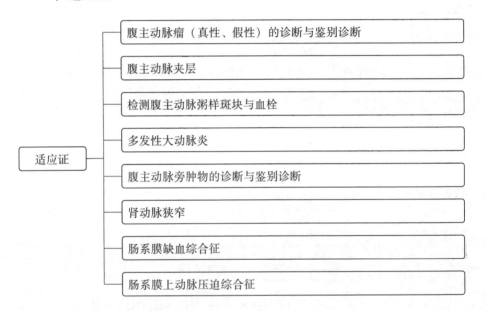

```
         ┌─ 腹主动脉瘤（真性、假性）的诊断与鉴别诊断
         │
         ├─ 腹主动脉夹层
         │
         ├─ 检测腹主动脉粥样斑块与血栓
         │
         ├─ 多发性大动脉炎
  适应证 ─┤
         ├─ 腹主动脉旁肿物的诊断与鉴别诊断
         │
         ├─ 肾动脉狭窄
         │
         ├─ 肠系膜缺血综合征
         │
         └─ 肠系膜上动脉压迫综合征
```

二、检查方法

【患者准备】

宜空腹或禁食 4~8 小时后检查，必要时可适量饮水充盈胃腔。

【体位】

根据不同的扫查部位和血管相应地取仰卧位、侧卧位或俯卧位。站立位利用下移的肝脏做透声窗，有助于一些血管段的检查。

【仪器条件】

常规使用 3.5MHz 的凸型探头，体瘦者可选用 5.0MHz 的探头，肥胖者和位置深在的血管可采用 2.0MHz 探头。声束与血流方向之间的夹角小于 60°，取样门大小为所查血管管径的 1/3~1/2。

【扫查方法】

```
扫查方法 ── 腹主动脉 ── 常规沿腹正中线偏左1~2cm处横切和纵切
                      扫查，观察腹主动脉全程及其分支。肥胖、
                      腹胀及有大量腹腔积液患者可导致该切面
                      探查不满意甚至失败，此时可采用冠状面
                      扫查。右侧卧位利用脾肾做透声窗，左侧
                      卧位利用肝肾做透声窗来观察腹主动脉

                      纵切时于肝左叶后方显示的腹主动脉呈一
                      条管状无回声结构，从上至下管径逐渐变
                      细，并可见明显的动脉性搏动。横切时可
                      见其位于脊椎中线偏左，呈圆形无回声区。
                      正常腹主动脉近段内径2~3cm，中段
                      1.5~2.5cm，远段1~2cm

         ── 肾动脉 ── 首先在肠系膜上动脉起始处下方1cm处测量
                      腹主动脉峰值流速；然后使用腹正中横切扫
                      查、右前腹肋间或肋缘下横切扫查或侧腰部
                      冠状面扫查，观察肾动脉主干血流充盈情况
                      和有无紊乱血流，测量其收缩期峰值流速和
                      舒张末期流速；最后，获得满意的叶间动脉
                      血流频谱并测量相关参数。过度肥胖、肠气
                      干扰等影响因素可使肾动脉探查失败

         ── 肠系膜动脉 ── 肠系膜动脉包括腹腔动脉、肠系膜上动脉和
                        肠系膜下动脉。腹腔动脉恰位于肝尾状叶下
                        方，肠系膜上动脉和胰腺的上方，纵切显示
                        其与腹主动脉垂直或与腹主动脉形成向头侧
                        的夹角，横切显示腹腔动脉及其分支呈Y形
                        或T形。纵切稍偏右显示肠系膜上动脉长轴
                        图，其起始于腹主动脉前壁，经脾静脉和胰
                        颈的后方下行，右侧有肠系膜上静脉伴行。
                        在髂总动脉分叉处的上方3~4cm处，纵切稍
                        偏左显示肠系膜下动脉起始于腹主动脉前壁，
                        沿腹膜后方朝左下走行，肥胖或肠气干扰明
                        显者常不易显示
```

三、检查内容

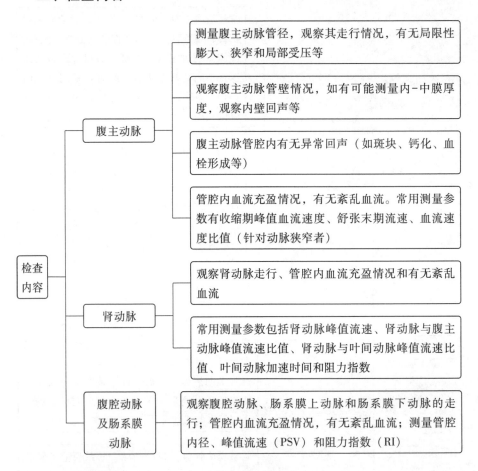

		测量腹主动脉管径，观察其走行情况，有无局限性膨大、狭窄和局部受压等
		观察腹主动脉管壁情况，如有可能测量内-中膜厚度，观察内壁回声等
	腹主动脉	腹主动脉管腔内有无异常回声（如斑块、钙化、血栓形成等）
		管腔内血流充盈情况，有无紊乱血流。常用测量参数有收缩期峰值血流速度、舒张末期流速、血流速度比值（针对动脉狭窄者）
检查内容	肾动脉	观察肾动脉走行、管腔内血流充盈情况和有无紊乱血流
		常用测量参数包括肾动脉峰值流速、肾动脉与腹主动脉峰值流速比值、肾动脉与叶间动脉峰值流速比值、叶间动脉加速时间和阻力指数
	腹腔动脉及肠系膜动脉	观察腹腔动脉、肠系膜上动脉和肠系膜下动脉的走行；管腔内血流充盈情况，有无紊乱血流；测量管腔内径、峰值流速（PSV）和阻力指数（RI）

四、注意事项

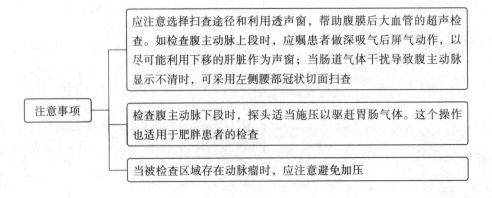

	应注意选择扫查途径和利用透声窗，帮助腹膜后大血管的超声检查。如检查腹主动脉上段时，应嘱患者做深吸气后屏气动作，以尽可能利用下移的肝脏作为声窗；当肠道气体干扰导致腹主动脉显示不清时，可采用左侧腰部冠状切面扫查
注意事项	检查腹主动脉下段时，探头适当施压以驱赶胃肠气体。这个操作也适用于肥胖患者的检查
	当被检查区域存在动脉瘤时，应注意避免加压

续流程

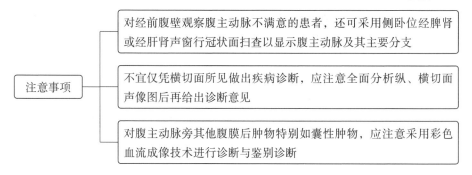

注意事项

对经前腹壁观察腹主动脉不满意的患者，还可采用侧卧位经脾肾或经肝肾声窗行冠状面扫查以显示腹主动脉及其主要分支

不宜仅凭横切面所见做出疾病诊断，应注意全面分析纵、横切面声像图后再给出诊断意见

对腹主动脉旁其他腹膜后肿物特别如囊性肿物，应注意采用彩色血流成像技术进行诊断与鉴别诊断

第三节 下腔静脉疾病

下腔静脉由左、右髂总静脉在 L_5 前方稍偏右侧汇合而成，然后沿脊柱前方在主动脉的右侧上行，到达肝的下方，通过肝的右纵沟后部的腔静脉沟再穿过膈肌的腔静脉孔和心包，最后进入右心房。主要属支有肝静脉、肾静脉、肾上腺静脉、睾丸（或卵巢）静脉和髂总静脉。

一、适应证

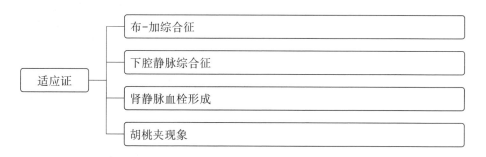

适应证

布-加综合征

下腔静脉综合征

肾静脉血栓形成

胡桃夹现象

二、检查方法

【患者准备】
空腹或禁食 4~8 小时。
【体位】
取仰卧位或左侧卧位，站立位时肝脏位置下移有助于下腔静脉近心段的检查。

【仪器条件】

探头选择与腹主动脉基本相同，但在观察血流时应选择静脉检测条件。

【扫查方法】

扫查方法

下腔静脉
将探头置于剑突下腹正中线偏右约 2cm 处，纵切和横切扫查下腔静脉，自上往下追踪观察其管壁和管腔内状况。或将探头置于右前腹肋间或右侧腰部，呈冠状面扫查，利用肝和右肾做透声窗，能够显示呈平行排列的下腔静脉和腹主动脉的长轴图像。站立位或 Valsalva 动作时，由于下腔静脉扩张，有助于观察

前腹壁纵切或冠状面纵切扫查时，下腔静脉呈现一条内径上宽下窄的管状结构，管壁随心脏舒缩而有明显波动；横切扫查时，可显示不同水平下腔静脉的断面图像，位于腹主动脉的右侧，管腔左右径宽而前后径窄，呈椭圆形或扁平状

肝静脉
剑突下纵断和横断扫查三支肝静脉，观察其内有无异常回声、血流充盈情况和频谱形态。探头置于右肋缘下，声束指向右上方，进行右肋缘下斜断扫查，主要用于观察肝右静脉、肝中静脉以及它们之间的交通支。也可将探头置于右前腹肋间，呈冠状面扫查肝右静脉

肾静脉
置探头于肾门平面与脊柱间的横切声像图上，可以找到从肾门流向下腔静脉的肾静脉。右肾静脉较为细短，很快即汇入下腔静脉，左肾静脉从左肾门出来，经肠系膜上动脉后方越过腹主动脉前壁而注入下腔静脉，左肾静脉由于收纳左精索静脉、左肾上腺静脉及左膈下静脉的血液，故常较长而粗，易为超声显示

三、检查内容

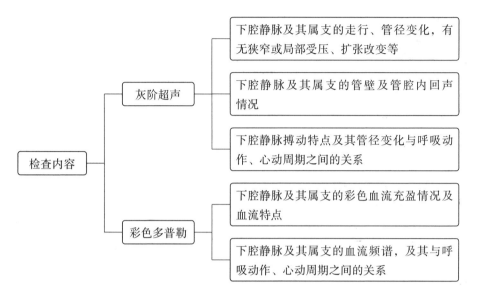

检查内容

灰阶超声
- 下腔静脉及其属支的走行、管径变化，有无狭窄或局部受压、扩张改变等
- 下腔静脉及其属支的管壁及管腔内回声情况
- 下腔静脉搏动特点及其管径变化与呼吸动作、心动周期之间的关系

彩色多普勒
- 下腔静脉及其属支的彩色血流充盈情况及血流特点
- 下腔静脉及其属支的血流频谱，及其与呼吸动作、心动周期之间的关系

四、注意事项

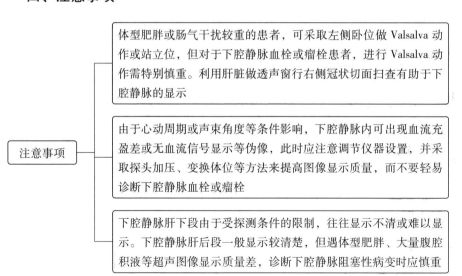

注意事项
- 体型肥胖或肠气干扰较重的患者，可采取左侧卧位做 Valsalva 动作或站立位，但对于下腔静脉血栓或瘤栓患者，进行 Valsalva 动作需特别慎重。利用肝脏做透声窗行右侧冠状切面扫查有助于下腔静脉的显示
- 由于心动周期或声束角度等条件影响，下腔静脉内可出现血流充盈差或无血流信号显示等伪像，此时应注意调节仪器设置，并采取探头加压、变换体位等方法来提高图像显示质量，而不要轻易诊断下腔静脉血栓或瘤栓
- 下腔静脉肝下段由于受探测条件的限制，往往显示不清或难以显示。下腔静脉肝后段一般显示较清楚，但遇体型肥胖、大量腹腔积液等超声图像显示质量差，诊断下腔静脉阻塞性病变时应慎重

第十三章

妇科超声检查操作常规

第一节　妇科超声检查

一、适应证

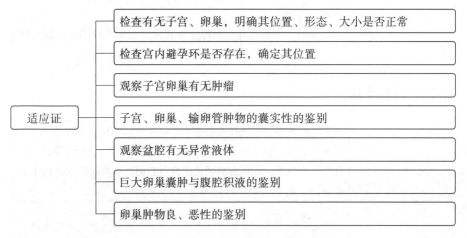

适应证
- 检查有无子宫、卵巢，明确其位置、形态、大小是否正常
- 检查宫内避孕环是否存在，确定其位置
- 观察子宫卵巢有无肿瘤
- 子宫、卵巢、输卵管肿物的囊实性的鉴别
- 观察盆腔有无异常液体
- 巨大卵巢囊肿与腹腔积液的鉴别
- 卵巢肿物良、恶性的鉴别

二、检查方法

【患者准备】

检查前必须使膀胱适度充盈，以能显示子宫底部为宜。

【体位】

取仰卧位。

【仪器条件】

灰阶超声实时显像仪或复合扫查 B 型显像仪，频率为 2.25~3.5MHz，图像比例为 1:1 或 1:2，动态范围为 400db，灰阶 10 级以上，灵敏度调整以各界面能清晰显示为度。

【扫查方法】

采用腹部直接探查法，下腹部皮肤涂以耦合剂，将探头置于耻骨联合上缘线，首先纵向扫查，并向左右滑动，以观察子宫的位置、大小、形态及宫内回声，纵向扫查时子宫纵轴切面呈梨形。宫底部宽，宫颈部窄，子宫内部回声分布均匀，在其中部可显示光带状宫腔回声。宫颈回声则较宫体稍强，且致密，常可见带状的颈管回声，应适当调节仪器灵敏度，以辨别其与宫体之界限。阴道亦呈强回声光带，子宫横切面呈三角形或椭圆形。

三、检查内容

测量时先纵向切面，使子宫全貌显示清晰后测量宫体和宫颈的纵径以及宫体的前后径，然后进行横向扫查，自耻骨联合上缘向上行，连续观察子宫横切面，测量子宫的最大横径。

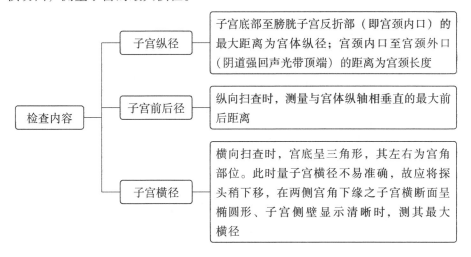

检查内容	子宫纵径	子宫底部至膀胱子宫反折部（即宫颈内口）的最大距离为宫体纵径；宫颈内口至宫颈外口（阴道强回声光带顶端）的距离为宫颈长度
	子宫前后径	纵向扫查时，测量与宫体纵轴相垂直的最大前后距离
	子宫横径	横向扫查时，宫底呈三角形，其左右为宫角部位。此时量子宫横径不易准确，故应将探头稍下移，在两侧宫角下缘之子宫横断面呈椭圆形、子宫侧壁显示清晰时，测其最大横径

四、注意事项

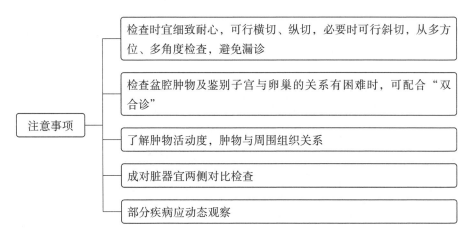

注意事项	检查时宜细致耐心，可行横切、纵切，必要时可行斜切，从多方位、多角度检查，避免漏诊
	检查盆腔肿物及鉴别子宫与卵巢的关系有困难时，可配合"双合诊"
	了解肿物活动度，肿物与周围组织关系
	成对脏器宜两侧对比检查
	部分疾病应动态观察

第二节　子　宫

一、子宫超声检查

【适应证】

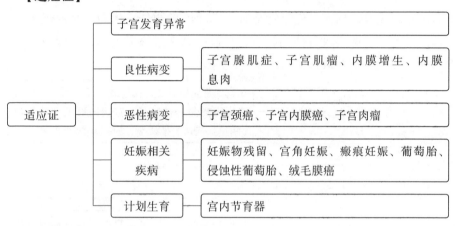

适应证
- 子宫发育异常
- 良性病变：子宫腺肌症、子宫肌瘤、内膜增生、内膜息肉
- 恶性病变：子宫颈癌、子宫内膜癌、子宫肉瘤
- 妊娠相关疾病：妊娠物残留、宫角妊娠、瘢痕妊娠、葡萄胎、侵蚀性葡萄胎、绒毛膜癌
- 计划生育：宫内节育器

【检查方法】

1. 经腹超声检查

（1）适应证

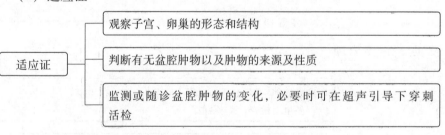

适应证
- 观察子宫、卵巢的形态和结构
- 判断有无盆腔肿物以及肿物的来源及性质
- 监测或随诊盆腔肿物的变化，必要时可在超声引导下穿刺活检

（2）检查方法

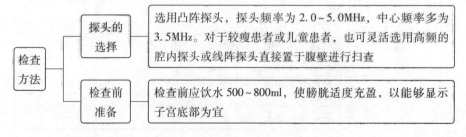

检查方法
- 探头的选择：选用凸阵探头，探头频率为 2.0~5.0MHz，中心频率多为 3.5MHz。对于较瘦患者或儿童患者，也可灵活选用高频的腔内探头或线阵探头直接置于腹壁进行扫查
- 检查前准备：检查前应饮水 500~800ml，使膀胱适度充盈，以能够显示子宫底部为宜

续流程

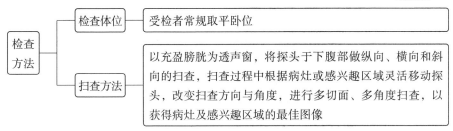

检查方法
├─ 检查体位 ── 受检者常规取平卧位
└─ 扫查方法 ── 以充盈膀胱为透声窗，将探头于下腹部做纵向、横向和斜向的扫查，扫查过程中根据病灶或感兴趣区域灵活移动探头，改变扫查方向与角度，进行多切面、多角度扫查，以获得病灶及感兴趣区域的最佳图像

（3）注意事项

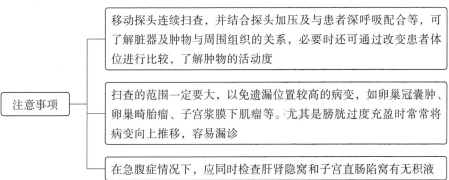

注意事项
├─ 移动探头连续扫查，并结合探头加压及与患者深呼吸配合等，可了解脏器及肿物与周围组织的关系，必要时还可通过改变患者体位进行比较，了解肿物的活动度
├─ 扫查的范围一定要大，以免遗漏位置较高的病变，如卵巢冠囊肿、卵巢畸胎瘤、子宫浆膜下肌瘤等。尤其是膀胱过度充盈时常常将病变向上推移，容易漏诊
└─ 在急腹症情况下，应同时检查肝肾隐窝和子宫直肠陷窝有无积液

2. 经阴道超声检查

（1）适应证

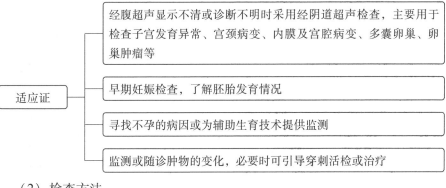

适应证
├─ 经腹超声显示不清或诊断不明时采用经阴道超声检查，主要用于检查子宫发育异常、宫颈病变、内膜及宫腔病变、多囊卵巢、卵巢肿瘤等
├─ 早期妊娠检查，了解胚胎发育情况
├─ 寻找不孕的病因或为辅助生育技术提供监测
└─ 监测或随诊肿物的变化，必要时可引导穿刺活检或治疗

（2）检查方法

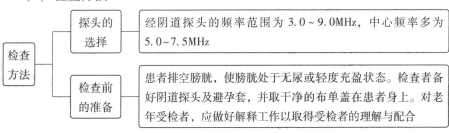

检查方法
├─ 探头的选择 ── 经阴道探头的频率范围为 3.0～9.0MHz，中心频率多为 5.0～7.5MHz
└─ 检查前的准备 ── 患者排空膀胱，使膀胱处于无尿或轻度充盈状态。检查者备好阴道探头及避孕套，并取干净的布单盖在患者身上。对老年受检者，应做好解释工作以取得受检者的理解与配合

续流程

| 检查方法 | 检查体位 | 常规取膀胱截石位。必要时用枕头垫高臀部或嘱受检者将手握拳置于臀部下以抬高臀部,利于盆腔内结构的显示 |
| | 扫查方法 | 阴道探头顶端放置适量耦合剂,套入一次性避孕套,并检查避孕套与探头间有无气泡存在。检查时,操作者右手持阴道探头手柄,左手轻轻分开外阴,将探头缓缓放入阴道内:①探头沿子宫的长轴和横轴摆动和倾斜,获得子宫纵切面和横切面图像。②探头在阴道内做多角度旋转、倾斜,获得各感兴趣区的清晰图像。③探头在阴道内做推拉式移动,使探头可以靠近感兴趣区,并推开肠管。如探测脏器位置较高时,左手可在腹壁加压配合,使盆腔器官更接近探头,以获得满意图像 |

（3）注意事项

注意事项	阴道探头应定期消毒,检查时采用一次性避孕套
	应根据子宫位置调整探头在阴道穹隆放置的位置
	探头放入阴道后,可以参照膀胱定位,通过子宫与膀胱的位置关系判断子宫为前位、中位还是后位
	经阴道探头频率高,穿透力有限,聚焦深度<10cm,对较大盆腔肿块或位置较高的卵巢难以显示,需结合经腹超声检查
	对无性生活者、阴道畸形、生殖系炎症患者不应做经阴道超声检查。月经期一般应避免进行经阴道超声检查。如确因诊断需要,必须对子宫出血或月经期妇女进行经阴道超声检查时,应注意无菌操作,做好消毒工作

3. 经直肠超声检查

（1）适应证

| 适应证 | 主要用于男性前列腺疾病的诊断 |
| | 妇科方面适用于经腹超声检查图像显示不清,但又不能进行经阴道超声检查的患者,如儿童、青春期前后处女膜未破,或性成熟期妇女无性生活史、阴道畸形或老年性阴道明显萎缩的患者等 |

（2）检查方法

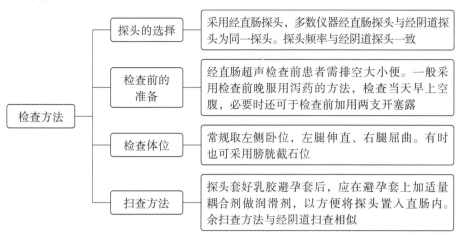

检查方法	探头的选择	采用经直肠探头，多数仪器经直肠探头与经阴道探头为同一探头。探头频率与经阴道探头一致
	检查前的准备	经直肠超声检查前患者需排空大小便。一般采用检查前晚服用泻药的方法，检查当天早上空腹，必要时还可于检查前加用两支开塞露
	检查体位	常规取左侧卧位，左腿伸直、右腿屈曲。有时也可采用膀胱截石位
	扫查方法	探头套好乳胶避孕套后，应在避孕套上加适量耦合剂做润滑剂，以方便将探头置入直肠内。余扫查方法与经阴道扫查相似

【检查内容】

1. 子宫的位置及形态　观察子宫的位置是否居中，有无偏向盆腔一侧。观察子宫是前位、中位或后位。观察其大体轮廓及形态有无异常。

2. 子宫大小测量　适度充盈膀胱后（以子宫底部能显示为度），调整仪器条件，使子宫轮廓、内膜及肌层显示清晰；于子宫正中矢状切面上测量子宫体纵径及前后径；然后进行横向扫查，连续观察子宫横切面，测量子宫的最大横径。

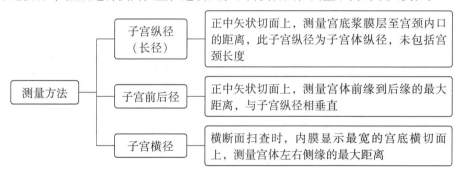

测量方法	子宫纵径（长径）	正中矢状切面上，测量宫底浆膜层至宫颈内口的距离，此子宫纵径为子宫体纵径，未包括宫颈长度
	子宫前后径	正中矢状切面上，测量宫体前缘到后缘的最大距离，与子宫纵径相垂直
	子宫横径	横断面扫查时，内膜显示最宽的宫底横切面上，测量宫体左右侧缘的最大距离

3. 子宫肌层情况　正常子宫肌层呈均匀低回声。超声检查时应观察肌层回声是否均匀，有无异常回声。

4. 子宫内膜情况　子宫内膜的基底层是中强回声，功能层为低回声，两侧内膜相接触处为线状强回声，称为宫腔线。测量内膜厚度时应包括两侧内膜的基底层。有时在内膜与肌层交界处可以见到低回声晕，这是肌层内致密层的回声，内膜厚度测量时不应包括这层低回声晕。

增殖期子宫内膜的基底层是中强回声，功能层呈低回声，内膜厚度为4~7mm。分泌期内膜腺体分泌、血管增生，功能层回声逐渐增强，至分泌期后期内膜全层呈较均匀的中强回声。内膜厚度增加，可达 7~14mm。

正常未绝经妇女的子宫内膜厚度一般<15mm。绝经后妇女因没有雌激素的刺激，内膜萎缩，内膜厚度<5mm。

5. 子宫的血流情况　利用 CDFI 技术可以动态观察子宫肌层及内膜的血流情况。正常子宫肌层可显示点条状血流信号，血流分布均匀。子宫内膜在排卵期和分泌期可显示少许点状或短条状血流信号。

于宫体与宫颈的交界处侧面可显示子宫动脉。子宫动脉的频谱形态在非妊娠状态下显示为高阻形态，即收缩期的尖锐峰，舒张期速度减低，并形成舒张早期"切迹"。生育期妇女子宫动脉的阻力指数（RI）为 0.86±0.04，绝经后子宫动脉阻力进一步增高至 0.89±0.06。子宫动脉的 RI 随月经周期的变化而变化，增生期 RI 高于分泌期 RI。左右两侧的子宫动脉频谱无差异。妊娠期子宫动脉的 RI 明显减低。利用经阴道超声可以观察到子宫动脉分支，在排卵期有时甚至可以观察到功能层内的螺旋动脉。这些子宫动脉分支的 RI 进一步降低。

子宫静脉的走行与子宫动脉相同，管径常常比较粗大。经阴道超声可以显示宫旁子宫静脉丛。

超声检查子宫时，应利用彩色多普勒观察子宫肌层内血流分布，有无血流异常增多或紊乱区域，必要时测量双侧子宫动脉阻力指数以帮助诊断。

【注意事项】

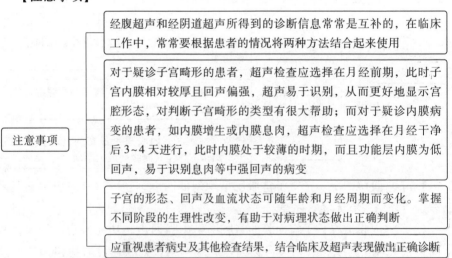

二、子宫先天发育异常

女性生殖器官于胚胎期副中肾管在演变的不同阶段中发育异常，可形成子宫和阴道畸形，并常合并泌尿系畸形。常见的畸形有先天性的无子宫、幼稚子宫、双子宫、双角子宫、纵隔子宫以及处女膜或阴道闭锁等。

【适应证】

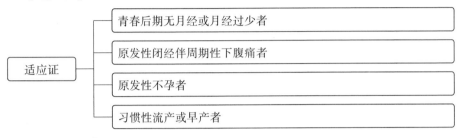

适应证
- 青春后期无月经或月经过少者
- 原发性闭经伴周期性下腹痛者
- 原发性不孕者
- 习惯性流产或早产者

【检查方法】

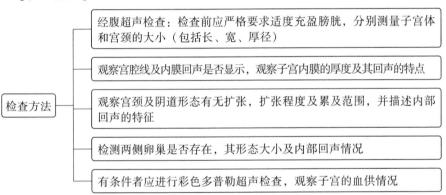

检查方法
- 经腹超声检查：检查前应严格要求适度充盈膀胱，分别测量子宫体和宫颈的大小（包括长、宽、厚径）
- 观察宫腔线及内膜回声是否显示，观察子宫内膜的厚度及其回声的特点
- 观察宫颈及阴道形态有无扩张，扩张程度及累及范围，并描述内部回声的特征
- 检测两侧卵巢是否存在，其形态大小及内部回声情况
- 有条件者应进行彩色多普勒超声检查，观察子宫的血供情况

【检查内容】

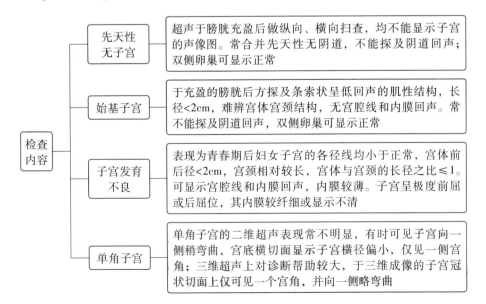

检查内容

先天性无子宫	超声于膀胱充盈后做纵向、横向扫查，均不能显示子宫的声像图。常合并先天性无阴道，不能探及阴道回声；双侧卵巢可显示正常
始基子宫	于充盈的膀胱后方探及条索状呈低回声的肌性结构，长径<2cm，难辨宫体宫颈结构，无宫腔线和内膜回声。常不能探及阴道回声，双侧卵巢可显示正常
子宫发育不良	表现为青春期后妇女子宫的各径线均小于正常，宫体前后径<2cm，宫颈相对较长，宫体与宫颈的长径之比≤1。可显示宫腔线和内膜回声，内膜较薄。子宫呈极度前屈或后屈位，其内膜较纤细或显示不清
单角子宫	单角子宫的二维超声表现常不明显，有时可见子宫向一侧稍弯曲，宫底横切面显示子宫横径偏小，仅见一侧宫角；三维超声上对诊断帮助较大，于三维成像的子宫冠状切面上仅可见一个宫角，并向一侧略弯曲

续流程

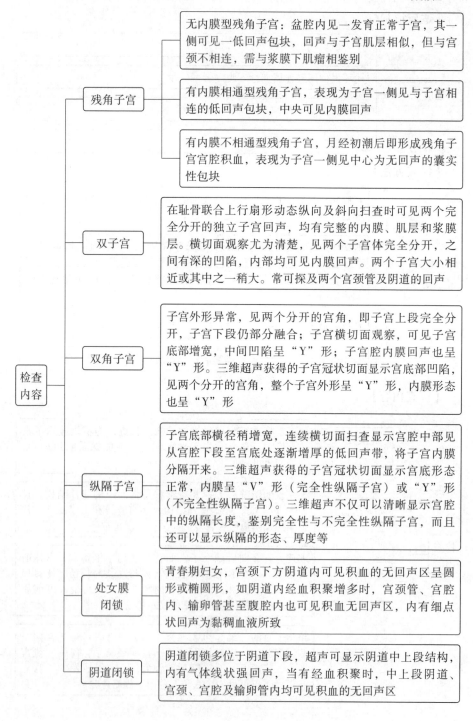

检查内容

残角子宫

无内膜型残角子宫：盆腔内见一发育正常子宫，其一侧可见一低回声包块，回声与子宫肌层相似，但与宫颈不相连，需与浆膜下肌瘤相鉴别

有内膜相通型残角子宫，表现为子宫一侧见与子宫相连的低回声包块，中央可见内膜回声

有内膜不相通型残角子宫，月经初潮后即形成残角子宫宫腔积血，表现为子宫一侧见中心为无回声的囊实性包块

双子宫

在耻骨联合上行扇形动态纵向及斜向扫查时可见两个完全分开的独立子宫回声，均有完整的内膜、肌层和浆膜层。横切面观察尤为清楚，见两个子宫体完全分开，之间有深的凹陷，内部均可见内膜回声。两个子宫大小相近或其中之一稍大。常可探及两个宫颈管及阴道的回声

双角子宫

子宫外形异常，见两个分开的宫角，即子宫上段完全分开，子宫下段仍部分融合；子宫横切面观察，可见子宫底部增宽，中间凹陷呈"Y"形；子宫腔内膜回声也呈"Y"形。三维超声获得的子宫冠状切面显示宫底部凹陷，见两个分开的宫角，整个子宫外形呈"Y"形，内膜形态也呈"Y"形

纵隔子宫

子宫底部横径稍增宽，连续横切面扫查显示宫腔中部见从宫腔下段至宫底处逐渐增厚的低回声带，将子宫内膜分隔开来。三维超声获得的子宫冠状切面显示宫底形态正常，内膜呈"V"形（完全性纵隔子宫）或"Y"形（不完全性纵隔子宫）。三维超声不仅可以清晰显示宫腔中的纵隔长度，鉴别完全性与不完全性纵隔子宫，而且还可以显示纵隔的形态、厚度等

处女膜闭锁

青春期妇女，宫颈下方阴道内可见积血的无回声区呈圆形或椭圆形，如阴道内经血积聚增多时，宫颈管、宫腔内、输卵管甚至腹腔内也可见积血无回声区，内有细点状回声为黏稠血液所致

阴道闭锁

阴道闭锁多位于阴道下段，超声可显示阴道中上段结构，内有气体线状强回声，当有经血积聚时，中上段阴道、宫颈、宫腔及输卵管内均可见积血的无回声区

【注意事项】

注意事项
- 疑为该类疾病，超声检查应选择在月经前期，因此期对宫腔内膜有否变化，易于观察
- 充盈膀胱宜适度，过度充盈或不足均易影响检查结果
- 未婚妇女、月经期均不应进行经阴道超声检查
- 子宫发育异常种类繁多，除上述主要几种外，还有许多停留在不同发育阶段的子宫异常，须仔细观察识别，并注意与其他子宫及卵巢疾病鉴别，有时需在超声引导下探查宫腔，或采用超声造影及 X 线碘油造影等手段诊断

三、子宫肌瘤

【检查内容】

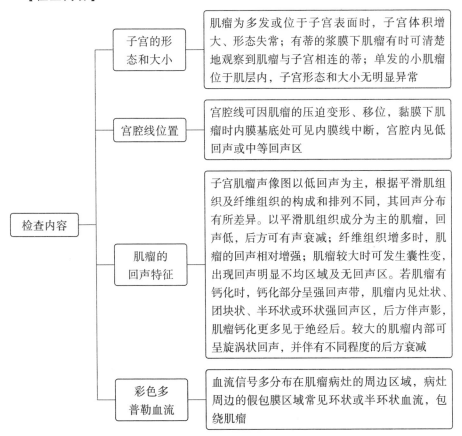

检查内容

- 子宫的形态和大小
  - 肌瘤为多发或位于子宫表面时，子宫体积增大、形态失常；有蒂的浆膜下肌瘤有时可清楚地观察到肌瘤与子宫相连的蒂；单发的小肌瘤位于肌层内，子宫形态和大小无明显异常

- 宫腔线位置
  - 宫腔线可因肌瘤的压迫变形、移位，黏膜下肌瘤时内膜基底处可见内膜线中断，宫腔内见低回声或中等回声区

- 肌瘤的回声特征
  - 子宫肌瘤声像图以低回声为主，根据平滑肌组织及纤维组织的构成和排列不同，其回声分布有所差异。以平滑肌组织成分为主的肌瘤，回声低，后方可有声衰减；纤维组织增多时，肌瘤的回声相对增强；肌瘤较大时可发生囊性变，出现回声明显不均区域及无回声区。若肌瘤有钙化时，钙化部分呈强回声带，肌瘤内见灶状、团块状、半环状或环状强回声区，后方伴声影，肌瘤钙化更多见于绝经后。较大的肌瘤内部可呈旋涡状回声，并伴有不同程度的后方衰减

- 彩色多普勒血流
  - 血流信号多分布在肌瘤病灶的周边区域，病灶周边的假包膜区域常见环状或半环状血流，包绕肌瘤

【注意事项】

应注意子宫黏膜下肌瘤与子宫内膜息肉鉴别。

四、子宫腺肌症

【检查内容】

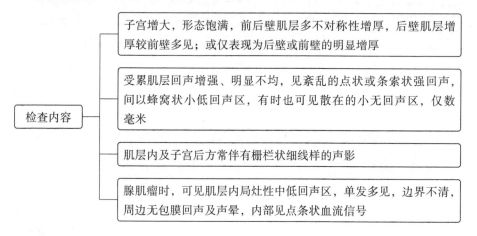

检查内容 —
- 子宫增大，形态饱满，前后壁肌层多不对称性增厚，后壁肌层增厚较前壁多见；或仅表现为后壁或前壁的明显增厚
- 受累肌层回声增强、明显不均，见紊乱的点状或条索状强回声，间以蜂窝状小低回声区，有时也可见散在的小无回声区，仅数毫米
- 肌层内及子宫后方常伴有栅栏状细线样的声影
- 腺肌瘤时，可见肌层内局灶性中低回声区，单发多见，边界不清，周边无包膜回声及声晕，内部见点条状血流信号

【注意事项】

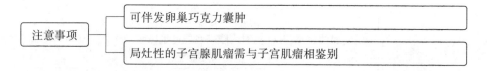

注意事项 —
- 可伴发卵巢巧克力囊肿
- 局灶性的子宫腺肌瘤需与子宫肌瘤相鉴别

五、子宫内膜息肉

【检查内容】

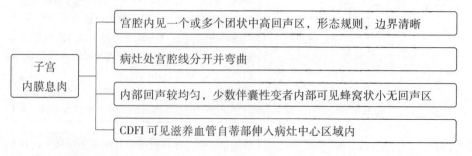

子宫内膜息肉 —
- 宫腔内见一个或多个团状中高回声区，形态规则，边界清晰
- 病灶处宫腔线分开并弯曲
- 内部回声较均匀，少数伴囊性变者内部可见蜂窝状小无回声区
- CDFI可见滋养血管自蒂部伸入病灶中心区域内

【注意事项】

应注意与子宫内膜癌鉴别。

六、子宫内膜增生症

【检查内容】

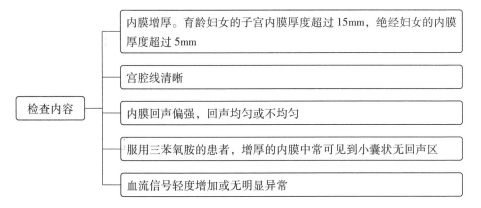

检查内容

- 内膜增厚。育龄妇女的子宫内膜厚度超过 15mm，绝经妇女的内膜厚度超过 5mm
- 宫腔线清晰
- 内膜回声偏强，回声均匀或不均匀
- 服用三苯氧胺的患者，增厚的内膜中常可见到小囊状无回声区
- 血流信号轻度增加或无明显异常

【注意事项】

应注意与子宫内膜癌的鉴别。

七、子宫肉瘤

【检查内容】

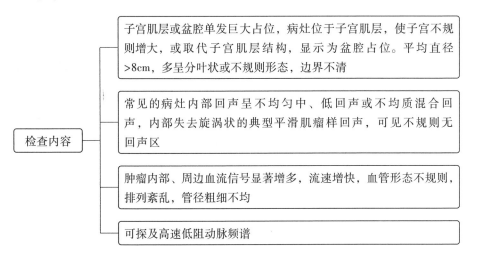

检查内容

- 子宫肌层或盆腔单发巨大占位，病灶位于子宫肌层，使子宫不规则增大，或取代子宫肌层结构，显示为盆腔占位。平均直径 >8cm，多呈分叶状或不规则形态，边界不清
- 常见的病灶内部回声呈不均匀中、低回声或不均质混合回声，内部失去旋涡状的典型平滑肌瘤样回声，可见不规则无回声区
- 肿瘤内部、周边血流信号显著增多，流速增快，血管形态不规则，排列紊乱，管径粗细不均
- 可探及高速低阻动脉频谱

【注意事项】

子宫肉瘤主要与子宫肌瘤相鉴别。

八、子宫内膜癌

【适应证】

适应证
- 阴道异常排液，更年期月经紊乱
- 不规则阴道流血，尤其是绝经后阴道流血
- 盆腔部触及肿块，并有腰骶部、下腹部、大腿部放射性疼痛

【检查方法】

检查方法
- 适度充盈膀胱后，常规的经腹超声仔细观察子宫内膜的厚度及形态
- 疑为子宫内膜病变，应选用经阴道超声检查为宜
- 彩色多普勒观测病变周围及内部血流情况

【检查内容】

检查内容
- 子宫内膜厚度及形态
- 子宫大小、外形
- 癌肿浸润肌层时，增厚的内膜与肌层分界不清，肌层回声不均匀
- 宫腔内有积液、积脓时，可见无回声区或低回声区，内有点状回声
- 彩色多普勒显示癌块的周边及内部有较多的斑点状和（或）迂曲条状彩色血流信号，呈动脉频谱，呈低阻型
- 晚期子宫内膜癌，常可于子宫的一侧或双侧探及肿块、腹腔积液或远处转移病灶等征象

【注意事项】

注意事项
- 经阴道超声检查子宫内膜癌优于经腹超声，但子宫内膜癌的确诊依靠诊断性刮宫
- 早期子宫内膜癌多无特殊表现或仅见内膜轻度增厚。与经期前正常子宫内膜、子宫内膜增生过长或内膜息肉、黏膜下肌瘤等病变难以鉴别

九、子宫颈癌

子宫颈癌是女性生殖系统常见的恶性肿瘤之一，发病年龄以 40~50 岁多见，近些年呈现年轻化趋势。

【检查内容】

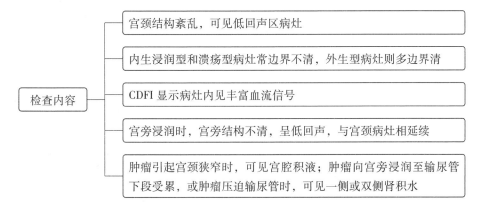

检查内容
- 宫颈结构紊乱，可见低回声区病灶
- 内生浸润型和溃疡型病灶常边界不清，外生型病灶则多边界清
- CDFI 显示病灶内见丰富血流信号
- 宫旁浸润时，宫旁结构不清，呈低回声，与宫颈病灶相延续
- 肿瘤引起宫颈狭窄时，可见宫腔积液；肿瘤向宫旁浸润至输尿管下段受累，或肿瘤压迫输尿管时，可见一侧或双侧肾积水

【注意事项】

注意与子宫肌瘤相鉴别。

十、宫内节育器

【适应证】

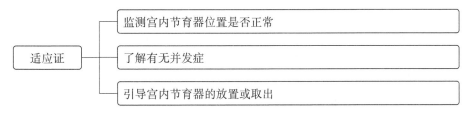

适应证
- 监测宫内节育器位置是否正常
- 了解有无并发症
- 引导宫内节育器的放置或取出

【检查方法】

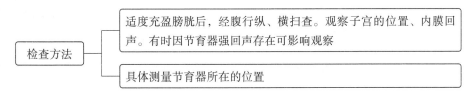

检查方法
- 适度充盈膀胱后，经腹行纵、横扫查。观察子宫的位置、内膜回声。有时因节育器强回声存在可影响观察
- 具体测量节育器所在的位置

【检查内容】

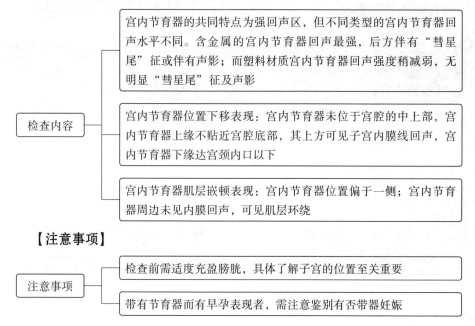

检查内容 ── 宫内节育器的共同特点为强回声区，但不同类型的宫内节育器回声水平不同。含金属的宫内节育器回声最强，后方伴有"彗星尾"征或伴有声影；而塑料材质宫内节育器回声强度稍减弱，无明显"彗星尾"征及声影

宫内节育器位置下移表现：宫内节育器未位于宫腔的中上部，宫内节育器上缘不贴近宫腔底部，其上方可见子宫内膜线回声，宫内节育器下缘达宫颈内口以下

宫内节育器肌层嵌顿表现：宫内节育器位置偏于一侧；宫内节育器周边未见内膜回声，可见肌层环绕

【注意事项】

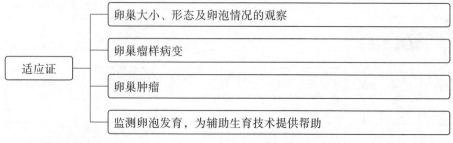

注意事项 ── 检查前需适度充盈膀胱，具体了解子宫的位置至关重要

带有节育器而有早孕表现者，需注意鉴别有否带器妊娠

第三节　卵　巢

卵巢为人体内较小的器官，但可发生多种多样的肿瘤，且组织类型复杂。卵巢肿瘤多数为囊性，约占80%。

一、卵巢超声检查

【适应证】

适应证 ── 卵巢大小、形态及卵泡情况的观察

卵巢瘤样病变

卵巢肿瘤

监测卵泡发育，为辅助生育技术提供帮助

【检查方法】
采用经腹部或经阴道检查，必要时两者联合使用。

1. 患者准备

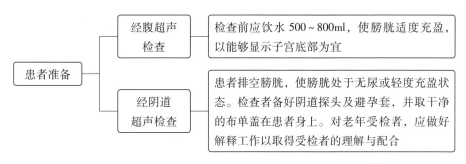

患者准备	经腹超声检查	检查前应饮水 500~800ml，使膀胱适度充盈，以能够显示子宫底部为宜
	经阴道超声检查	患者排空膀胱，使膀胱处于无尿或轻度充盈状态。检查者备好阴道探头及避孕套，并取干净的布单盖在患者身上。对老年受检者，应做好解释工作以取得受检者的理解与配合

2. 体位

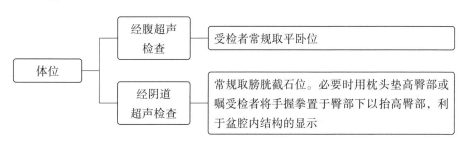

体位	经腹超声检查	受检者常规取平卧位
	经阴道超声检查	常规取膀胱截石位。必要时用枕头垫高臀部或嘱受检者将手握拳置于臀部下以抬高臀部，利于盆腔内结构的显示

3. 仪器条件

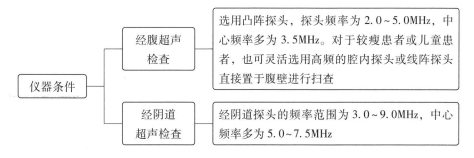

仪器条件	经腹超声检查	选用凸阵探头，探头频率为 2.0~5.0MHz，中心频率多为 3.5MHz。对于较瘦患者或儿童患者，也可灵活选用高频的腔内探头或线阵探头直接置于腹壁进行扫查
	经阴道超声检查	经阴道探头的频率范围为 3.0~9.0MHz，中心频率多为 5.0~7.5MHz

4. 扫查方法　将超声探头侧向盆壁，在髂血管内前方易获得卵巢的斜冠状切面。正常卵巢呈扁椭圆形，育龄期妇女卵巢内有卵泡，是辨认卵巢的最主要结构特征；绝经后妇女卵巢萎缩，不易显示，应沿双侧宫角向外仔细扫查，在输卵管等结构形成的低回声远端、髂血管内侧可能显示卵巢的低回声。

卵巢的位置变化较大，可位于子宫侧上方或后方，子宫后屈位时，卵巢偏于腹侧并与宫体在同一水平；合并盆腔炎或卵巢子宫内膜异位症时，卵巢往往位于子宫后方，呈对吻征。

【检查内容】

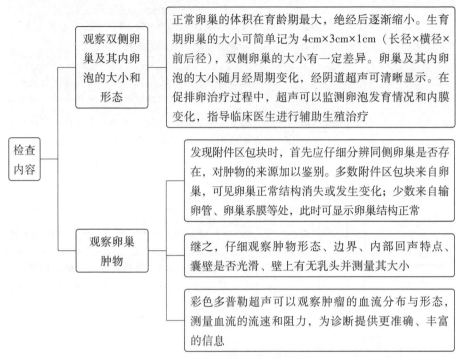

	观察双侧卵巢及其内卵泡的大小和形态	正常卵巢的体积在育龄期最大，绝经后逐渐缩小。生育期卵巢的大小可简单记为 4cm×3cm×1cm（长径×横径×前后径），双侧卵巢的大小有一定差异。卵巢及其内卵泡的大小随月经周期变化，经阴道超声可清晰显示。在促排卵治疗过程中，超声可以监测卵泡发育情况和内膜变化，指导临床医生进行辅助生殖治疗
检查内容	观察卵巢肿物	发现附件区包块时，首先应仔细分辨同侧卵巢是否存在，对肿物的来源加以鉴别。多数附件区包块来自卵巢，可见卵巢正常结构消失或发生变化；少数来自输卵管、卵巢系膜等处，此时可显示卵巢结构正常
		继之，仔细观察肿物形态、边界、内部回声特点、囊壁是否光滑、壁上有无乳头并测量其大小
		彩色多普勒超声可以观察肿瘤的血流分布与形态，测量血流的流速和阻力，为诊断提供更准确、丰富的信息

【注意事项】

	检查时不可过度充盈膀胱，这会使卵巢难以显示
注意事项	应注意谐波功能的应用，它能够显示巧克力囊肿内部以及癌性腹腔积液中的光点，有助于鉴别巧克力囊肿与其他囊肿、癌性腹腔积液与普通良性腹腔积液
	当卵巢囊肿比较大时，经腹检查时可能与膀胱相混淆，尤其膀胱充盈不佳时容易发生。此时应在中线做纵切，可于囊肿下方发现有少量液体的三角形的膀胱；或嘱患者饮水后充盈膀胱，以资鉴别。有时患者膀胱充盈良好，合并卵巢囊肿者声像图易形成两个囊肿的假象，此时应仔细分辨，可仔细观察膀胱壁的三层结构，与囊肿的单层囊壁不同；或嘱其排尿即可鉴别
	当病变来自卵巢本身或累及卵巢时，卵巢往往增大、形态不规则或正常结构消失；如果病变来自输卵管（如输卵管积水或输卵管妊娠）或卵巢系膜（如卵巢系膜囊肿）时，同侧卵巢结构应该是正常的

二、常见卵巢疾病

1. 卵巢生理性囊肿
【检查内容】

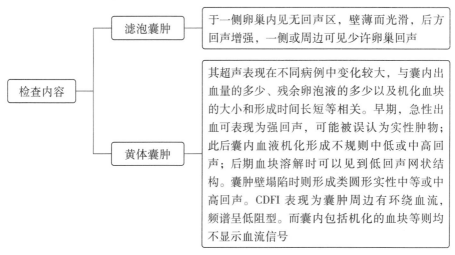

检查内容

滤泡囊肿：于一侧卵巢内见无回声区，壁薄而光滑，后方回声增强，一侧或周边可见少许卵巢回声

黄体囊肿：其超声表现在不同病例中变化较大，与囊内出血量的多少、残余卵泡液的多少以及机化血块的大小和形成时间长短等相关。早期，急性出血可表现为强回声，可能被误认为实性肿物；此后囊内血液机化形成不规则中低或中高回声；后期血块溶解时可以见到低回声网状结构。囊肿壁塌陷时则形成类圆形实性中等或中高回声。CDFI 表现为囊肿周边有环绕血流，频谱呈低阻型。而囊内包括机化的血块等则均不显示血流信号

【注意事项】

黄体囊肿的超声表现多样，应与卵巢肿瘤相鉴别。

2. 黄素化囊肿
【检查内容】

卵巢过度刺激综合征患者双侧卵巢呈对称性或不对称性增大，内见多个卵泡回声，体积较正常卵泡大；另子宫直肠陷凹可见少量至中等量的积液。滋养细胞肿瘤的黄素化囊肿可出现在单侧，囊肿数目通常并不多。

【注意事项】

当因黄素化囊肿而增大的卵巢发生扭转时，患者可出现一侧下腹部剧痛等急腹症症状，此时需与其他妇科急诊相鉴别，例如卵巢黄体囊肿破裂、宫外孕破裂、卵巢畸胎瘤扭转等。

3. 多囊卵巢综合征
【检查内容】

子宫略小于正常水平；双侧卵巢增大，长径大于 4cm，卵泡数目增多，最大切面卵泡数 ≥10 个，沿卵巢周边分布；卵泡直径较小，平均在 5mm 左右，无优势卵泡；卵巢髓质部分增多、回声增强。

【注意事项】

应注意与其他因素引起的卵巢多囊性改变相鉴别。

4. 卵巢子宫内膜异位症

【检查内容】

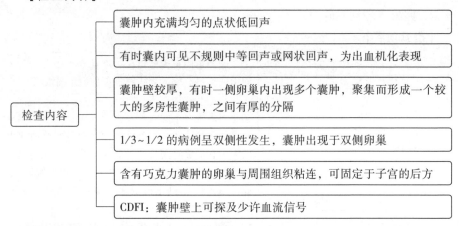

检查内容
- 囊肿内充满均匀的点状低回声
- 有时囊内可见不规则中等回声或网状回声，为出血机化表现
- 囊肿壁较厚，有时一侧卵巢内出现多个囊肿，聚集而形成一个较大的多房性囊肿，之间有厚的分隔
- 1/3~1/2 的病例呈双侧性发生，囊肿出现于双侧卵巢
- 含有巧克力囊肿的卵巢与周围组织粘连，可固定于子宫的后方
- CDFI：囊肿壁上可探及少许血流信号

【注意事项】

CDFI 肿物内部是否探及血流信号是鉴别诊断的关键，巧克力囊肿内不论是否存在实性回声均不出现血流信号。

5. 卵巢冠囊肿

【检查内容】

一侧附件区的囊性肿物，壁薄、透声好，最主要的特点是同侧卵巢形态完整，位于其旁。

【注意事项】

应与卵巢生理性囊肿和卵巢内异症囊肿等相鉴别，能够观察到卵巢的完整结构位于其旁是鉴别的关键。

6. 卵巢囊腺瘤

【检查内容】

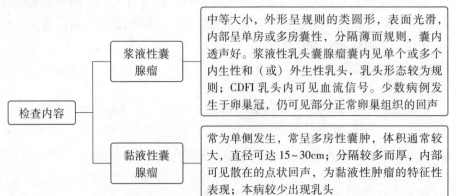

检查内容
- 浆液性囊腺瘤：中等大小，外形呈规则的类圆形，表面光滑，内部呈单房或多房囊性，分隔薄而规则，囊内透声好。浆液性乳头囊腺瘤囊内见单个或多个内生性和（或）外生性乳头，乳头形态较为规则；CDFI 乳头内可见血流信号。少数病例发生于卵巢冠，仍可见部分正常卵巢组织的回声
- 黏液性囊腺瘤：常为单侧发生，常呈多房性囊肿，体积通常较大，直径可达 15~30cm；分隔较多而厚，内部可见散在的点状回声，为黏液性肿瘤的特征性表现；本病较少出现乳头

续流程

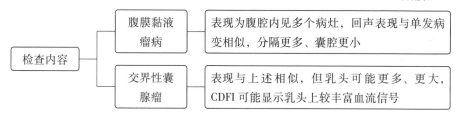

检查内容 —— 腹膜黏液瘤病 —— 表现为腹腔内见多个病灶，回声表现与单发病变相似，分隔更多、囊腔更小

检查内容 —— 交界性囊腺瘤 —— 表现与上述相似，但乳头可能更多、更大，CDFI 可能显示乳头上较丰富血流信号

【注意事项】

注意与卵巢生理性囊肿、卵巢子宫内膜异位症、输卵管积水及炎性包块等疾病相鉴别。

7. 卵巢囊腺癌

【检查内容】

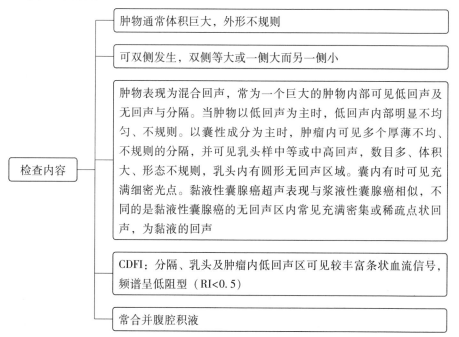

检查内容

肿物通常体积巨大，外形不规则

可双侧发生，双侧等大或一侧大而另一侧小

肿物表现为混合回声，常为一个巨大的肿物内部可见低回声及无回声与分隔。当肿物以低回声为主时，低回声内部明显不均匀、不规则。以囊性成分为主时，肿瘤内可见多个厚薄不均、不规则的分隔，并可见乳头样中等或中高回声，数目多、体积大、形态不规则，乳头内有圆形无回声区域。囊内有时可见充满细密光点。黏液性囊腺癌超声表现与浆液性囊腺癌相似，不同的是黏液性囊腺癌的无回声区内常见充满密集或稀疏点状回声，为黏液的回声

CDFI：分隔、乳头及肿瘤内低回声区可见较丰富条状血流信号，频谱呈低阻型（RI<0.5）

常合并腹腔积液

【注意事项】

超声通常难以在术前确定卵巢恶性病变的病理类型，主要的鉴别诊断包括良性病变与恶性病变的鉴别、卵巢肿瘤与炎性包块的鉴别。

8. 卵巢子宫内膜样癌

【检查内容】

此病声像图特点类似卵巢乳头状囊腺癌，呈以中等回声为主的混合回声，或无回声内见多个乳头状中等回声或形态不规则的中等回声。

【注意事项】

同卵巢囊腺癌。

9. 卵巢颗粒细胞瘤

【检查内容】

检查内容

- 颗粒细胞瘤可以为实性、囊实性或囊性，因而声像图表现呈多样性。小者以实性不均质低回声为主，后方无明显声衰减。大者可因出血、坏死、囊性变而呈囊实性或囊性，可有多个分隔而呈多房囊实性，有时表现为实性包块中见蜂窝状无回声区；囊性为主包块可表现为多房性甚或大的单房性囊肿

- CDFI：由于颗粒细胞瘤产生雌激素，使瘤体内部血管扩张明显，多数肿瘤实性部分和分隔上可检出较丰富血流信号

- 子宫：肿瘤产生的雌激素可导致子宫内膜增生、息肉甚至内膜癌表现

【注意事项】

注意事项

- 实性卵巢颗粒细胞瘤需与浆膜下子宫肌瘤鉴别

- 多房囊实性者需与其他卵巢肿瘤如浆液性囊腺癌、黏液性囊腺瘤/癌等相鉴别

- 囊肿型颗粒细胞瘤内含清亮液体回声且壁薄，需与囊腺瘤甚或卵巢单纯性囊肿鉴别

- 鉴别困难时，需密切结合临床资料综合判断

10. 卵泡膜细胞瘤-纤维瘤

【检查内容】

均为单侧实性肿物，肿物类圆形、边界清晰，内部回声均匀或不均匀。泡膜细胞瘤表现为中高或中低水平回声区，透声性尚好，后方回声可轻度增强。CDFI：内可见散在血流信号。少数病例呈囊实性表现。卵巢纤维瘤特点为圆形或椭圆形低回声区（回声水平多较子宫肌瘤更低），边界轮廓清晰，常伴后方衰减，此时后方边界不清。有时难与带蒂的子宫浆膜下肌瘤或阔韧带肌瘤鉴别。

【注意事项】

应与浆膜下子宫肌瘤、卵巢囊肿等相鉴别。

11. 成熟性畸胎瘤

【检查内容】

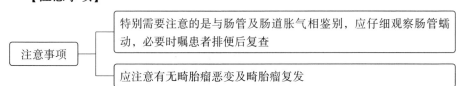

【注意事项】

注意事项 ┬ 特别需要注意的是与肠管及肠道胀气相鉴别，应仔细观察肠管蠕动，必要时嘱患者排便后复查

└ 应注意有无畸胎瘤恶变及畸胎瘤复发

12. 未成熟性畸胎瘤和成熟畸胎瘤恶变

【检查内容】

肿瘤结构杂乱，以囊实性表现为主，声像图与其他卵巢癌无特征性差异。有时可见伴声影的团状强回声。

【注意事项】

本病超声表现与其他原发卵巢癌相似，鉴别依靠病理。

13. 卵巢转移癌

【检查内容】

双侧卵巢增大，但多保持原有形状，有时外缘不规则呈结节状，有清晰轮廓。为以实性成分为主的囊实性包块，或间以囊性成分的囊实性包块，内部呈中高、中等或低回声，后方回声可衰减，CDFI 显示瘤内血流丰富。常伴腹腔积液。

【注意事项】

卵巢转移癌主要特点是双侧、以实性为主、具有一定的活动度的附件区肿物。如患者有消化道、乳腺等部位的恶性肿瘤病史或有不适症状，应考虑转移性卵巢癌的可能。

14. 卵巢肿瘤蒂扭转

【检查内容】

卵巢蒂扭转的声像图表现取决于扭转发生的时间、扭转的程度（完全性扭转、不完全性扭转）、伴发的肿瘤或卵巢内出血的情况，所以在扭转的早期声像图无特征性表现，往往给早期诊断带来困难。

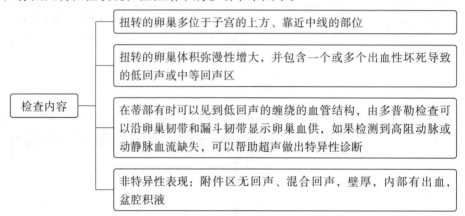

检查内容
- 扭转的卵巢多位于子宫的上方、靠近中线的部位
- 扭转的卵巢体积弥漫性增大，并包含一个或多个出血性坏死导致的低回声或中等回声区
- 在蒂部有时可以见到低回声的缠绕的血管结构，由多普勒检查可以沿卵巢韧带和漏斗韧带显示卵巢血供，如果检测到高阻动脉或动静脉血流缺失，可以帮助超声做出特异性诊断
- 非特异性表现：附件区无回声、混合回声，壁厚，内部有出血，盆腔积液

【注意事项】

超声医生往往由于卵巢的肿瘤性疾病容易为超声所观察到，而忽略本病的存在导致漏诊。

第四节　盆　腔

一、盆腔超声检查

【适应证】

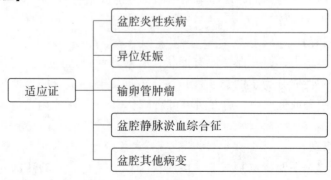

适应证
- 盆腔炎性疾病
- 异位妊娠
- 输卵管肿瘤
- 盆腔静脉淤血综合征
- 盆腔其他病变

【检查方法】

1. 经腹超声检查

（1）适应证

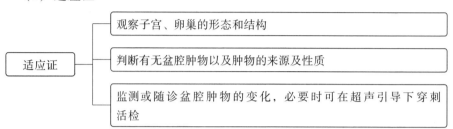

适应证
- 观察子宫、卵巢的形态和结构
- 判断有无盆腔肿物以及肿物的来源及性质
- 监测或随诊盆腔肿物的变化，必要时可在超声引导下穿刺活检

（2）检查方法

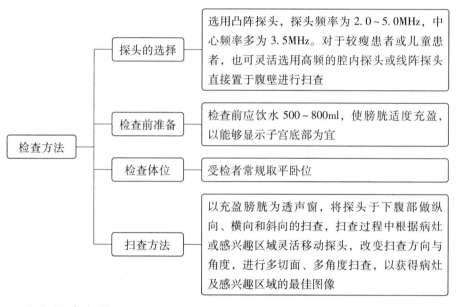

检查方法
- 探头的选择：选用凸阵探头，探头频率为 2.0~5.0MHz，中心频率多为 3.5MHz。对于较瘦患者或儿童患者，也可灵活选用高频的腔内探头或线阵探头直接置于腹壁进行扫查
- 检查前准备：检查前应饮水 500~800ml，使膀胱适度充盈，以能够显示子宫底部为宜
- 检查体位：受检者常规取平卧位
- 扫查方法：以充盈膀胱为透声窗，将探头于下腹部做纵向、横向和斜向的扫查，扫查过程中根据病灶或感兴趣区域灵活移动探头，改变扫查方向与角度，进行多切面、多角度扫查，以获得病灶及感兴趣区域的最佳图像

（3）注意事项

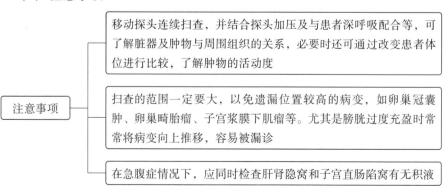

注意事项
- 移动探头连续扫查，并结合探头加压及与患者深呼吸配合等，可了解脏器及肿物与周围组织的关系，必要时还可通过改变患者体位进行比较，了解肿物的活动度
- 扫查的范围一定要大，以免遗漏位置较高的病变，如卵巢冠囊肿、卵巢畸胎瘤、子宫浆膜下肌瘤等。尤其是膀胱过度充盈时常常将病变向上推移，容易被漏诊
- 在急腹症情况下，应同时检查肝肾隐窝和子宫直肠陷窝有无积液

2. 经阴道超声检查
（1）适应证

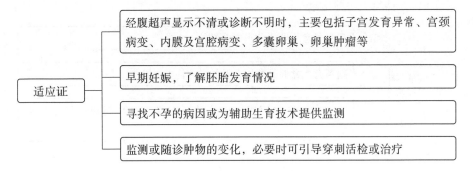

适应证
- 经腹超声显示不清或诊断不明时，主要包括子宫发育异常、宫颈病变、内膜及宫腔病变、多囊卵巢、卵巢肿瘤等
- 早期妊娠，了解胚胎发育情况
- 寻找不孕的病因或为辅助生育技术提供监测
- 监测或随诊肿物的变化，必要时可引导穿刺活检或治疗

（2）检查方法

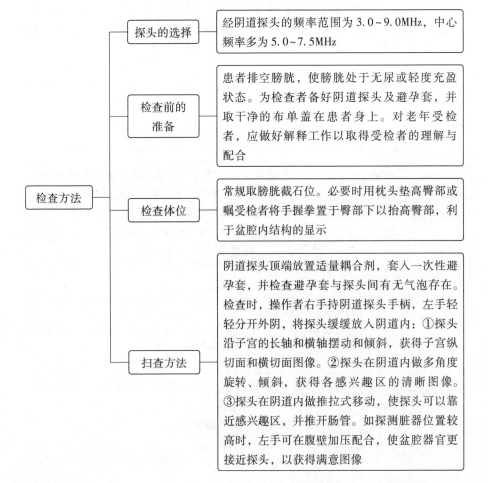

检查方法

探头的选择：经阴道探头的频率范围为 3.0~9.0MHz，中心频率多为 5.0~7.5MHz

检查前的准备：患者排空膀胱，使膀胱处于无尿或轻度充盈状态。为检查者备好阴道探头及避孕套，并取干净的布单盖在患者身上。对老年受检者，应做好解释工作以取得受检者的理解与配合

检查体位：常规取膀胱截石位。必要时用枕头垫高臀部或嘱受检者将手握拳置于臀部下以抬高臀部，利于盆腔内结构的显示

扫查方法：阴道探头顶端放置适量耦合剂，套入一次性避孕套，并检查避孕套与探头间有无气泡存在。检查时，操作者右手持阴道探头手柄，左手轻轻分开外阴，将探头缓缓放入阴道内：①探头沿子宫的长轴和横轴摆动和倾斜，获得子宫纵切面和横切面图像。②探头在阴道内做多角度旋转、倾斜，获得各感兴趣区的清晰图像。③探头在阴道内做推拉式移动，使探头可以靠近感兴趣区，并推开肠管。如探测脏器位置较高时，左手可在腹壁加压配合，使盆腔器官更接近探头，以获得满意图像

（3）注意事项

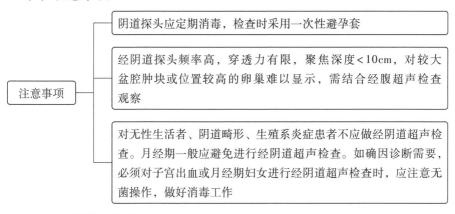

注意事项

阴道探头应定期消毒，检查时采用一次性避孕套

经阴道探头频率高，穿透力有限，聚焦深度<10cm，对较大盆腔肿块或位置较高的卵巢难以显示，需结合经腹超声检查观察

对无性生活者、阴道畸形、生殖系炎症患者不应做经阴道超声检查。月经期一般应避免进行经阴道超声检查。如确因诊断需要，必须对子宫出血或月经期妇女进行经阴道超声检查时，应注意无菌操作，做好消毒工作

3. 经直肠超声检查

（1）适应证

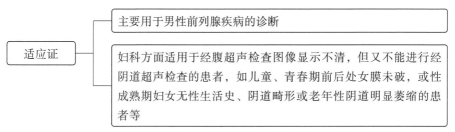

适应证

主要用于男性前列腺疾病的诊断

妇科方面适用于经腹超声检查图像显示不清，但又不能进行经阴道超声检查的患者，如儿童、青春期前后处女膜未破，或性成熟期妇女无性生活史、阴道畸形或老年性阴道明显萎缩的患者等

（2）检查方法

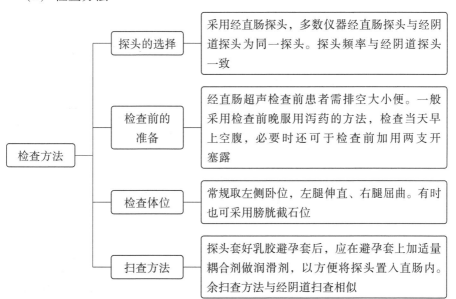

检查方法

探头的选择

采用经直肠探头，多数仪器经直肠探头与经阴道探头为同一探头。探头频率与经阴道探头一致

检查前的准备

经直肠超声检查前患者需排空大小便。一般采用检查前晚服用泻药的方法，检查当天早上空腹，必要时还可于检查前加用两支开塞露

检查体位

常规取左侧卧位，左腿伸直、右腿屈曲。有时也可采用膀胱截石位

扫查方法

探头套好乳胶避孕套后，应在避孕套上加适量耦合剂做润滑剂，以方便将探头置入直肠内。余扫查方法与经阴道扫查相似

【检查内容】

检查内容	观察除子宫和卵巢之外的女性生殖系统脏器，包括输卵管、宫旁血管、子宫直肠窝等
	观察病变与膀胱、直肠、网膜等脏器的毗邻关系
	观察盆底肌层有无病变、盆腔淋巴结有无肿大

【注意事项】

注意事项	经阴道超声扫查范围有限，对于大的盆腔包块不能够观察病变的全貌，还容易遗漏位置较高的病变（如盆腔手术后的淋巴管囊肿），因此应结合经腹超声全面检查
	肠道肿物、神经来源腹膜后肿物等也可位于盆腔，可于妇科超声检查时发现，疑为上述来源肿物时，应在报告中提示其可能为非妇科来源病变，为临床提供准确信息

二、常见盆腔疾病

1. 盆腔炎性疾病

【检查内容】

检查内容	子宫内膜炎时声像图无特异性表现，往往仅有非特异性的内膜增厚、不规则或有少量的宫腔积液
	卵巢、输卵管病变在疾病的早期声像图表现可以完全正常。诊断必须结合临床
	宫腔积脓时超声检查可见宫腔扩张，根据感染和出血程度的不同，液体的回声不同。发现宫腔积脓后，应考虑宫颈口闭塞的原因，寻找有无占位性病变
	典型的输卵管积水或积脓：输卵管积水形成梭形或腊肠形的无回声区，内见不完整分隔（输卵管皱襞），积脓时无回声区内见点状低回声，或呈低回声表现，大小粗细在不同病例间差异较大。包块壁由输卵管形成，壁的厚薄在急慢性炎症表现不同，一般急性期输卵管壁增厚，边界不清；慢性期壁薄。有时沿着扩张的输卵管可以追踪到子宫角区域
	输卵管卵巢脓肿时，附件区见多房囊性混合回声区，囊肿壁增厚，壁上可见多个结节样强回声突起，大小均匀，内有光点及中等回声光团，为脓液、细胞碎片和结缔组织产生的回声；包块与周围组织粘连；子宫直肠陷凹可见积液。图像与卵巢浆液性肿瘤相似

【注意事项】

需与卵巢瘤样病变、卵巢肿瘤鉴别。

2. 异位妊娠

【检查内容】

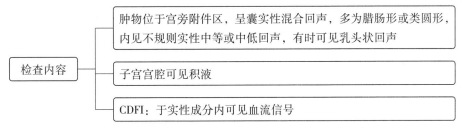

```
         ┌─ 子宫腔内未见孕囊，子宫内膜增厚，有时宫腔内可出现假孕囊征
         │  （单环状无回声）
         │
         │  输卵管壶腹部妊娠的病灶多位于子宫与卵巢之间。根据妊娠囊是
         │  否破裂可分为孕囊型和包块型两种。孕囊型表现为附件区厚壁囊
检查内容 ─┤  性回声，有"面包圈征"，内见胎芽及胎心搏动或未见胎芽及胎
         │  心搏动；包块型宫外孕无"面包圈征"，表现为附件区包块，依
         │  据破裂出血时间长短、出血量大小可表现为不均匀中低/中等/中
         │  高回声包块，内部回声不均
         │
         │  输卵管妊娠破裂时，附件区可见形态不规则的中高回声包块，边
         │  界模糊，可将卵巢包绕其中。子宫直肠陷凹、子宫前方及双侧宫
         │  旁均可出现积液，内含细密点状回声
         │
         └─ CDFI：多能够显示异位妊娠病灶周边环绕血流
```

【注意事项】

宫外孕合并黄体囊肿破裂出血时，鉴别困难。

3. 原发性输卵管癌

【检查内容】

```
         ┌─ 肿物位于宫旁附件区，呈囊实性混合回声，多为腊肠形或类圆形，
         │  内见不规则实性中等或中低回声，有时可见乳头状回声
         │
检查内容 ─┤  子宫宫腔可见积液
         │
         └─ CDFI：于实性成分内可见血流信号
```

【注意事项】

应与输卵管炎性包块和卵巢肿瘤相鉴别，临床特征是鉴别的有力帮助。但鉴别较困难，诊断依靠手术、病理获得。

4. 盆腔静脉淤血综合征

【检查内容】

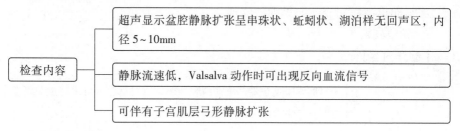

	超声显示盆腔静脉扩张呈串珠状、蚯蚓状、湖泊样无回声区，内径 5~10mm
检查内容	静脉流速低，Valsalva 动作时可出现反向血流信号
	可伴有子宫肌层弓形静脉扩张

【注意事项】

主要与包裹性积液相鉴别，CDFI 特征结合 Valsalva 动作表现可明确诊断。

5. 盆腔包裹性积液

【检查内容】

常见表现为无回声区，形态欠规则，张力低，有时内部可见纤细的分隔；有时无回声区内可以见到形态正常的卵巢或输卵管伞端，居于一侧。

【注意事项】

应与卵巢冠囊肿、淋巴囊肿相鉴别。

6. 盆腔手术后血肿或脓肿形成

【检查内容】

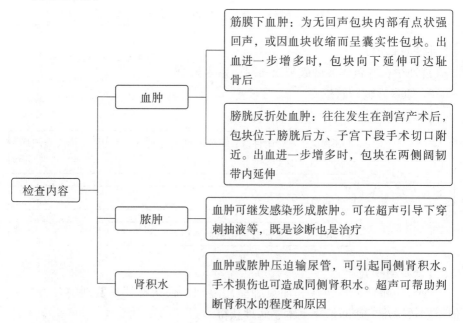

		筋膜下血肿：为无回声包块内部有点状强回声，或因血块收缩而呈囊实性包块。出血进一步增多时，包块向下延伸可达耻骨后
	血肿	膀胱反折处血肿：往往发生在剖宫产术后，包块位于膀胱后方、子宫下段手术切口附近。出血进一步增多时，包块在两侧阔韧带内延伸
检查内容	脓肿	血肿可继发感染形成脓肿。可在超声引导下穿刺抽液等，既是诊断也是治疗
	肾积水	血肿或脓肿压迫输尿管，可引起同侧肾积水。手术损伤也可造成同侧肾积水。超声可帮助判断肾积水的程度和原因

【注意事项】

需与手术未能切除的肿物、腹腔肿大的淋巴结、淋巴囊肿等相鉴别。综合分析声像图特点、血清学检验以及临床症状是鉴别的关键。

7. 盆腔手术后淋巴囊肿

【检查内容】

位于髂血管旁的无回声区，体积变化较大。内部回声多为透声好的无回声，合并出血和炎症反应时出现内部透声性差、可见细密点状低回声，少数病例囊内见部分薄的分隔。CDFI：内部未见血流信号。

【注意事项】

应与包裹性积液、复发肿瘤和淋巴结肿大相鉴别。

8. 妇科恶性肿瘤术后盆腔复发病灶

【检查内容】

不同组织学类型肿瘤的复发病灶具有不同的声像图特点，浆液性乳头状癌的复发病灶呈囊实性，而肉瘤的复发病灶可呈完全实性的病灶。CDFI：实性成分内常常出现较丰富的血流信号。

【注意事项】

囊实性病变应与盆腔术后包裹性积液或血肿相鉴别。实性病变应与盆腔淋巴结肿大相鉴别。

第十四章

产科超声检查操作常规

第一节 正 常 妊 娠

一、适应证

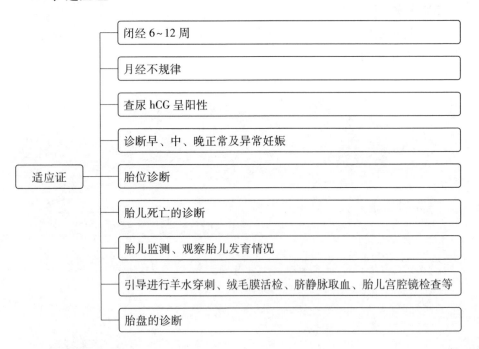

适应证
- 闭经 6~12 周
- 月经不规律
- 查尿 hCG 呈阳性
- 诊断早、中、晚正常及异常妊娠
- 胎位诊断
- 胎儿死亡的诊断
- 胎儿监测、观察胎儿发育情况
- 引导进行羊水穿刺、绒毛膜活检、脐静脉取血、胎儿宫腔镜检查等
- 胎盘的诊断

二、检查方法

【患者准备】

凡为早、中孕检查者，膀胱须适度充盈，使子宫及其周围的关系显示清晰。

【体位】

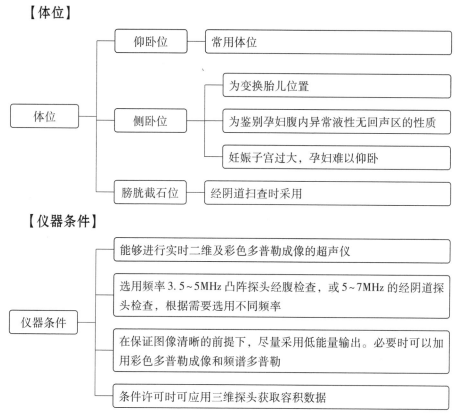

【仪器条件】

【扫查方法】

探头在下腹部、子宫范围内先做纵断扫查，而后做横断扫查。自左至右、由上而下缓慢连续扫查，可适当侧动探头，改变探测方向，以寻找被探对象、进行器官测量，此外观察附件有无病变、腹腔有无积液。

三、检查内容

1. 早孕 早孕时超声检查可采取经腹或经阴道的途径，如果经腹超声检查无法获得足够的诊断信息，可以两者联合应用。

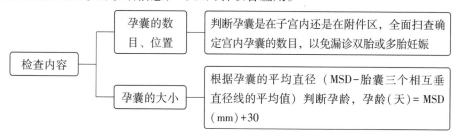

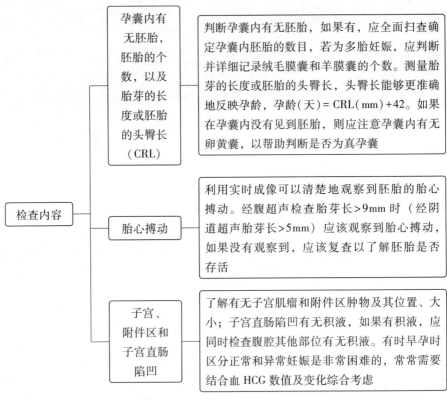

孕囊内有无胚胎，胚胎的个数，以及胎芽的长度或胚胎的头臀长（CRL）｜判断孕囊内有无胚胎，如果有，应全面扫查确定孕囊内胚胎的数目，若为多胎妊娠，应判断并详细记录绒毛膜囊和羊膜囊的个数。测量胎芽的长度或胚胎的头臀长，头臀长能够更准确地反映孕龄，孕龄（天）= CRL（mm）+42。如果在孕囊内没有见到胚胎，则应注意孕囊内有无卵黄囊，以帮助判断是否为真孕囊

检查内容｜胎心搏动｜利用实时成像可以清楚地观察到胚胎的胎心搏动。经腹超声检查胎芽长>9mm 时（经阴道超声胎芽长>5mm）应该观察到胎心搏动，如果没有观察到，应该复查以了解胚胎是否存活

子宫、附件区和子宫直肠陷凹｜了解有无子宫肌瘤和附件区肿物及其位置、大小；子宫直肠陷凹有无积液，如果有积液，应同时检查腹腔其他部位有无积液。有时早孕时区分正常和异常妊娠是非常困难的，常常需要结合血 HCG 数值及变化综合考虑

2. $11^{+0} \sim 13^{+6}$ 孕周（胎儿头臀长 45~84mm）

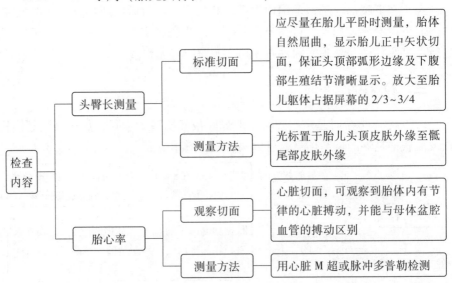

检查内容｜头臀长测量｜标准切面｜应尽量在胎儿平卧时测量，胎体自然屈曲，显示胎儿正中矢状切面，保证头顶部弧形边缘及下腹部生殖结节清晰显示。放大至胎儿躯体占据屏幕的 2/3~3/4

｜｜测量方法｜光标置于胎儿头顶皮肤外缘至骶尾部皮肤外缘

｜胎心率｜观察切面｜心脏切面，可观察到胎体内有节律的心脏搏动，并能与母体盆腔血管的搏动区别

｜｜测量方法｜用心脏 M 超或脉冲多普勒检测

续流程

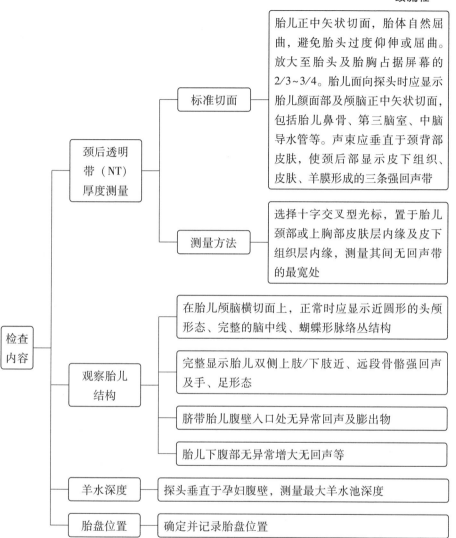

标准切面 → 胎儿正中矢状切面，胎体自然屈曲，避免胎头过度仰伸或屈曲。放大至胎头及胎胸占据屏幕的2/3~3/4。胎儿面向探头时应显示胎儿颜面部及颅脑正中矢状切面，包括胎儿鼻骨、第三脑室、中脑导水管等。声束应垂直于颈背部皮肤，使颈后部显示皮下组织、皮肤、羊膜形成的三条强回声带

测量方法 → 选择十字交叉型光标，置于胎儿颈部或上胸部皮肤层内缘及皮下组织层内缘，测量其间无回声带的最宽处

颈后透明带（NT）厚度测量

在胎儿颅脑横切面上，正常时应显示近圆形的头颅形态、完整的脑中线、蝴蝶形脉络丛结构

完整显示胎儿双侧上肢/下肢近、远段骨骼强回声及手、足形态

脐带胎儿腹壁入口处无异常回声及膨出物

胎儿下腹部无异常增大无回声等

观察胎儿结构

检查内容

羊水深度 → 探头垂直于孕妇腹壁，测量最大羊水池深度

胎盘位置 → 确定并记录胎盘位置

3. 中、晚孕

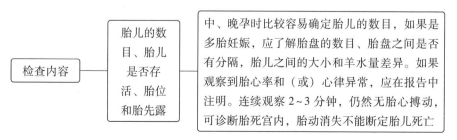

检查内容 → 胎儿的数目、胎儿是否存活、胎位和胎先露 → 中、晚孕时比较容易确定胎儿的数目，如果是多胎妊娠，应了解胎盘的数目、胎盘之间是否有分隔，胎儿之间的大小和羊水量差异。如果观察到胎心率和（或）心律异常，应在报告中注明。连续观察2~3分钟，仍然无胎心搏动，可诊断胎死宫内，胎动消失不能断定胎儿死亡

续流程

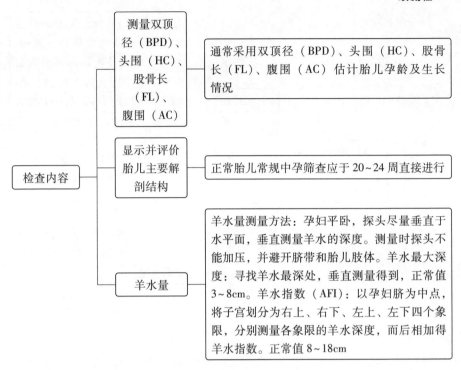

四、注意事项

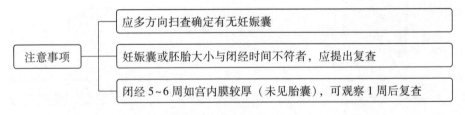

第二节　异 常 妊 娠

一、适应证

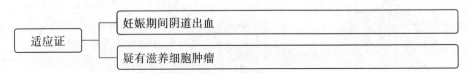

续流程

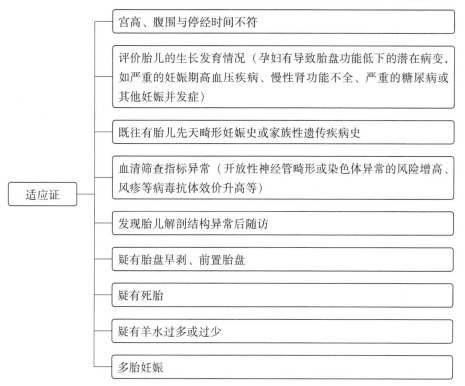

适应证
- 宫高、腹围与停经时间不符
- 评价胎儿的生长发育情况（孕妇有导致胎盘功能低下的潜在病变，如严重的妊娠期高血压疾病、慢性肾功能不全、严重的糖尿病或其他妊娠并发症）
- 既往有胎儿先天畸形妊娠史或家族性遗传疾病史
- 血清筛查指标异常（开放性神经管畸形或染色体异常的风险增高、风疹等病毒抗体效价升高等）
- 发现胎儿解剖结构异常后随访
- 疑有胎盘早剥、前置胎盘
- 疑有死胎
- 疑有羊水过多或过少
- 多胎妊娠

二、检查方法

【患者准备】

凡为早、中孕检查者，膀胱须适度充盈，使子宫及其周围的关系显示清晰。

【体位】

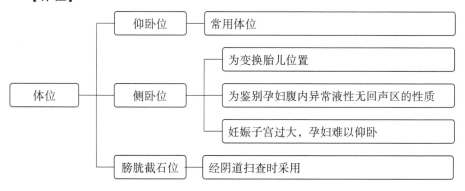

体位
- 仰卧位 —— 常用体位
- 侧卧位
  - 为变换胎儿位置
  - 为鉴别孕妇腹内异常液性无回声区的性质
  - 妊娠子宫过大，孕妇难以仰卧
- 膀胱截石位 —— 经阴道扫查时采用

【仪器条件】

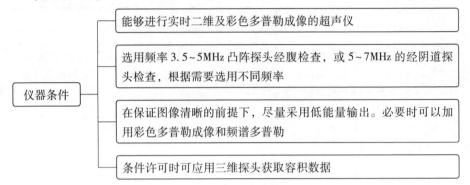

仪器条件	能够进行实时二维及彩色多普勒成像的超声仪
	选用频率 3.5~5MHz 凸阵探头经腹检查，或 5~7MHz 的经阴道探头检查，根据需要选用不同频率
	在保证图像清晰的前提下，尽量采用低能量输出。必要时可以加用彩色多普勒成像和频谱多普勒
	条件许可时可应用三维探头获取容积数据

【扫查方法】

探头在下腹部、子宫范围内先做纵断扫查，而后做横断扫查。自左至右、由上而下缓慢连续扫查，可适当侧动探头，改变探测方向，以寻找被探对象、进行器官测量，此外观察附件有无病变、腹腔有无积液。

三、检查内容

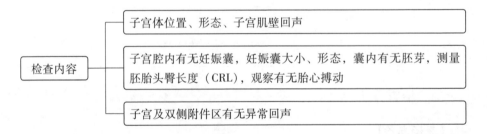

检查内容	子宫体位置、形态、子宫肌壁回声
	子宫腔内有无妊娠囊，妊娠囊大小、形态，囊内有无胚芽，测量胚胎头臀长度（CRL），观察有无胎心搏动
	子宫及双侧附件区有无异常回声

四、注意事项

诊断胎儿先天性畸形的最佳时间窗：胎儿不同系统发育成熟的时间不同，因而畸形的发生时间也是不同的，有的表现甚至是一过性的，因此诊断胎儿先天性畸形的最佳时间窗很重要，如胎儿颈后透明带（NT）增厚仅在中孕早期前出现，可作为提示胎儿染色体异常的重要超声指标。

第十五章

肌肉骨骼系统超声检查操作常规

第一节　骨　　骼

一、适应证

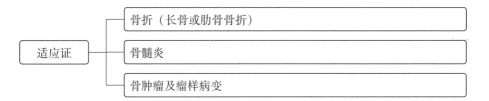

适应证	骨折（长骨或肋骨骨折）
	骨髓炎
	骨肿瘤及瘤样病变

二、检查方法

【患者准备】

无需特殊准备，暴露被探查部位即可。

【体位】

根据病变的部位可采用仰卧位、侧卧位、俯卧位等不同的体位。

【仪器条件】

线阵探头，根据检查部位和深度选择探头频率，一般为3~15MHz。

【扫查方法】

| 扫查方法 | 通常使用探头直接接触皮肤进行检查；当受检部位皮肤不规则时，可在探头和皮肤之间加用水囊或加量耦合剂，水囊与皮肤及探头接触部位需充分涂敷耦合剂 |
| | 标准断面及测量探查时应做纵、横、冠状及矢状切面等多方位检查以充分了解病变范围和特点。通常先进行横切面探查，观察病变与周围软组织的关系。在横切面基础上，将探头旋转90°，行纵切面探查。纵切面常用于确定病变的上下边界或轴向范围 |

三、检查内容

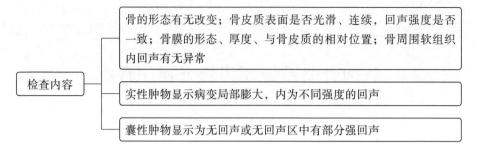

检查内容 ── 骨的形态有无改变；骨皮质表面是否光滑、连续，回声强度是否一致；骨膜的形态、厚度、与骨皮质的相对位置；骨周围软组织内回声有无异常

── 实性肿物显示病变局部膨大，内为不同强度的回声

── 囊性肿物显示为无回声或无回声区中有部分强回声

四、注意事项

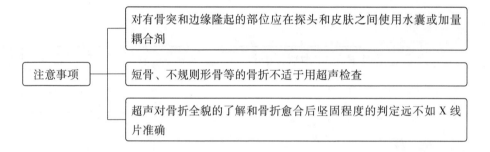

注意事项 ── 对有骨突和边缘隆起的部位应在探头和皮肤之间使用水囊或加量耦合剂

── 短骨、不规则形骨等的骨折不适于用超声检查

── 超声对骨折全貌的了解和骨折愈合后坚固程度的判定远不如 X 线片准确

第二节　关　　节

一、适应证

适应证 ── 关节的感染性和非感染性炎症，如化脓性关节炎、关节结核、类风湿关节炎、骨性关节炎、痛风性关节炎、假性痛风等

── 关节软骨损伤，如膝半月板损伤

── 关节脱位，如先天性髋关节脱位、肩关节脱位等

── 关节肿瘤和瘤样病损，如色素绒毛结节性滑膜炎、滑膜肉瘤

── 关节辅助结构（如肌腱、韧带、滑囊）的急性损伤和慢性劳损等

── 关节腔积液

二、检查方法

【患者准备】

无需特殊准备。

【体位】

各关节检查体位不同，如检查肩关节常采用坐立位，也可采用侧卧位，检查髋关节多采用仰卧位，也可采用侧卧位，检查膝关节常采用仰卧位或俯卧位。

【仪器条件】

线阵或凸阵探头。根据检查部位和深度选择不同的探头频率，一般深部大关节探头频率选用 3~5MHz，浅表关节、半月板、关节软骨等探头频率选用 5.0~18MHz。小探头适合小关节的检查，可有效减少盲区并减少伪像；较大关节如肩关节、髋关节可选用大探头。

【扫查方法】

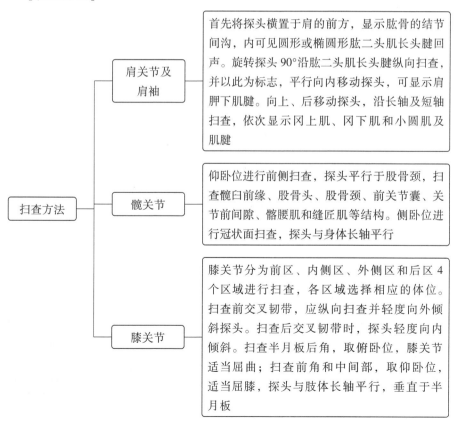

扫查方法

肩关节及肩袖：首先将探头横置于肩的前方，显示肱骨的结节间沟，内可见圆形或椭圆形肱二头肌长头腱回声。旋转探头 90°沿肱二头肌长头腱纵向扫查，并以此为标志，平行向内移动探头，可显示肩胛下肌腱。向上、后移动探头，沿长轴及短轴扫查，依次显示冈上肌、冈下肌和小圆肌及肌腱

髋关节：仰卧位进行前侧扫查，探头平行于股骨颈，扫查髋臼前缘、股骨头、股骨颈、前关节囊、关节前间隙、髂腰肌和缝匠肌等结构。侧卧位进行冠状面扫查，探头与身体长轴平行

膝关节：膝关节分为前区、内侧区、外侧区和后区 4 个区域进行扫查，各区域选择相应的体位。扫查前交叉韧带，应纵向扫查并轻度向外倾斜探头。扫查后交叉韧带时，探头轻度向内倾斜。扫查半月板后角，取俯卧位，膝关节适当屈曲；扫查前角和中间部，取仰卧位，适当屈膝，探头与肢体长轴平行，垂直于半月板

三、检查内容

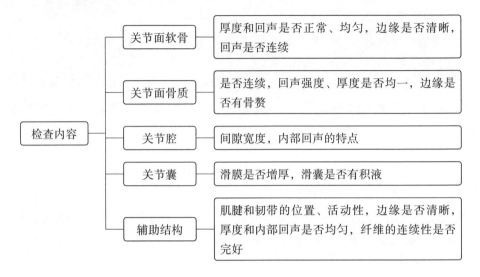

四、注意事项

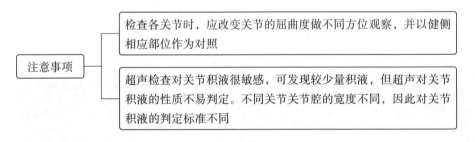

第三节　肌肉、肌腱及软组织

一、适应证

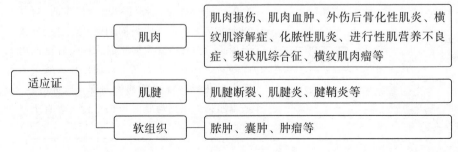

二、检查方法

【患者准备】

根据病变的部位可采用不同的体位。

【体位】

对体位无特殊要求。

【仪器条件】

线阵探头，频率通常选用5~13MHz。检查肌腱时，因其位置浅表，常需更高频率。

【扫查方法】

可直接扫查，通过纵切、横切等各种扫查切面明确病变的范围和与周围组织的位置关系。通常先探查纵切面，以辨认肌肉与肌腱的相互关系，在此基础上探查横切面。

三、检查内容

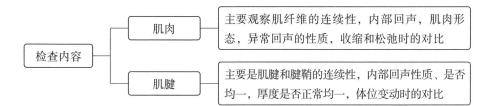

四、注意事项

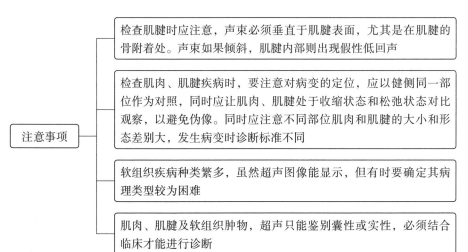

第十六章

外周血管超声检查操作常规

第一节 颅脑血管

一、适应证

对临床上诊断为缺血性脑血管病变患者，通过TCD或TCCD评价颅底动脉主干及交通动脉的血流动力学变化，以确定是否存在血管狭窄或闭塞性病变产生的血流动力学异常。常规检测的颅内动脉包括大脑中动脉（MCA）、大脑前动脉（ACA）交通前段（ACA_1）、大脑后动脉（PCA）交通前段（PCA_1）和交通后段（PCA_2）、颈内动脉终末段（C_1段或称ICA_1）、前交通动脉（ACOA）、后交通动脉（PCOA）、颈内动脉虹吸弯（CS）各段（海绵窦段C_4、前膝段C_3、床突上段C_2）、眼动脉（OA）、椎动脉（VA）、基底动脉（BA）、小脑后下动脉（PICA）

— 脑动脉狭窄和闭塞

适应证

— 颈动脉狭窄和闭塞

TCD对颅外段颈动脉的检测主要是通过对颈总动脉（CCA）、颈内动脉颅外段（EICA）、颈外动脉（ECA）的血流动力学变化的监测，初步评价颈动脉是否存在严重狭窄或闭塞性病变。对于CCA或颅外段ICA重度狭窄（≥70%）或闭塞时产生的颅内动脉侧支循环的开放是检测评价的重点

续流程

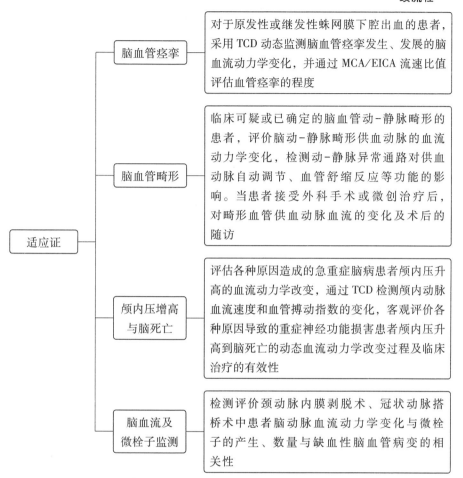

适应证	脑血管痉挛	对于原发性或继发性蛛网膜下腔出血的患者，采用 TCD 动态监测脑血管痉挛发生、发展的脑血流动力学变化，并通过 MCA/EICA 流速比值评估血管痉挛的程度
	脑血管畸形	临床可疑或已确定的脑血管动-静脉畸形的患者，评价脑动-静脉畸形供血动脉的血流动力学变化，检测动-静脉异常通路对供血动脉自动调节、血管舒缩反应等功能的影响。当患者接受外科手术或微创治疗后，对畸形血管供血动脉血流的变化及术后的随访
	颅内压增高与脑死亡	评估各种原因造成的急重症脑病患者颅内压升高的血流动力学改变，通过 TCD 检测颅内动脉血流速度和血管搏动指数的变化，客观评价各种原因导致的重症神经功能损害患者颅内压升高到脑死亡的动态血流动力学改变过程及临床治疗的有效性
	脑血流及微栓子监测	检测评价颈动脉内膜剥脱术、冠状动脉搭桥术中患者脑动脉血流动力学变化与微栓子的产生、数量与缺血性脑血管病变的相关性

二、检查方法

【患者准备】

检查前无需特殊准备，可正常进食及饮水，避免血液黏稠度对血流速度测值的影响。注意头发的清洁，不要涂抹发胶类物质。

【体位】

颈内动脉颅外段及双侧半球动脉的检查通常采用仰卧位。椎-基底动脉系统检查采用侧卧位或坐位，若采用 TCD 检查椎-基底动脉，可采用俯卧位，患者头稍低使颈部放松。

【仪器条件】

仪器条件

- TCD 检查颅内动脉，采用的探头频率为 1.6~2.0MHz。颅外段颈内动脉的检测，可以选择 2.0MHz 脉冲波多普勒探头，降低发射功率强度（10%~20%功率），从深度 10~15mm 开始检测。常规 TCD 仪器还配备连续波多普勒探头，频率为 4.0MHz 或 8.0MHz，可用于颈总动脉、颈内动脉颅外段、锁骨下动脉等动脉的检测

- TCCD 是采用 1.0~2.5MHz 的相控阵探头或 1.0~5.0MHz 小凸阵彩色多普勒超声成像探头，有利于声束穿透颅骨

【扫查方法】

扫查方法

TCD 检查

- 经特定检测部位（声窗）、通过检查深度、血流信号的连续性、解剖位置评价颅底动脉功能状态

- 通过血流方向鉴别不同的动脉及侧支循环的建立

- 通过颈总动脉压迫试验对检查动脉及侧支循环途径进行鉴别

- 通过屏气或过度换气试验对脑血管舒缩功能进行评价

- 通过脉冲波多普勒频谱测定血流速度及血管搏动指数。在频谱显示最清晰、血流速度最高时进行血流参数测量

TCCD 检查

- 采用二维超声显示双侧半球（额、顶、枕叶等）脑实质基本结构

- 采用彩色多普勒成像观察颅内动脉的走向及血流充盈状态、血流方向等

- 采用脉冲波多普勒分支、分段检测血流频谱，测量血流速度等血流动力学参数。TCCD 检查时取样容积不宜过大，血流与声束之间的夹角应小于 45°

续流程

扫查方法

检测声窗

无论是 TCD 或 TCCD 检查，均需通过特定的部位（易于声波穿透颅骨的位置）——声窗。常规检查声窗包括颅窗、枕窗、眼窗及下颌下窗

颅窗（经颞骨鳞部）用于检查大脑中动脉、大脑前动脉、大脑后动脉、前交通动脉、后交通动脉。在颅窗透声良好的情况下，采用 TCCD 检查可以清晰显示颅底动脉环及血流充盈成像

眼窗（经闭合的上眼睑）用于检查眼动脉及虹吸部各段

枕窗（经枕骨大孔）用于检查椎动脉、小脑后下动脉、基底动脉

下颌下窗用于检查颈内动脉颅外段

多普勒频谱

正常脑动脉血流频谱类似直角三角形，周边为明亮色彩，中间接近基线水平色彩偏低，形成"频窗"，收缩期快速升高的尖锐波峰（S_1 峰），是收缩期最高峰值流速的测量点，随后的收缩期波峰即 S_2（血液进入大动脉后出现的血管搏动波），心脏舒张早期形成一低谷波峰（D 峰）。正常脑动脉舒张末期流速测值是在 D 峰以后的最低值，血流频谱波峰测值高低顺序是 $S_1 > S_2 > D$（cm/s）。TCCD 检测与 TCD 检测方式及成像模式不同，它是以彩色血流成像为基础，但获取的动脉血流频谱形态与 TCD 相同

脑动脉血流动力学参数

常规 TCD 或 TCCD 的血流动力学参数测量包括收缩期峰值血流速度、舒张末期流速、平均血流速度、血管搏动指数和血管阻力指数。正常脑动脉 PI 值为 0.65~1.10，PI 与 RI 值也可以通过公式计算校正（PI = Vs − Vd/Vm，RI = Vs−Vd/Vs）

续流程

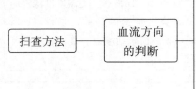

| 扫查方法 | 血流方向的判断 | 不同的动脉走行不同，相对于探头检测时的血流方向不同。朝向探头的血流为正向，频谱位于基线上方；背离探头的血流为负向，频谱位于基线下方。当多普勒取样容积位于血管的分支处或血管弯曲走向时，可以检测到双向血流频谱 |

三、检查内容

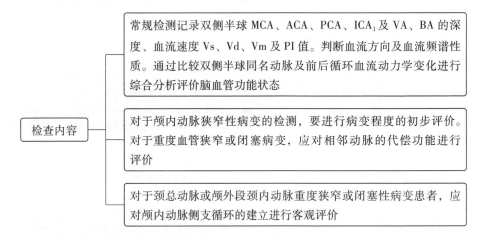

检查内容	常规检测记录双侧半球 MCA、ACA、PCA、ICA_1 及 VA、BA 的深度、血流速度 Vs、Vd、Vm 及 PI 值。判断血流方向及血流频谱性质。通过比较双侧半球同名动脉及前后循环血流动力学变化进行综合分析评价脑血管功能状态
	对于颅内动脉狭窄性病变的检测，要进行病变程度的初步评价。对于重度血管狭窄或闭塞病变，应对相邻动脉的代偿功能进行评价
	对于颈总动脉或颅外段颈内动脉重度狭窄或闭塞性病变患者，应对颅内动脉侧支循环的建立进行客观评价

四、注意事项

通过 TCD 检测颅外段颈内动脉闭塞时，应注意反复调整检测角度，鉴别颈内-外动脉侧支循环开放产生的颈外动脉颅内化，避免颈内动脉颅外段闭塞的漏诊或误诊。

第二节　颈　部　血　管

【适应证】

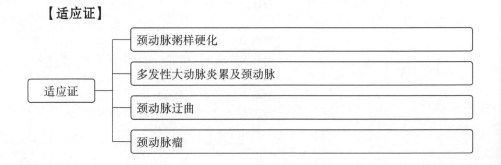

适应证	颈动脉粥样硬化
	多发性大动脉炎累及颈动脉
	颈动脉迂曲
	颈动脉瘤

续流程

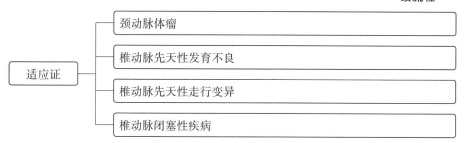

【检查方法】

1. 患者准备 着易于暴露颈前、侧部的上衣。

2. 仪器条件 通常选用线阵探头，探头频率为5~10MHz。对于颈内动脉的探查，有的患者（如短颈、肥胖）使用凸阵探头较线阵探头有助于探头与皮肤的接触。对于受骨骼影响的颈总动脉起始段的探查，需使用相对较低频率（如2.5MHz）的扇形探头，并使声束方向指向足侧。

对于椎动脉的探查，使用的探头频率相对低于颈动脉，常用频率为5或7.5MHz。对于颈部短粗的患者，使用5.0MHz的探头效果较好。

3. 体位 取仰卧位，充分暴露颈前部，头后仰，并偏向检查侧的对侧，必要时颈后垫枕。

4. 扫查方法

扫查方法

二维探测时，先从颈根部探查颈总动脉近心端，然后将探头沿其血管走行方向向头侧移动，跨过颈动脉分叉处，分别探测颈内及颈外动脉，尽可能探测到颈部最高位置，然后将探头转动90°，沿血管走行做横切面显示。通过甲状腺的横切面对颈总动脉定位，然后再行颈动脉的连续性横切面和纵切面探测

彩色多普勒血流成像，在二维实时图像显示下，将取样容积置于所要检测血管中心，超声束与血流方向夹角应<60°

频谱显示后连续观察20~30周期，调整最佳取样容积大小，夹角最小，确系最清晰血流速度连续频谱后，冻结图像并测量有关血流参数，观察频谱多普测血流速度参数有无变化

探测椎动脉时，可先显示颈内静脉的纵切图，然后将探头平行向外移动，显示一排颈椎横突及其后方的衰减声影，在颈椎横突间寻找血管结构，椎动脉位于椎静脉的后方，两者血流方向正好相反。在颈椎横突间找到椎动脉后，向下追查至其开口于锁骨下动脉处，向上追查至颅底横突孔。在探测时，应注意椎动脉与甲状颈干的鉴别

【检查内容】

检查内容

> 测量各血管内径，观察血管内膜完整性、回声强度、管壁变化，管腔有无斑块、狭窄和闭塞等形态异常。如有斑块，应注意其形状、大小、分布、回声强度、有无声影

> 探测椎动脉：置探头于颈根部胸锁乳突肌内侧，先显示颈总动脉纵切面图像，然后将探头稍向外侧动，即可显示椎动脉颈段，并沿其长轴向上移动至第六或第五颈椎横突水平，椎动脉由此进入横突孔，向上穿行直至第二颈椎横突孔，自下而上分别测量 $C_6 \sim C_2$ 各段横突间椎动脉内径，观察血管走行，管腔内膜变化和管腔内有无异常回声。颈总动脉的内膜中层厚度（IMT）的测量

> 血管内径测量（颈总动脉一般在距分叉 5~10mm 处测量，颈内动脉一般在距分叉 5mm 处测量），及狭窄段内径测量

> 彩色多普勒血流显像可通过以颜色表示血流方向，以色彩亮暗反映流速，血流色彩相掺呈多色镶嵌型者为湍流，可直观显示血流方向、流速及狭窄部位，有无充盈缺损、中断

> 频谱多普勒观察内容包括收缩期峰值流速（PSV）、舒张末期最低血流速（EDV）、V_{ICA}/V_{CCA} 及 PI、RI 等

> 有关锁骨下动脉窃血综合征的检查

【注意事项】

颈动脉疾病常常引起脑供血不足，甚至引起脑卒中。

第三节　四肢动脉

【适应证】

适应证

> 动脉粥样硬化

> 锁骨下动脉窃血综合征

> 多发性大动脉炎累及四肢动脉（如锁骨下动脉、髂动脉及股动脉等）

续流程

```
                    ┌─ 糖尿病血管病
                    │
                    ├─ 急性动脉栓塞
                    │
                    ├─ 动脉瘤（真性、假性、夹层）
                    │
                    ├─ 外压性动脉疾病如腘动脉挤压综合征
                    │
  适应证 ───────────┼─ 动静脉瘘包括动静脉瘘的诊断和人工动静脉瘘并发症的观察
                    │
                    ├─ 血栓闭塞性脉管炎
                    │
                    ├─ 胸廓出口综合征
                    │
                    └─ 血管瘤包括毛细血管瘤、海绵状血管瘤、蔓状血管瘤、血管内皮
                       瘤、血管肉瘤和 Kaposi 肉瘤
```

【检查方法】

```
          ┌─ 上肢动脉检查：患者取仰卧位，上肢外展，从锁骨上窝和腋窝开
          │  始，在颈根部胸锁关节上方，锁骨上窝扫查左锁骨下动脉及右侧
          │  无名动脉。检查腋动脉时，探头置于腋前皱襞处，找到腋动脉，
          │  然后将手掌面向上，手臂置检查床上。探头置于肱二头肌内侧沟
          │  探测肱动脉。在前臂手腕部尺、桡侧，检查尺、桡动脉
  检查方法 ─┤
          │
          └─ 下肢血管检查：患者取仰卧位，暴露下肢，大腿外展、外旋、膝
             关节微屈，从腹股沟区开始检测，然后继续扫查股浅、股深动脉，
             追踪到大腿下内侧到膝部。腘动脉检测应取俯卧位，踝关节垫高，
             以便静脉回流。检查胫前、后及足背血管也可取坐位
```

【检查内容】

包括动脉内膜平整情况、斑块、彩色血流信号及频谱形态，测量内-中膜厚度、管腔内径、峰值流速、舒张末流速、阻力指数。

【注意事项】

```
          ┌─ 血管检测应双侧对比，沿血管走行方向，体表投影，由近心端依
          │  次向远心端进行扫查
  注意事项 ─┤
          │
          └─ 检查时探头放置压力适当，以免管腔受压影响检查结果
```

续流程

注意事项

一般以横切面测量管腔内径，纵切面显示血管长轴彩色血流图，并以多普勒频谱显示测量血流参数

二维超声实时检查应注意观察：①血管内径是否均匀，有无局部膨大、变细、狭窄，有无扭曲或受压。②管壁的厚度、回声强度、有无钙化，管腔内有无斑块及异常团块

彩色多普勒显像要注意调节最佳血流速度范围标尺和彩色扫描显示区的大小，彩色多普勒增益的调节，以取得最佳的空间与时间分辨率

频谱多普勒检测，壁滤波设置在 50~100Hz，防止低速血流被滤掉，取样容积必须置于血管的中央，入射声束方向与血流方向的夹角<60°，多普勒增益设置要适当，以免引起人为的频带增宽

第四节　四　肢　静　脉

【适应证】

适应证

静脉血栓形成，包括急性与慢性的鉴别、阻塞程度的判断、再通情况的观察等

静脉瓣膜功能不全（浅静脉与深静脉、原发性与继发性）

外压性静脉狭窄所致的回流障碍，如妊娠、肿瘤的压迫、髂总静脉受压综合征等

【检查方法】

1. 上肢静脉

（1）仪器条件：检查锁骨下静脉一般使用 5MHz 的凸阵或扇扫探头，有时用 3.5MHz 的探头观察其起始部；上肢的其他静脉比较表浅，使用 7.5MHz 或 10MHz 的高频探头。

（2）检查体位：患者取仰卧位，上肢做外展姿势。

（3）扫查方法

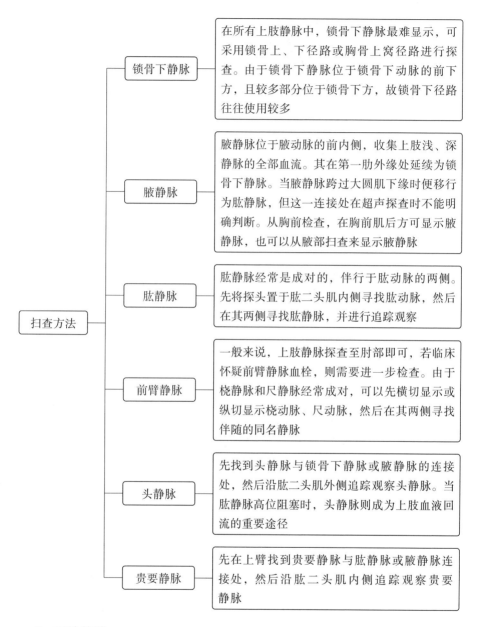

扫查方法	锁骨下静脉	在所有上肢静脉中，锁骨下静脉最难显示，可采用锁骨上、下径路或胸骨上窝径路进行探查。由于锁骨下静脉位于锁骨下动脉的前下方，且较多部分位于锁骨下方，故锁骨下径路往往使用较多
	腋静脉	腋静脉位于腋动脉的前内侧，收集上肢浅、深静脉的全部血流。其在第一肋外缘处延续为锁骨下静脉。当腋静脉跨过大圆肌下缘时便移行为肱静脉，但这一连接处在超声探查时不能明确判断。从胸前检查，在胸前肌后方可显示腋静脉，也可以从腋部扫查来显示腋静脉
	肱静脉	肱静脉经常是成对的，伴行于肱动脉的两侧。先将探头置于肱二头肌内侧寻找肱动脉，然后在其两侧寻找肱静脉，并进行追踪观察
	前臂静脉	一般来说，上肢静脉探查至肘部即可，若临床怀疑前臂静脉血栓，则需要进一步检查。由于桡静脉和尺静脉经常成对，可以先横切显示或纵切显示桡动脉、尺动脉，然后在其两侧寻找伴随的同名静脉
	头静脉	先找到头静脉与锁骨下静脉或腋静脉的连接处，然后沿肱二头肌外侧追踪观察头静脉。当肱静脉高位阻塞时，头静脉则成为上肢血液回流的重要途径
	贵要静脉	先在上臂找到贵要静脉与肱静脉或腋静脉连接处，然后沿肱二头肌内侧追踪观察贵要静脉

2. 下肢静脉

（1）仪器条件：一般髂静脉使用 3～5MHz 探头，而其他静脉则使用 5～7MHz 探头，有时对肢体粗大者位置深在的静脉（如股浅静脉远心段）需使用 3.5MHz 的凸阵探头，而表浅的细小静脉可使用 10MHz 以上探头。

（2）检查体位：不同部位的下肢静脉采取不同体位来探查。

检查体位

- 探查髂静脉取仰卧位或侧卧位
- 探查股静脉时，患者取仰卧位，被探查下肢的大腿外展外旋，膝关节弯曲，身体微侧向探查侧
- 探查腘静脉、胫后静脉和腓静脉时，患者取俯卧位。探查腘静脉时，最好在探查侧踝部垫一小枕，使膝关节轻度屈曲，使腘静脉处于膨胀状态。探查胫前静脉取仰卧位。一般来说，观察上述静脉瓣功能（反流情况），应嘱患者取站立位

（3）扫查方法

扫查方法

- 髂静脉
  - 通常先将探头置于腹股沟处找到髂外静脉，然后向头侧追踪探查髂静脉系统。探头应置于腹直肌外侧，适当加压有利于髂静脉系统的清晰显示，同时注意髂静脉与伴随动脉的解剖关系，在髂动脉后方或侧方寻找同名静脉。在直接探查髂总静脉及髂外静脉有困难时，可以通过观察股总静脉的多普勒信号来间接了解它们的通畅情况

- 股静脉
  - 股静脉是腘静脉的延续，先居腘动脉外侧，沿其上升至股三角处行于股动脉的内侧。在腹股沟处先横切，显示股总动脉和股总静脉（静脉在内、动脉在外），确认股总静脉后再旋转探头纵切显示股总静脉，并可见其前侧与大隐静脉相连接。然后向下对股浅静脉及股深静脉进行探查，可以观察到股浅静脉与股深静脉的连接处较股动脉分叉处位置低数厘米

- 腘静脉
  - 患者可取坐位或俯卧位于腘窝处探查。若患者取仰卧，正好探查完股静脉即可探查腘静脉，患者不用改变体位，只要膝关节弯曲使腘窝距检查床有一定距离即可；若患者取俯卧位，最后在检查侧的踝部垫一小枕，使膝关节轻度屈曲，使腘静脉处于充盈状态。无论采取哪种探查体位，开始探查时应将探头置于股浅静脉远心段，以确信从前侧探查路径有可能被遗漏，或显示不满意的内收肌管裂孔处的股静脉、腘静脉可以清晰显示。方法是，先横切扫查，腘静脉位于腘动脉的浅层，然后转为纵切显示其续于股浅静脉，并一直向下追踪至胫腓静脉干分叉处

续流程

扫查方法	小腿深静脉（胫静脉和腓静脉）	胫静脉和腓静脉的探查可以从膝关节或踝关节开始。如果采用膝关节开始探查，正好探查完腘静脉再向下探查胫静脉和腓静脉，但是有些患者用这种方法不能成功探查；而从踝关节开始探查则较容易发现胫静脉和腓静脉，并能较好地追踪探查。小腿深静脉的超声探查主要受骨骼、位置深在和水肿的影响，所以胫前静脉、胫后静脉及腓静脉探查应以伴行的同名动脉作为寻找和鉴别标志。如果伴随的同名动脉不能显示，则相对较难鉴别小腿深静脉。胫后动脉体表投影为腘窝中点稍下方至内踝和跟结节间的中点连线，胫前动脉体表投影为胫骨粗隆与腓骨小头连线的中点和内外踝连线的中点连线。腓动脉在腘肌下缘稍下方起于胫后动脉，至外踝上方浅出
	大隐静脉	大隐静脉沿小腿内侧上行，经过膝关节内侧，再沿大腿内侧上行，并逐渐转向前方，最后于耻骨结节下方 3~4cm 处汇入股总静脉。除临床特殊需要外，一般只常规探查大隐静脉的近心段。方法是测量大隐静脉的内径，观察有无血栓及反流，探头以轻触皮肤为宜，否则影响静脉显示
	小隐静脉	在足的外侧缘起于足背静脉网，经过外踝后方，沿小腿后面上升，经腓肠肌两头之间达腘窝并在此注入腘静脉。小隐静脉走行表浅，较易探查
	穿静脉	应常规探查穿静脉的瓣膜功能状况，特别是发现下肢深、浅静脉病理性反流，或临床怀疑穿静脉瓣膜功能不全时（如下肢溃疡、色素沉着等），更应评价静脉的瓣膜功能状况。患者取仰卧位，受检肢体略屈曲，大腿轻度外旋和外展。必要时患者取站立位探查反流情况。小腿深、浅静脉间穿静脉的瓣膜功能不全常是造成小腿慢性溃疡的常见原因之一，确定小腿穿静脉瓣膜功能不全的位置，具有一定的临床意义

【检查内容】

上、下肢静脉的检查内容基本相同。

检查内容

- 观察静脉变异、内膜和管腔内回声情况。必要时，可嘱患者取站立位，由于静脉充盈容易观察这些情况，特别适合于大部分或完全再通的血栓形成后综合征患者内膜情况的观察

- 探头横切加压探查：调节仪器条件使静脉管壁的二维图像清晰显示后，顺着静脉的走行，由上至下，间断或连续地探头横切加压探查，观察静脉管腔被压瘪的程度。若被加压处管腔完全消失，则认为该处管腔内无血栓，否则认为管腔内有血栓

- 观察静脉腔内是否有自发性血流信号以及血流信号的充盈情况：正常四肢静脉内彩色多普勒显示单一方向的回心血流信号，呈持续性并充盈于整个管腔。但有一些正常小静脉（胫静脉、腓静脉）内可无自发性血流，但人工挤压远端肢体时，管腔内可呈现血流信号

- 观察静脉频谱情况：正常四肢静脉具有五个重要的频谱多普勒特征，即自发性、期相性、Valsalva 反应、挤压远端肢体时血流信号增强及单向回心血流

- 观察静脉反流情况：嘱患者取站立位，被探查下肢放松，对侧下肢持重。在人工挤压探查处远侧肢体放松后或 Valsalva 试验时，测量反流持续时间、反流最大流速及反流量等指标。为了避免人工挤压的力量不同而产生误差，可采用气囊加压法。方法为先在探查的远端如大腿、小腿或足部缠绕一气囊带，然后加压充气至一定压力，在很短的时间内放气减压，同时取多普勒频谱观察反流情况

【注意事项】

1. 上肢静脉

注意事项

- 受胸骨及肺的影响，无名静脉及上腔静脉难以清晰显示。可根据锁骨下静脉的多普勒频谱表现，间接推断有无头臂干及上腔静脉的梗阻

- 上肢静脉的解剖变异常可发生，常见的为静脉成对，可见于锁骨下静脉、肱静脉、尺静脉及桡静脉

续流程

注意事项

> 上肢的主要深静脉都与同名动脉伴行，在超声探查时，常以伴随的同名动脉作为静脉的寻找标志和鉴别标志。若未显示伴行的动脉，则一般是浅静脉系统

> 上肢浅静脉系统和一些深静脉位置表浅，探查时以探头轻触皮肤为宜。否则，探头压力过大会影响静脉的显示。从相反的方面来说，可利用探头加压横切扫查来观察上肢浅、深静脉有无血栓

2. 下肢静脉

注意事项

> 下肢静脉的变异很常见，常见的变异为静脉成对。由于下肢静脉成对很常见，以致被认为是正常变异，两条静脉都应探查

> 在直接探查髂总静脉及髂外静脉有困难时，可通过观察股总静脉的多普勒信号来了解它们的通畅情况

> 股浅静脉在通过收肌管裂孔时直接显示存在一定的困难，应加以注意

> 与上肢静脉的检查一样，位置表浅的静脉以探头轻触皮肤为宜。否则，会影响表浅静脉的显示

> 正常小腿胫、腓静脉的自发性血流信号可不存在，但在人工挤压足部或远端肢体后，静脉内能显示增强的血流信号

> 有些深部的小腿静脉难以被二维图像清晰显示，可依靠彩色血流显像来证实它们的开放情况

> 正常瓣膜回声较弱，常不被超声显示。瓣膜窦处是血栓的好发部位，应仔细观察

> 注意一些解剖特征：深静脉的每一分支（除肌肉分支外），均有动脉伴行；腘静脉下端与胫腓静脉干相连；胫前静脉与腘静脉的外侧相连

第十七章

介 入 超 声

第一节 概 述

介入超声主要特点是在实时超声的监视或引导下，针对体内的病变或目标，通过穿刺或置管技术以达到进一步诊断或治疗的目的。介入超声属于微创技术，相当于用一次精确的小手术来替代大手术。

【适应证】

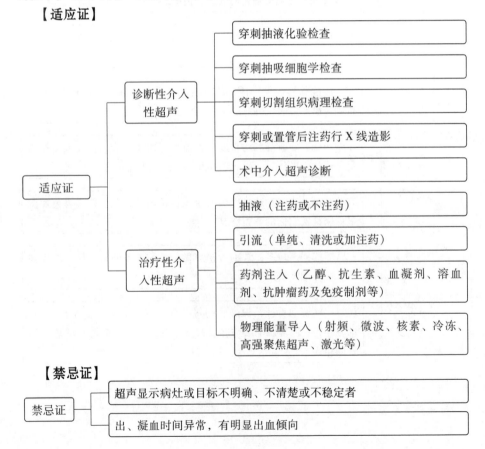

【禁忌证】

禁忌证
- 超声显示病灶或目标不明确、不清楚或不稳定者
- 出、凝血时间异常，有明显出血倾向

续流程

禁忌证	大量腹腔积液致腹腔脏器活动度增大时，不应对脏器进行穿刺活检
	穿刺途径无法避开大血管或重要器官
	对于感染性病灶的穿刺应避免因穿刺途径而污染非感染性腔隙。如上腹部脓肿穿刺污染胸腔、腹膜后脓肿穿刺污染腹膜腔等

【术前准备】

术前准备	介入超声室的基本要求	使用面积至少 15m²，通风良好，易于清洁、灭菌，保持低尘，入室戴帽、戴口罩
		超声诊断仪要求质量高、性能好、分辨力高、图像清晰，并配备有专用超声引导穿刺探头或引导架，应用前须清洁、消毒灭菌
		麻醉设备需备有局麻针、局麻药（皮试）。开展介入治疗的介入超声室宜请麻醉科医师来建立全身麻醉及相关心肺功能监控系统
		针具导管及辅助物品需备有穿刺针、活检针、导管针、导管、导丝、引流管、自动活检枪、负压吸引器等
		治疗设备需备有激光治疗仪、微波治疗仪、射频治疗仪、高能聚焦超声治疗仪、冷冻治疗仪等
	在穿刺之前，超声医师必须掌握患者的病史和病情，明确穿刺目的，尤其要明确穿刺目的是诊断性还是治疗性。然后，用超声仪细察病灶或目标，研究穿刺引导是否可行。同时结合具体适应证和禁忌证的规定，确定患者是否适宜做介入超声并告知患者实际情况	
	术前准备	检查血常规和凝血三项
		必要时，检查心功能、肝功能及肾功能
		治疗前 1 周停服抗凝剂（如阿司匹林等）

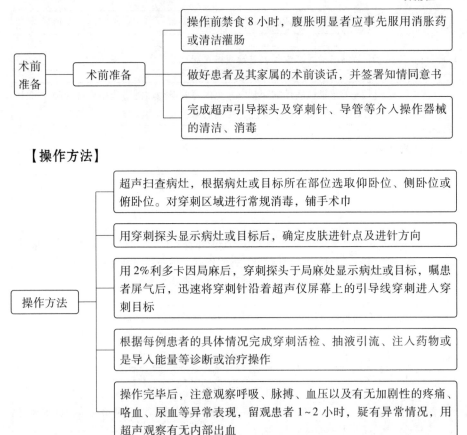

续流程

术前准备 → **术前准备**
- 操作前禁食 8 小时，腹胀明显者应事先服用消胀药或清洁灌肠
- 做好患者及其家属的术前谈话，并签署知情同意书
- 完成超声引导探头及穿刺针、导管等介入操作器械的清洁、消毒

【操作方法】

操作方法 → **操作方法**
- 超声扫查病灶，根据病灶或目标所在部位选取仰卧位、侧卧位或俯卧位。对穿刺区域进行常规消毒，铺手术巾
- 用穿刺探头显示病灶或目标后，确定皮肤进针点及进针方向
- 用 2% 利多卡因局麻后，穿刺探头于局麻处显示病灶或目标，嘱患者屏气后，迅速将穿刺针沿着超声仪屏幕上的引导线穿刺进入穿刺目标
- 根据每例患者的具体情况完成穿刺活检、抽液引流、注入药物或是导入能量等诊断或治疗操作
- 操作完毕后，注意观察呼吸、脉搏、血压以及有无加剧性的疼痛、咯血、尿血等异常表现，留观患者 1~2 小时，疑有异常情况，用超声观察有无内部出血

【注意事项】

介入超声的突出价值不仅在于微创，更重要的在于定位精确。否则，无论穿刺活检或介入治疗都可能导致失败。高质量的超声显像仪，精确简便的引导穿刺系统以及既掌握理论又具有丰富经验并经过严格训练的超声专业医师，是保证介入超声在临床成功应用的三要素，缺一不可。

第二节 超声引导穿刺细胞学检查

【适应证】

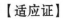

适应证 → 经影像学检查发现腹部肿物或病变，需进一步确定其性质为良性或恶性者，包括肝、胆、胰、肾等内脏实性肿物，以及位于腹壁、腹膜和腹膜后性质不明的肿物

续流程

适应证	经影像学检查发现的位置浅表的胸部肿物，需进一步确定其性质为良恶性者，包括周围型肺肿瘤、胸壁和胸膜肿物或病变
	经影像学如超声等证实的浅表部位的肿物，如甲状腺肿物、颈部其他肿物，如肿大的淋巴结、转移性肿瘤等
	原因不明的含液性病变，如不典型肝肾囊肿、血肿和可疑脓肿，治疗前需明确其性质

【禁忌证】

禁忌证	具有出血倾向，出、凝血时间显著延长，凝血酶原活动度明显减低
	位于肝表面较大的癌肿、血管瘤、包虫囊肿，而且穿刺针无法通过一段正常肝组织进入病灶者
	肾上腺肿瘤疑为嗜铬细胞瘤或异位嗜铬细胞瘤者
	影像学检查疑为动脉瘤的囊肿
	穿刺针途经可能损伤邻近重要器官，如肺和腹部大血管者
	急性胰腺炎发作期
	中等量以上腹腔积液
	体质过度衰弱和气喘、咳嗽等难以合作者

【仪器条件】

| 仪器条件 | 实时超声诊断仪。专用穿刺探头或配备穿刺架。胸腹部采用3~5MHz，浅表部位宜采用5~12MHz的探头 |
| | 采用18~22G带针芯的PTC穿刺针，针长15cm、18cm、20cm等 |

【术前准备】

| 术前准备 | 检查血小板计数、出凝血时间和凝血酶原活动度 |
| | 向患者本人及其家属解释穿刺程序、可能产生的并发症等，经患者及其家属同意并签署知情同意书后方可实施 |

【检查方法】

检查方法

- 先用普通探头扫查，根据病灶穿刺部位选取仰卧位、侧卧位或俯卧位，初步确定穿刺点

- 对穿刺区域进行皮肤常规消毒、铺巾。换用已消毒的穿刺探头再次确定穿刺点和穿刺角度，测量穿刺取样目标距体表深度

- 局部麻醉用2%利多卡因溶液对皮肤、胸腹壁肌肉、胸膜或腹膜逐层浸润麻醉

- 将带针芯的穿刺针迅速刺入，直至针尖强回声进入预定的位置

- 拔除针芯，安上25ml注射器。若为实性病灶则嘱患者屏住气不动，在保持5～10ml负压的条件下，使针尖在病灶内上下提插3～4次，解除负压并迅速退针，嘱患者自由呼吸。若为液性病变，则直接抽液，留标本送检

- 标本处理：迅速将抽吸物推置于玻片上，均匀涂片，立即用95%酒精固定

【注意事项】

注意事项

- 严格掌握穿刺适应证及禁忌证

- 严格注意无菌操作

- 当针尖显示不清时，可稍微调整探头角度，即能显示。此外，可根据测量的深度进针，针进肿物后有阻力感即可抽吸

- 患者接受穿刺前，必须由其本人或委托的监护人对超声引导穿刺申请单表示同意并签字（注：申请单上必须开列可能产生的并发症，如出血、感染等）

- 穿刺过程中，嘱患者屏气不动，尤其注意避免咳嗽和急剧的呼吸运动

- 为保证取样标本的阳性检出率，降低假阴性率，需重复进针对病灶不同部位穿刺取样3～4次。抽吸过程中，避免穿刺血管区域，以防标本被血液稀释

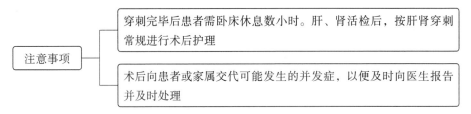

续流程

第三节 超声引导组织学穿刺活检

【适应证】

经超声检查证实后需要明确组织病理学诊断的病变。以下情况尤为适宜：怀疑早期肿瘤或细胞学检查未能确诊者；怀疑是转移性肿瘤需确诊者；良性病变需获知组织病理诊断者。具体如下：

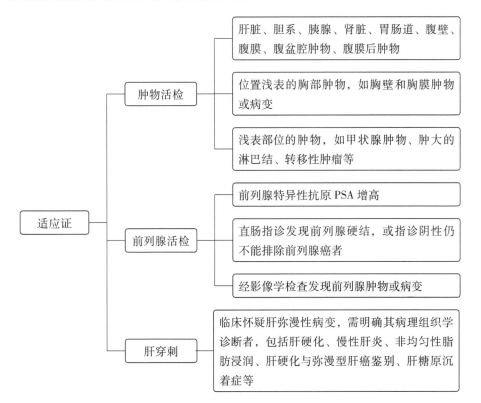

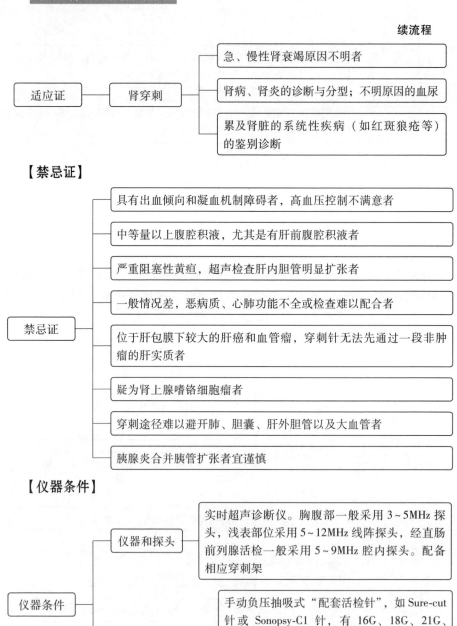

续流程

【禁忌证】

【仪器条件】

【检查方法】

检查方法
- 患者一般取仰卧位，或根据病灶穿刺部位选取侧卧位或俯卧位
- 先用普通探头扫查，初步确定穿刺点，用记号笔做好皮肤标记
- 对穿刺区域进行皮肤常规消毒。铺消毒巾，换用已消毒的穿刺探头。再次确定穿刺点和穿刺角度，将穿刺引导线对准穿刺取样目标，估测穿刺深度
- 局部麻醉：用2%利多卡因溶液对皮肤、皮下、胸腹壁肌肉、胸膜或腹膜逐层浸润麻醉
- 在局麻部位将带针芯的引导针刺入胸腹壁软组织（勿刺破胸膜或腹膜），然后重复用消毒探头及导向器瞄准穿刺目标，注意初步固定探头和导针穿刺方向
- 取出导针针芯，通过导针插入穿刺针，穿刺针尖勿穿透胸腹膜
- 当屏幕上目标显示最清晰时，嘱患者屏住呼吸，将超声引导线对准目标并充分固定探头与穿刺的角度。将穿刺针迅速推进，直至针尖强回声进入病灶或肿块边缘预定的穿刺位置
- 手动负压抽吸，以肝穿刺为例：提拉配套活检针的针栓后，在患者屏气的条件下，迅速将针推入肿块内2~3cm，停顿1~2秒，然后旋转360°退针，将标本置入10%福尔马林溶液中固定，准备送病理检查。如此重复取材2~3次
- 自动活检，以肝穿为例：将配以专用活检针的自动活检装置，在患者屏气的条件下，迅速进针直至肿块边缘，立即掀按扳机，"枪响退针"。患者可以恢复自由呼吸。将标本置于10%福尔马林溶液中固定，准备送病理检查。如此重复取材2~3次（注：前列腺活检可能多达4~6次）

【注意事项】

注意事项
- 严格掌握适应证，穿刺术前核实有无出血倾向等有关检查
- 患者接受穿刺前，必须由本人或委托的监护人对超声引导穿刺申请单表示同意并签字（注：申请单上应注明特定脏器穿刺活检可能产生的相应的穿刺并发症，如出血、感染、气胸、咯血、血尿、便血、血精等）

续流程

	穿刺点和穿刺途径的选择原则，以肝穿刺为例：病灶离体表最近，又能避开重要脏器，如胆囊、胆管、胰腺、肺下缘、肝下缘和大血管
	严格注意无菌操作
	上腹部肿物穿刺过程中，嘱患者屏气不动，尤其注意避免咳嗽和急剧的呼吸运动
注意事项	对于较大肿物尽可能在其周边开始取样，避开肿物中心坏死液化区，提高肿瘤细胞的检出率
	穿刺完毕后患者需休息 1~3 小时再离去，视穿刺部位而定。例如：肝、肾活检后，按肝肾穿刺常规进行术后护理
	向患者或家属交代术后注意事项和可能发生的延迟并发症。一旦发生，应及时向医生或医院报告以便及时处理
	自动活检法不适合于含液体为主的肿物，也不适合对真皮和质地很坚硬的高度纤维化、钙化的肿物活检（避免针的前端弯曲）

第四节　超声引导穿刺治疗

【适应证】

	浆膜腔（胸膜腔、腹膜腔、心包腔）积液或积脓
	>5cm 单纯性肝囊肿伴有临床症状者
	>5cm 单纯性肾囊肿伴有临床症状者
适应证	胰腺囊肿（以慢性假性囊肿为主，急性胰腺炎产生的假性囊肿应观察 6 周以上，对迅速增大需抽液减压者）
	肝脓肿
	腹部脓肿

续流程

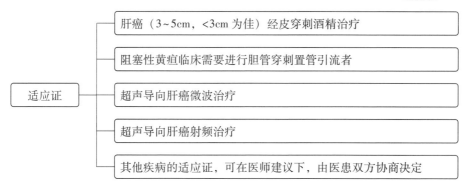

	肝癌（3~5cm，<3cm 为佳）经皮穿刺酒精治疗
	阻塞性黄疸临床需要进行胆管穿刺置管引流者
适应证	超声导向肝癌微波治疗
	超声导向肝癌射频治疗
	其他疾病的适应证，可在医师建议下，由医患双方协商决定

【禁忌证】

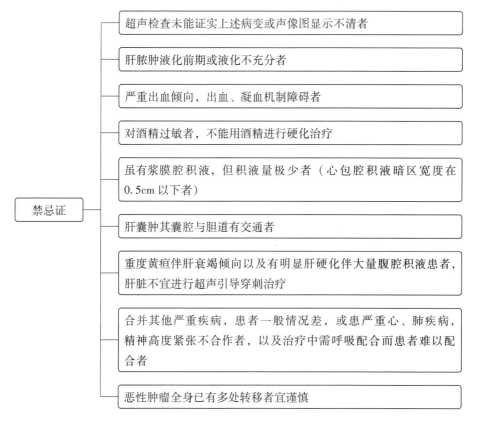

	超声检查未能证实上述病变或声像图显示不清者
	肝脓肿液化前期或液化不充分者
	严重出血倾向，出血、凝血机制障碍者
	对酒精过敏者，不能用酒精进行硬化治疗
	虽有浆膜腔积液，但积液量极少者（心包腔积液暗区宽度在0.5cm 以下者）
禁忌证	肝囊肿其囊腔与胆道有交通者
	重度黄疸伴肝衰竭倾向以及有明显肝硬化伴大量腹腔积液患者，肝脏不宜进行超声引导穿刺治疗
	合并其他严重疾病，患者一般情况差，或患严重心、肺疾病，精神高度紧张不合作者，以及治疗中需呼吸配合而患者难以配合者
	恶性肿瘤全身已有多处转移者宜谨慎

【操作方法】

1. 浆膜腔积液治疗方法　腔内积液量大，穿刺治疗不需要超声引导，积液量少或呈包裹性以及穿刺有困难者，临床需借助超声引导穿刺抽液治疗，其方法及程度如下：

患者取坐位（腹膜腔探测也可取卧位）先在患侧常规穿刺部位探测，确定有否积液，测量积液厚度，大体估计积液量多少。借助引导线确定穿刺途径与穿刺点，并在体表做好标记。常规部位探测不到积液，可根据临床提供的资料，在其他部位探测定位

↓

常规消毒、铺孔巾

↓

超声医师戴消毒口罩、帽子、手套

↓

穿刺探头若事先已消毒可直接取用，也可在使用当时用表面消毒剂涂擦，再装配消毒导向器，在进行以上程序中严格执行无菌操作

↓

探测时应用消毒耦合剂或灭菌生理盐水代替，右手持探头，左手操作仪器，与术者共同确认途径及穿刺点

↓

局部麻醉（常用 1%～2% 普鲁卡因或利多卡因）

↓

在实时超声图像监视下，让患者在平静呼吸状态下，暂停呼吸，借助穿刺引导线，迅速将针（18～20G，1.2～0.9mm）刺入，同时注视图像上穿刺针方位，到达目标（积液腔）后，可嘱平静呼吸。开始抽液后，抽液全过程宜尽量使针尖保持在积液中心部位，观察液量减少的情况，及时向术者通报，密切配合术者要求

↓

留取标本送检

↓

积液抽尽后或术者决定终止抽液时可拔针，针眼局部消毒加封

↓

穿刺后应注意患者反应及一般状况。心包腔穿刺治疗，需有专人观察、测量脉搏等措施

↓

浆膜腔积脓，在抽脓后是否需冲洗或注入药液由临床专科医师决定

2. 肝、肾囊肿或脓肿穿刺治疗

> 确定病灶位置、大小等。借助穿刺引导线确定穿刺途径，穿刺点在体表做好标记

↓

> 常规消毒、铺孔巾

↓

> 超声医师戴消毒口罩、帽子、手套

↓

> 穿刺探头若事先已消毒可直接取用，也可在使用当时用表面消毒剂涂擦，再装配消毒导向器，在进行以上程序中严格执行无菌操作

↓

> 探测时应用消毒耦合剂或灭菌生理盐水代替，右手持探头，左手操作仪器，与术者共同确认途径及穿刺点

↓

> 局部麻醉（常用1%~2%普鲁卡因或利多卡因）

↓

> 在实时超声图像监视下，让患者在平静呼吸状态下，暂停呼吸，借助穿刺引导线，迅速将针（18~20G，1.2~0.9mm）刺入，同时注视图像上穿刺针方位，到达目标（积液腔）后，可嘱平静呼吸。开始抽液后，抽液全过程宜尽量使针尖保持在积液中心部位，观察液量减少的情况，及时向术者通报，密切配合术者要求

↓

> 留取标本送检

↓

> 单纯性囊肿囊液抽尽后，可注入无水乙醇，注入量一般为抽出液量的1/5~1/4，最大量不宜超过50ml，注入后在囊腔内保留5分钟，抽出弃之，再注入5ml保留在腔内

↓

> 脓腔冲洗、注药：脓肿患者抽脓后，可用无菌生理盐水反复冲洗，冲洗后腔内可注入药液，药液种类、剂量应根据脓肿性质等病情决定，必要时也可在超声导向下置管引流

↓

> 退针时，可用少量麻药边退边注，尤其在肝包膜外，可减轻乙醇外溢刺激引起的腹痛。拔针后，穿刺点局部消毒加封

3. 胰腺囊肿治疗方法 穿刺治疗针选用 20~22G（0.9~0.7mm），囊内有感染或积脓者可选用 18~20G（1.2~0.9mm），穿刺途径在上腹部应注意避开肝、胆、脾及大血管。

患者取坐位（腹膜腔探测也可取卧位）先在患侧常规穿刺部位探测，确定有否积液，测量积液厚度，大体估计积液量多少。借助引导线确定穿刺途径与穿刺点，并在体表做好标记。常规部位探测不到积液，可根据临床提供的资料，在其他部位探测定位

↓

常规消毒、铺孔巾

↓

超声医师戴消毒口罩、帽子、手套

↓

穿刺探头若事先已消毒可直接取用，也可在使用当时用表面消毒剂涂擦，再装配消毒导向器，在进行以上程序中严格执行无菌操作

↓

探测时应用消毒耦合剂或灭菌生理盐水代替，右手持探头，左手操作仪器，与术者共同确认途径及穿刺点

↓

局部麻醉（常用 1%~2% 普鲁卡因或利多卡因）

↓

在实时超声图像监视下，让患者在平静呼吸状态下，暂停呼吸，借助穿刺引导线，迅速将针（18~20G，1.2~0.9mm）刺入，同时注视图像上穿刺针方位，到达目标（积液腔）后，可嘱平静呼吸。开始抽液后，抽液全过程宜尽量使针尖保持在积液中心部位，观察液量减少的情况，及时向术者通报，密切配合术者要求

↓

留取标本送检

↓

积液抽尽后或术者决定终止抽液时可拔针，针眼局部消毒加封

↓

诊断不明确或疑诊胰腺囊腺癌者，抽吸液体应涂片做细胞学检查，并防止囊液外漏至腹腔

---

4. 无水乙醇治疗肝癌

确定病灶位置、大小、数目，借助穿刺引导线确定穿刺途径，摆好穿刺体位，标记穿刺点，训练患者呼吸配合动作

↓

常规消毒、铺孔巾

↓

超声医师戴消毒口罩、帽子、手套

↓

穿刺探头若事先已消毒可直接取用，也可在使用当时用表面消毒剂涂擦，再装配消毒导向器，在进行以上程序中严格执行无菌操作

↓

探测时应用消毒耦合剂或灭菌生理盐水代替，右手持探头，左手操作仪器，与术者共同确认途径及穿刺点

↓

局部麻醉（常用 1%~2% 普鲁卡因或利多卡因）

↓

在超声图像监视下，借助引导线穿入诱导套针（18G、50mm 长），嘱患者在平静呼吸状态下，暂停呼吸。迅速沿诱导套针刺入乙醇注射针（21G，150mm 长），到位后可嘱恢复平静呼吸

↓

注视穿刺针刺入病灶中央区，如未能到位，可退出后适当调整穿刺方位

↓

实时超声可观察到注射乙醇后在瘤体内弥散声像，可酌情由深至浅或变换方向注射，尽可能使其弥散至整个瘤体

↓

乙醇注射剂量以瘤体直径估计，每次量大体上以每 1cm 瘤体直径注射 1ml。3~5cm 瘤体一次注射量约 2~5ml，根据患者状况，间隔 7~10 天注射 1 次或每周 1~2 次，4~6 次为一个疗程，疗程总量 20~30ml 左右，疗程次数及大肝癌的治疗，可根据具体病情决定

↓

退针，预防乙醇外溢于针道，造成退针后腹痛，可边退边注入少量麻药

↓

术后可留室观察 1~2 小时，首次治疗或术后反应明显者，可留院观察一天。离院时，预约复查和再次治疗时间

5. 阻塞性黄疸胆管穿刺置管引流（PTCD）

> 根据临床要求，明确引流目的，超声检查了解扩张胆管情况，通常选择左支主干、左外上支外下支、右外下支或右肝管，借助穿刺引导线确定穿刺途径，在体表做好穿刺点标记

↓

> 常规消毒、铺洞巾

↓

> 超声医师戴消毒口罩、帽子、手套

↓

> 穿刺探头若事先已消毒可直接取用，也可在使用当时用表面消毒剂涂擦，再装配消毒导向器，在进行以上程序中严格执行无菌操作

↓

> 探测时应用消毒耦合剂或灭菌生理盐水代替，右手持探头，左手操作仪器，与术者共同确认途径及穿刺点

↓

> 局部麻醉（常用1%~2%普鲁卡因或利多卡因）

↓

> 超声引导穿刺置管引流（PTCD）。皮肤穿刺点用消毒尖头手术刀切一小口（约3mm），让患者在平静呼吸状态下，暂停呼吸，在实时超声监视下，迅速将带有塑料套管的穿刺针（17G或18G）沿穿刺引导线刺入肝内至扩张胆管目标处，拔出针芯可见胆汁外溢，把导丝自针孔引入目标胆管，再将套管向前推进，到位后，退出穿刺针和导丝，并将引流管缝扎固定于皮肤

↓

> 术后引流、清洁、监护由临床科室管理

【注意事项】

注意事项

> 穿刺治疗前应了解病史（包括麻醉药品、酒精等过敏史）及治疗目的，诊断应明确，审核是否适应进行超声引导穿刺治疗

> 治疗前应做出血、凝血时间及凝血酶原时间测定，进行血小板及血常规检验及一般体检项目（包括血压、心率测定），必要时应检查EKG及肝、肾功能

续流程

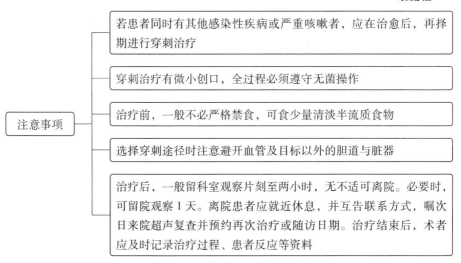

注意事项
- 若患者同时有其他感染性疾病或严重咳嗽者，应在治愈后，再择期进行穿刺治疗
- 穿刺治疗有微小创口，全过程必须遵守无菌操作
- 治疗前，一般不必严格禁食，可食少量清淡半流质食物
- 选择穿刺途径时注意避开血管及目标以外的胆道与脏器
- 治疗后，一般留科室观察片刻至两小时，无不适可离院。必要时，可留院观察1天。离院患者应就近休息，并互告联系方式，嘱次日来院超声复查并预约再次治疗或随访日期。治疗结束后，术者应及时记录治疗过程、患者反应等资料

第五节　肝肿瘤介入性超声治疗

近年来，超声指导下的肝肿瘤介入治疗发展很快，开展较多的有：①超声引导射频消融治疗。②超声引导微波治疗。③高能聚焦超声刀。但需指出，目前，这些方法仅在某些有条件的医院开展，本节将简要介绍前两者的应用情况。

1. 超声引导射频消融治疗肝肿瘤

【适应证】

目前，多数研究者将射频消融用于不宜手术切除或不能耐受手术或拒绝手术的患者。但小肝癌一般能取得更好的疗效。

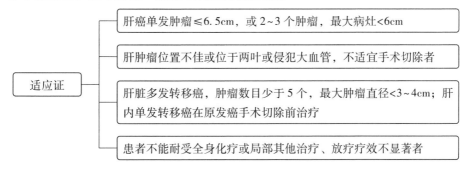

适应证
- 肝癌单发肿瘤≤6.5cm，或2~3个肿瘤，最大病灶<6cm
- 肝肿瘤位置不佳或位于两叶或侵犯大血管，不适宜手术切除者
- 肝脏多发转移癌，肿瘤数目少于5个，最大肿瘤直径<3~4cm；肝内单发转移癌在原发癌手术切除前治疗
- 患者不能耐受全身化疗或局部其他治疗、放疗疗效不显著者

续流程

| 适应证 | <2cm 的微小肝癌、癌前病变 |
| | 肝脏肿瘤切除术后复发者 |

【禁忌证】

禁忌证	弥漫型肝癌合并癌栓
	严重全身衰竭或抵抗力下降（白细胞<3×10^9/L）
	伴活动性感染者
	凝血功能障碍（血小板<50×10^9/L，出凝血时间延长）未纠正者
	装有心脏起搏器者及严重的大动脉瘤患者应慎重，必要时应在专科医生监护下进行

【术前准备】

术前准备	对患者进行体检，询问病史，有心脑血管疾患及糖尿病者需了解病情，做好用药准备
	术前做增强 CT 检查，确定病灶大小、部位、数目
	肝功能及血常规、AFP 或 CEA 等检查
	充分向患者介绍解释治疗过程、并发症等，征得患者及家属同意认可并签字
	患者空腹 6 小时以上，行镇痛麻醉及局麻，以便患者更好配合
	建立静脉通道，滴注液体，并便于给药

【治疗方法】

治疗方法	对照 CT 检查结果行超声多切面扫查，测量肿瘤最大径
	根据肿瘤大小制订治疗方案和消融模式、程序
	用 5.0cm 伞径治疗>3.5cm 肿瘤，须行多点重叠消融

续流程

充分局部麻醉从皮肤至消融区肝被膜（1%利多卡因 10ml）

超声引导下，把针刺入定位点并推开内套针，通电开始消融

用探头从多方向、多部位观察电极针在肿瘤的位置，以便及时纠正补针

为防止治疗中微气泡强回声干扰，常先做深部或近膈区域的病灶，并按治疗方案完成消融数目

达到消融的温度和时间后，收回内套针，设置针道温度达 80℃ 左右即可缓慢拔针

按治疗方案进行逐个病灶消融，完成肿瘤及安全范围的整体消融灭活治疗

治疗完毕后常规超声扫查，观察肝周及腹腔内有无积液、积血，以便及时发现并处理并发症

治疗方法

【注意事项】

需消融治疗的病灶应有明确的病理学诊断或相应可靠的其他影像学诊断，如肝癌切除术后复发灶经 CT 增强检查证实

肿瘤较大或血供丰富者先行 TAE 栓塞、阻断血供，继行 RFA 治疗，可获得较满意疗效

消融范围须超出肿瘤周边 0.5~1.0cm 正常肝组织，以确保肿瘤消融灭活，降低局部复发

贴近膈顶部小肿瘤超声定位较困难，也易灼伤膈肌，必要时开腹术中 RFA 更为安全彻底

外生性肿瘤或贴近消化管肿瘤布针时须谨慎，防止灼伤消化道并发肠瘘

肝表面肿瘤治疗开伞时动作要轻缓，注意不要推挤提拉，以防肝表面撕裂；避免在一个针眼多次进针以减少瘘道形成等

注意事项

续流程

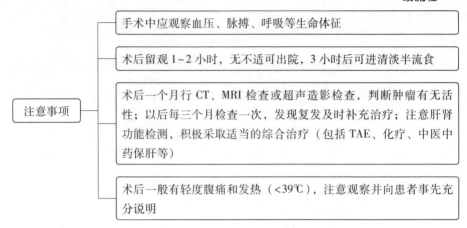

注意事项
- 手术中应观察血压、脉搏、呼吸等生命体征
- 术后留观 1~2 小时，无不适可出院，3 小时后可进清淡半流食
- 术后一个月行 CT、MRI 检查或超声造影检查，判断肿瘤有无活性；以后每三个月检查一次，发现复发及时补充治疗；注意肝肾功能检测，积极采取适当的综合治疗（包括 TAE、化疗、中医中药保肝等）
- 术后一般有轻度腹痛和发热（<39℃），注意观察并向患者事先充分说明

2. 超声引导微波治疗肝癌　微波凝固治疗的适应证较广。为了达到根治的目的，应遵循基本原则如下：肝内肿瘤不超过 3 个，肿瘤直径≤5cm，无血管内或远处转移灶，肝功能为 ChildA 级或 B 级。对于中、晚期肝癌患者的较大或巨块型肿瘤，微波可作为一种有效的减小肿瘤手段以达到减轻痛苦、延缓病情、延长生命的目的。

【适应证】

适应证
- 原发性肝癌患者
- 肝转移癌特别是不能手术切除的患者
- 肝癌术后复发及肝内转移者

【术前准备】

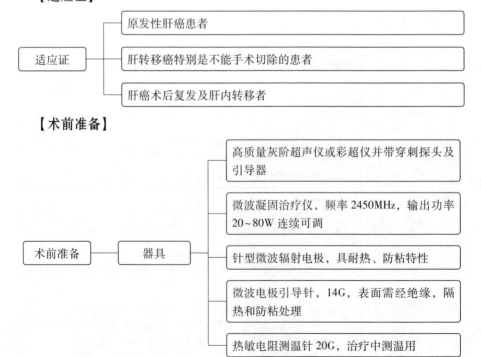

术前准备 — 器具
- 高质量灰阶超声仪或彩超仪并带穿刺探头及引导器
- 微波凝固治疗仪，频率 2450MHz，输出功率 20~80W 连续可调
- 针型微波辐射电极，具耐热、防粘特性
- 微波电极引导针，14G，表面需经绝缘，隔热和防粘处理
- 热敏电阻测温针 20G，治疗中测温用

续流程

治疗前患者检查肝功能、血小板、凝血酶原时间和活动度

糖尿病者测血糖，药物控制血糖降至基本接近正常。高血压患者应控制血压至接近正常水平

术前准备 —— 患者

50 岁以上患者应查肝肾功能，做心电图和 X 线胸片检查

治疗当日患者禁食、禁饮 8 小时，建立静脉通道。经皮微波治疗可在局麻和静脉麻醉两种条件下进行，但即使局麻也应加用基础麻醉镇静剂和镇痛药，可肌注地西泮 10mg 及哌替啶 50mg

【治疗方法】

超声显示肝肿瘤的位置确定皮肤穿刺点，并摆好患者体位

对手术区常规皮肤消毒，铺无菌巾。用无菌穿刺探头显示肿块，确定电极应置入的位置及深度

局麻后，尖刀破皮，在超声引导下用 14G 引导针经皮穿刺到达肿瘤预定的靶点，拔出针芯后送入微波电极至引导针尖端，后退引导针，露出微波电极前端至少 3.7cm

治疗方法

微波电极及测温针置入后可给予静脉麻醉，随即启动微波仪治疗

治疗凝固范围须超过肿块外缘 5mm。对<2cm 的肿块，一般将微波电极置于其中心，一次辐射即可凝固灭活。对于>2cm 肿块，根据肿块大小，须置入多根微波电极，用多点组合高温热凝固整个肿块

根据不同需要，输出功率选用范围 40W 至 60W，作用时间为 300~600 秒

【注意事项】

注意事项

准确地穿刺引导微波电极置入预定的肿瘤部位是保证疗效的关键。要求操作技术熟练，患者呼吸动作要有配合

微波电极引导针为 14G 粗针，在穿刺发生偏差后，禁止反复试穿刺。正确的做法是，只要引导针进入了肿块区，应置入微波电极并启动微波辐射，造成组织凝固。然后，针对所缺部分，再穿刺置入电极并辐射微波，达到对整个肿块的灭活

导针穿刺肝脏后拔出针芯若发现出血，或是发现肝被膜下出血时，应立即置入微波电极并启动微波辐射直至出血停止

滋养血管较丰富的肿瘤，先用高功率微波（70~80W）凝固阻断肿瘤滋养血管，其后再用微波治疗肿瘤，将显著提高热凝固疗效

邻近大血管的肿瘤部分，因血流散热，升温难以达到凝固时，可加大功率或多点补足能量以保证凝固效果

微波治疗时，注意保护肝门部 1、2 级肝管，邻近肝脏的胃肠道，以及与肿块相邻的皮肤

在达到肿瘤完全凝固灭活的同时，应尽可能减少对周围肝组织的损伤

微波治疗后应定期随访。判断疗效的方法与指标是，声像图上肿块的大小、回声及血流改变，CT 及 MRI 增强扫描及甲胎蛋白检测，必要时再活检

参 考 文 献

［1］何怡华，姜玉新. 胎儿心脏病产前超声诊断咨询及围产期管理指南. 北京：人民卫生出版社，2015.

［2］朱天刚，霍勇，张运. 超声心动图规范化培训教材. 北京：人民卫生出版社，2012.

［3］张建兴. 乳腺超声诊断学. 北京：人民卫生出版社，2012.

［4］李胜利，朱军. 简明胎儿畸形产前超声诊断学. 北京：人民军医出版社，2015.

［5］中国医师协会超声医师分会. 腹部超声检查指南. 北京：人民军医出版社，2013.

［6］刘延玲，熊鉴然. 临床超声心动图学. 第 3 版. 北京：科学出版社，2014.

［7］Albert C Perrino Jr，Scott T Reeves，李治安. 经食管超声心动图实用技术. 天津：天津科技翻译出版公司，2011.

［8］吴钟瑜. 实用妇产科超声诊断学. 天津：天津科技翻译出版公司，2000.